항공간호

Aviation Health Nursing

본 과제(결과물)는 교육과학기술부의 재원으로 한국연구재단의 지원을 받아 수행된 광역경제권 선도산업 인재양성사업의 연구 결과입니다.

항공간호

Aviation Health Nursing

강경화 · 한현미 · 백숙교 · 채덕희 · 박일미 · 권은주 · 이은숙

小花

머리말

2년 전 한림대학교 연암관 2층에서 의료관광인재양성사업 제안서 작업을 하면서 오랫동안 마음 속에 담아두었던 항공간호를 꺼내 보았다.

학교를 졸업하고 간호사로서 처음 실무 경험을 가진 곳이 K항공 항공보건의료원이었다. K항공 항공보건의료원에는 당시 20여 명의 간호사가 3팀-운항승무원건강관리팀, 객실승무원건강관리 및 허약승객 담당, 산업보건팀-으로 나뉘어 근무하고 있었다. 긴 기간 근무한 것은 아니었지만 참으로 어설프던 나는 그곳에서 전문직 간호사로 훈련되고 교육되었다. 이른 아침 미주노선 첫 비행기로 환자가 도착 예정이면 어두운 새벽 길에 출근을 서둘러야 했고 기내 응급환자가 발생하면 M&A 가방과 산소통을 들고 도착장을 향해 달리곤 했다. 날씨가 춥거나 비가 오기라도 하는 날이면 가는 길이 유난히 멀게 느껴졌었고 지나가는 정비차량을 빨리 만나는 행운을 기대하기도 했었다. 항공보건의료원에서는 환자승객에 대한 의료서비스 제공뿐 아니라 운항승무원과 객실승무원, 항공기정비사와 일반 직원에 대한 건강관리 업무를 수행했었다. 이는 항공관련 종사자들의 건강관리가 여행객들의 안전한 항공여행에 필수적이라고 판단했기 때문에 회사차원에서도 독립적 의료부서를 두어 환자후송과 구성원의 건강관리를 적극 지원했었던 것으로 안다. 당시 K항공 항공보건의료원은 나의 기억 속에 간호실무영역에 있어 대단히 훌륭한 간호실무현장모델이었다.

한림대학교에서 의료관광인재양성사업을 준비하면서 의료관광산업에 있어서 항공운송부문의 중요함을 새삼 확인하였고 건강과 의료에 있어 특별한 요구가 있는 여행객들을 위해 적절한 의료서비스가 제공되어야 하며 이를 위해 항공간호 영역에 인재가 체계적으로 양성되어야 함을 재확인하였다. 이를 위한 첫 걸음으로 한림대학교 간호학부에 「항공간호–

Aviation Health Nursing」라는 교과목이 개설되었다. 이 책은 아시아나항공(주) 의료서비스팀과 한림대학교 인재양성센터가 공동개발한 항공간호입문서로서 항공간호 영역에 처음 접하는 사람들이 쉽게 항공간호에 대해 알아 갈 수 있도록 기술되었다.

이 책은 크게 3부-제1부 항공간호의 이해, 제2부 항공종사자의 건강관리, 제3부 건강문제를 가진 대상자 간호-로 구성하였다.

제1부에서는 항공간호의 역사와 항공간호를 둘러싸고 있는 환경을 살펴봄으로써 항공간호가 무엇인지 이해할 수 있도록 하였으며 항공간호의 역사에서는 생생한 내용을 담고자 노력하였다. 항공간호 역사가 길다고 보기는 어려우나 항공간호 영역에서 활동하였거나 활동하고 있는 간호사가 많지 않아 자료를 수집하고 정리하는 데에 다소 어려움이 있었다. 다행스럽고 감사하게도 한국항공간호학회 초대학회장이신 김종일회장님께서 오래된 자료들과 귀한 자문을 지속적으로 해주셨고 공군 항공우주의료원 장정숙간호부장을 비롯한 공군의 간호장교들께서도 공군의 자료들을 정리해 주셨다. '항공간호란 무엇인가, 항공간호의 영역은 어디까지인가'에 대한 답을 구하기 위해 여러 차례 모임과 토론을 하였으며 그 결과를 이 책에 담았다.

제2부는 항공간호사의 주요업무 가운데 하나인 항공종사자들의 건강관리에 대해 다루고 있다. 항공종사자들은 운항승무원, 객실승무원, 항공기정비사와 일반직이 있는데 이 책에서는 일반직을 제외한 운항승무원, 객실승무원, 항공기정비사의 업무특성과 근무환경을 이해하고 이에 따른 건강관리를 도울 수 있도록 내용을 구성하였다. 이 부분은 아시아나항공(주) 의료서비스팀에서 항공종사자 건강관리의 오랜 실무경험을 바탕으로 민항공사 간호사의 역할에 초점을 두어 기술하였다.

제3부는 건강문제를 가진 여행객들이 항공여행을 하게 되는 경우 고려해야 하는 절차와 항공기 환경이 건강에 미치는 영향을 다루고 있다. 또한, 공항 또는 항공기가 예상하지 못한 재난에 처했을 때 간호사는 관련 기관들과 어떻게 협조하여 대상자들의 희생을 최소화할 수 있는가에 대한 내용을 담았다.

이 책은 항공간호 영역에서 대학교재로 처음 개발되었다는 데에 의미가 있다. 항공간호의 역사 속에서도 알 수 있듯이 분명 사회적으로 요구가 증가하는 영역이고 전문화된 영역임에도 불구하고 그간 교재개발이나 교과과정의 개발이 미흡했었다. 이는 항공간호실무 영역에서 활동하고 있는 간호사의 수가 많지 않고 활동조직이 활성화되지 않은 까닭일 것이다. 사실 이번 항공간호 교재개발과 교과과정 개발을 위해 용감하게 아시아나항공(주)의 문을 두드렸을 때 흔쾌히 수락해 주시고 적극적으로 집필에 참여해 주신 한현미상무님이 안계셨다면 이 책은 나오기 어려웠을 것이다. 항공간호에 대한 애정과 믿음으로 가치를 얻을 수 있도록 도와주심에 지면을 통해 깊은 감사를 드린다. 그리고, 작업을 하는 내내 내가 경험했던 간호실무의 훌륭한 모델이었던 항공간호실무현장이 미래에도 지속적 발전을 통해 여전히 최고의 모델로 남기를 소망하였다.

이 책을 통해 간호학을 공부하는 학생들과 간호사들이 쉽고 즐겁게 항공간호를 이해할 수 있기를 기대하며 항공간호실무에서 활동하고 있는 또는 활동하게 될 간호사들은 이 책을 더욱 풍성하게 만들 수 있도록 조언해 주길 기대한다.

2011년 3월
저자대표 강경화

차례

제2부 항공종사자의 건강관리

제3부 건강문제를 가진 대상자 간호

제1부 항공간호의 이해

제1장 항공간호의 개념과 역사

1. 항공간호의 역사

1903년 Wright 형제가 최초의 항공기를 개발한 지 1세기가 조금 지난 오늘날 항공기를 이용한 여행은 이제 우리 일상의 일부분이 되었다. 더불어 항공기를 이용한 환자 후송 역시, 현대 응급의료 체계에 필수적이며 널리 보편화되고 있다.

항공간호는 항공후송의 역사 속에서 발전하여 왔고, 항공후송은 항공간호의 성장을 통해 더욱더 전문화, 특수화되고 있다. 따라서 항공후송의 기원과 발전을 통해 항공간호의 역사를 되돌아보는 것은 나름의 의미를 지닌다.

1) 항공후송의 기원과 발전

(1) 보 · 불전쟁~1차 세계대전

세계 최초의 항공후송 사례는 1870년 보 · 불(Franco-Prussian)전쟁 당시 프랑스군이 프로이센 군 공격 시에 수도 파리에서 67개의 열기구를 이용하여 160여 명의 부상병을 성 밖으로 내보냈다고 전해지나, 이에 대한 당시의 기록 중 환자 후송에 대한 언급은 찾을 수 없어 항공후송의 기원으로는 불명확하다. 20년 후 독일 군의관인 DeMooy는 마차에 열기구를 달아 환자를 후송하려는 계획을 세웠으나 이 또한 실제로 비행이 이루어졌다는 객관적인 증거는 없다.

제1차 세계대전을 통하여 항공기를 활용한 환자 후송이 급속도로 발전하게 되었고, 실제로 최초의 기록이 있는 항공후송은 1915년 프랑스가 세르비아(Serbia)로부터 12명의 부상자를 80마일 떨어진 병원까지 항공후송한 것이다. 영국의 항공후송에서 최초 기록은 1917년 에어앰뷸런스(Air Ambulance)를 이용하여 터키의 Camel 군단에서 발목에 총상을 입은 군인을 병원으로 후송한 것으로, 이는 육로로 3일이 걸리는 후송거리를 45분 만에 항공후송함으로써 환자의 생존과 직결되는 수단이 되었음을 인식시켰다.

1918년 초, 미 육군 항공후송예비대에서는 들것환자를 후송하기 위해 Curtiss JN-4D "Jenny"를 개조하여 항공후송에 활용하였는데, 이것이 미국 최초의 에어 앰뷸런스로 알려져 있다([그림 1-1]).

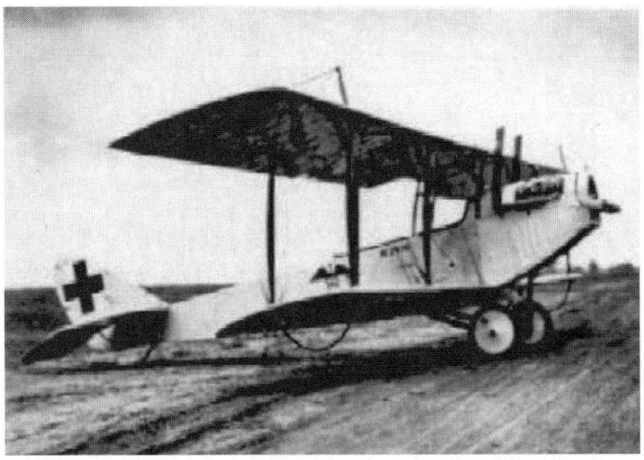

[그림 1-1] 초창기의 에어 앰뷸런스인 Curtiss JN4D "Jenny"(1918) 최고속도 128km/h

(2) 1920~1930년대

양 세계대전 사이의 시기에는 장거리 환자이송 시 안전하고 효과적인 수단으로서 항공기가 유용하다는 것을 인식하고 상당히 빠른 속도로 성장해 갔다. 1920년 초에는 민간기술자 2명이 들것환자와 의료진의 탑승이 가능하도록 De Havilland DH-4A 항공기를 개조하여, 사고 구조에 주로 사용하였다. 1920년 미 의학연구소(Medical Research Laboratory)와 비행군의관 학교(School of Flight Surgeon)의 연구 지도하에 Curtiss Eagle이 개조되어 6명의 보행환자 또는 4명의 들것환자와 2명의 보행환자를 함께 후송할 수 있는 능력을 갖추게 되었다.

1922년에는 프랑스 육군의 항공기 6대로 구성된 의무부대가 모로코 Riffian전투에서 부상자 2,200명을 후송했다. 이처럼 전쟁부상자를 다루는 데 있어 항공기가 매우 중요한 수단으로 인식되면서 항공수송에 대한 관심이 점차 높아져, 마침내 1929년 항공후송의 국제적 모임이 처음 개최되기에 이르렀다. 1933년에는 최초로 영국에서 민간 항공 앰뷸런스 서비스가 시작되어 스코틀랜드의 멀리 떨어진 섬들에서 본토까지 환자를 후송하였으며, 이는 현재까지도 지속되고 있다.

1930년대 미국에서는 Ford C-9 등이 후송용 항공기로 운용되었으며, 제2차 세계대전에서 간호사들이 부상병이나 환자를 고정익 항공기에 탑승하여 돌보게 되면서 항공간호의 태동이 본격적으로 시작되었다.

(3) 1940~1980년대

이 후 1942년 미 육군에서는 조지아주 포토베닝 기지에 항공후송부대(the 38th Medical Air Ambulance Squadron)가 출범되었고, 조난자의 구조와 환자 후송에 헬기가 유용하다고 판단하여 시코르스키형(Sikorsky R-4, YR-4) 헬리콥터를 상당수 개조하였다. 이어 1944년 미 육군 중위 Carter Harman이 China-Burma-India 전장에서 YR-4를 이용하여 적진으로부터 환자를 구출한 것이 최초의 전투 중 후송이었다. 비록 높은 고도, 습도 및 한 명만을 탑승시킬 수 있는 공간이었으나, Harman 중위는 4명의 군인—한 번에 두 명씩—을 구조한 기록을 남겼다. 이것이 현재까지도 미군에서 운영되고 있는 메디벡(MEDEVAC) 개념이며, 이것은 환자(주로 외상환자)를 신속하게 고정익 또는 헬기를 이용하여 병원단위로 이송하여 전문치료를 받을 수 있도록 하는 것을 말한다.

최초의 헬기 탐색/구조(SAR)부대의 기원은 1945년 1월 Sikorsky YR-4 헬리콥터([그림 1-2])를 이용한 역사적인 사건기록에 보다 잘 묘사되어 있다. Burma의 Myitkyina에서 북서쪽으로 160마일 떨어진 Naga Hill에서 한 군인이 사고로 손에 총상을 입게 되었다. 그러나 그곳에는 치료해 줄 의료진이 없었으며, 치료시설은 도보로 10일 정도 걸리는 거리에 있었다. 군의관을 낙하산으로 투하시키는 방법에 대해 고려해 보았으나 지형이 매우 위험하여 불가능하였다. 미국인 조종사인 Peterson 대위와 Steiner 중위가 최초의 탐색 구조 임무를 수행하였다. 임무를 성공적으로 마치고 Peterson 대위와 Steiner 중위는 Myitkyina로 돌아와 헬리콥터의 작동과 유지에 대해 Air Jungle Rescue Unit의 요원들을 교육하기 시작했고, 이리하여 최초의 헬기 탐색/구조(SAR) 및 부상자 후송(Casualty Evacuation, CASEVAC)부대가 형성되었다.

MEDEVAC은 CASEVAC과는 서로 다르게 사용된다. MEDEVAC은 환자 구조 및 이송을 목적으로 군사차량 및 헬기를 이용, 전문 의료장비를 탑재하여 환자를 사고지점 또는 부상자 수집소로부터 전문 의료시설 또는 다른 수준의 의료기관으로 이송하는 것이다. 반면에 CASEVAC은 전장이나 사고현장에서의 환자이송은 전문 의료장비나 시설 없이 이루어지며, MEDIVAC이 현장에 투입될 수 없거나, MEDIVAC을 기다릴 시간이 없을 때 활용된다.

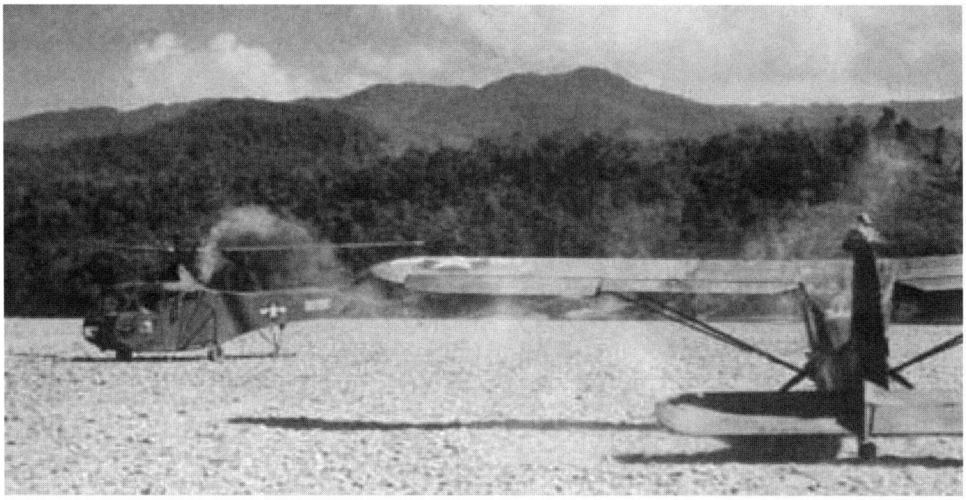

[그림 1-2] 최초의 헬기/탐색 구조 임무의 기원이 된 Sikorsky YR-4

이처럼, 군(軍) 부상자 후송 조직이 형성되면서, 처음에 항공기는 지상과 선박을 이용한 후송을 보충하는 역할을 했으나, 몇 년 후에는 90% 이상의 연합군 부상자들이 항공기를 이용해 후송되었다. 큰 항공기가 이용되면서, 비행 중 환자를 지속적으로 돌볼 수 있는 충분한 공간이 마련되었다.

영국은 제2차 세계대전이 중지된 직후, Malaya에서 환자 후송에 헬기를 사용했지만 실제 최초로 대량의 부상 군인들을 헬기로 후송한 것은 한국전쟁 때였다. Bell-47과 Sikorsky S-51은 야전 응급 치료소에서 후방으로 환자를 후송하기 위해 사용되었다. 환자들은 항공기 외부의 들것에 고정되었고, 바람 또는 헬리콥터 회전날개에 의한 진동으로부터의 부상을 방지하기 위해 덮개로 덮여졌다. 2만 명 이상의 부상당한 군인들이 이런 방식으로 후송되었다. 한국전쟁에서 항공기는 효율성뿐만 아니라 안전성까지 입증되었다. 제315항공후송대는 약 30만 명의 부상자를 후송하였으며, 그중에서 6명만이 생명을 잃었다고 한다. 항공후송을 위해 디자인된 미 공군 최초의 항공기로는 고정익 항공기로는 C-9A(나이팅게일)로 수용능력은 들것환자 40명 또는 보행환자 40명이며 한국전에서는 제2차 세계대전에 비해 50%의 사망률 감소를 가져왔다.

헬기를 이용한 의무후송의 효과가 명백히 시연된 사례는 베트남 전쟁이었다. 암호명 'Operation Dustoff' 아래, Bell UH-1 Iroquois('Huey') 항공기([그림 1-3])의 비행 편대가 40만 명 이상의 환자를 병원으로 후송하는 데 이용되었다. 먼저 부상자 후송(CASEVAC) 헬기를 이용하여 부상당한 병력을 발생지점으로부터 신속히 이탈시키고, 적절한 치료를 받을 수 있는 전문의가 있는 곳으로 빠르게 후송하였다. 이러한 개념을 'Scoop and Run'이라고 부르고, 이러한 방식을 사용하여 부상자들의 사망률을 이전의 전쟁에 비해 크게 감소시킬 수 있었다.

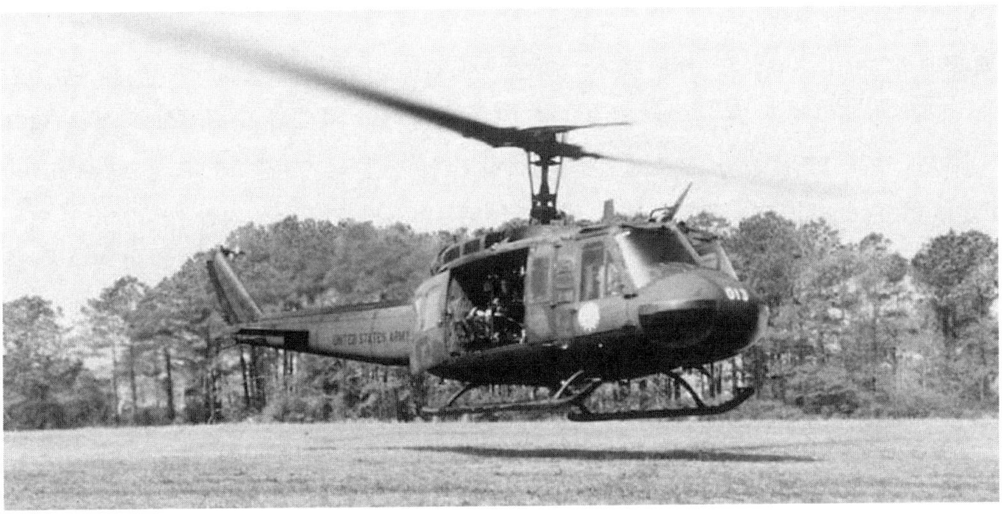

[그림 1-3] 베트남전쟁에서 최초로 의무후송(CASEVAC)에 사용된 Bell UH-1 Huey

항공후송이 미군 부상자의 사망률 감소에 기여한 것으로 살펴보면, 제1차 세계대전 8.5%, 제2차 세계대전 4%, 한국전 2%, 베트남전 1%이며, 이는 1966년 미과학학술지 보고서에서 "심각한 부상으로부터의 생존 가능성은 일반지역에서보다 전쟁지역에서 더 나을지도 모른다"라는 표현에서 항공후송의 기여도를 단적으로 짐작할 수 있다.

한국전쟁과 베트남전쟁에서 군(軍)이 부상자들을 성공적으로 후송한 것이 방송으로 보도되자, 항공의무헬기에 대한 대중의 관심이 생겨나기 시작했다. 헬기가 민간 의료 업무에 중요한 공헌을 하게 되는 계기가 마련되었다. 1952년 세계 최초로 Rudolf Bucher 박사에 의해 Swiss Air Rescue Association(Rega)이 설립되었고, 민간 헬리콥터 에어 앰뷸런스 서비스가 시작되었다. Rega는 스위스 내 산악뿐만 아니라 생명위협이 있는 곳이면 언제 어디

서나 응급의료지원을 수행하였다.

이 후에 점차 도심지에서 발생한 환자 및 부상자의 신속한 회복과 후송을 위해 헬기가 이용되었으며, 벨기에는 헬리콥터 에어 앰뷸런스의 중요성을 파악한 최초의 국가들 중 하나로 1968년에 환자 후송에 군용 헬리콥터를 사용하였다. 1965년경 미국 필라델피아에서도 Helicopter Emergency Lifesaving Patrol(HELP) 프로젝트가 추진되었다. 당시 HELP는 Delaware Valley 지역에서 헬리콥터를 이용하여 지역 병원과 의료 인력을 연계시켜 주는 유일한 에어 앰뷸런스 서비스였다. 1967년 후반, 미시간에서 'Superior Ambulance Service'가 지역 병원을 지원하기 위해, Bell 47기를 이용하여 전적으로 상업적인 헬기 후송 서비스를 시작하였다. 2년 후, 미국에서 최초로 연합 응급의료 헬기 서비스 단위(Unit)로 메릴랜드 주립 경찰과 메릴랜드 대학이 주 전체를 책임지는 'HEMS(Helicopter Emergency Medical Service)' 서비스를 시작하였다.

유럽에서는 1970년에 독일이 전(全) 국가적인 서비스(ADAC로 알려져 있음)를 주도했다. 같은 해에 미 국방부와 교통부는 고속도로 및 지방에서의 사고에 군대자산 활용을 협약하고 1970년 7월 15일 시범 프로젝트를 시작하였다. 또한 1974년 'Military Assistance to Safety and Traffic(MAST)' 프로그램이 탄생되었다. 미 육군과 공군 기반으로 MAST 임무가 부여된 조종사, 의료진, 승무원들은 24시간 비상대기 하에 응급벨이 울리면 생명구호 활동을 수행하였다. 베트남전에서 이러한 항공후송 체계가 활용되면서 MAST프로그램은 실제로 재난구조와 관련된 실제적인 경험을 축적하였고 또한 지방소도시 등에서의 응급사고, 질병환자 이송 및 국가 재해 시에도 활동을 하게 되었다.

헬기 체제를 기반으로 한 최초의 병원은 1972년 콜로라도 덴버시의 '성 안토니 병원(Saint Anthony Hospital)'이었다. 이 서비스는 '생명을 위한 비행(Flight for Life)'이라고 불렸고, 세계에서 가장 큰 규모의 HEMS의 모델이 되었다.

1980년대 영국의 Cornwall에서는 의료보조인(Paramedic)이 탑승하는 도시/해안 응급의료체계(EMS) 헬리콥터가 등장하였고([그림 1-4]), 곧 이어 London을 근간으로 의료보조인과 의사가 모든 비행에 탑승하는 HEMS가 그 뒤를 이어 개발되었다. 효과와 비용 측면에 대한 논쟁도 있지만, 의무 헬기 시스템은 영국에서 응급의료 체계 역할을 수행하는 15개의 단체와 함께 계속 확산되고 있다.

이제까지는 헬기를 활용한 항공후송의 역사를 살펴보았는데, 민간에서 고정익 항공기를 이용한 항공후송의 근대 역사를 추적하기는 어렵다. 하지만 민간 항공후송의 성장은 대량 후송의 기술과 유용성으로 더 빠르게 진보되었다. 현재 다수의 민간 의무지원 및 에어 앰뷸런스 전용 회사가 존재하고 있다. 이들은 대개 여행보험회사와 연계하여 임무를 수행하고, 전 세계적으로 고정익 항공기를 이용하여 의료용 항공기들을 갖추어 가고 있다.

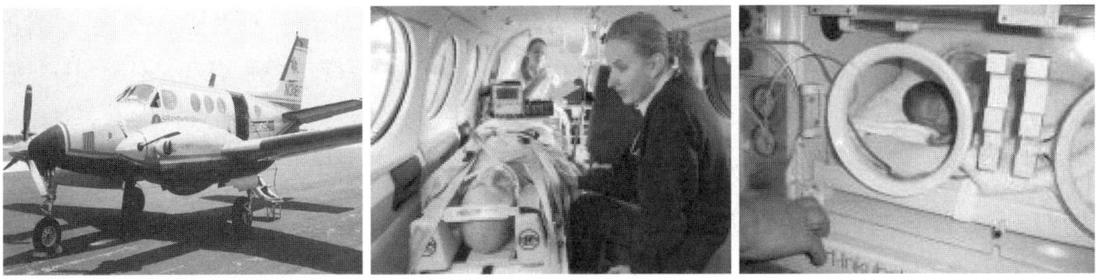

[그림 1-4] 환자 수송 전용기내 모습

1986년에는 민간예비항공대(Civil Reserve Air Fleet, CRAF)의 항공후송 활동이 승인되어 CRAF 보잉 767-200(87명 들것환자), 767-300(111명 들것환자)이 AE Modification Kit(환자운반, 산소치료, 항공의학적 수술 체계로 구성)를 갖추고 군은 의무요원을, 항공사는 승무원과 개조된 항공기를 제공하여 운용하고 있다.

(4) 1990년대~현재

현대전에서의 항공후송의 역사를 고찰해 보면, 걸프전(1990~1991)에서는 베트남전 이후 최대의 항공후송 자원이 동원되었다. 이 과정에서 12,500명 이상의 환자들이 변형된 화물 항공기를 이용하여 성공적으로 후송되었으며, 미국 본토에서는 후송되어 오는 환자들의 관리를 위해 병원시설이 확장되었다. 미군 항공후송 체계에서 항공간호사들과 항공후송사들이 항공후송팀을 전담 구성한다는 점에서 제2차 세계대전과 베트남전쟁에서의 의사 위주의 탑승에서 그 패러다임이 변화되었다.

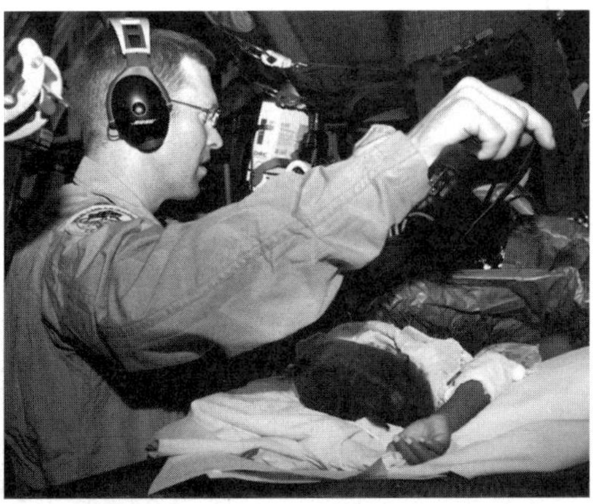

[그림 1-5] 아이티 지진으로 인해 3세 아동을 항공후송하는 CCATT 모습

최근 소규모 군사작전이 증가함에 따라 전방에 배치되는 의료와 관련된 시설은 줄어들고, 환자들은 소생술을 받을 수 있는 먼 지역으로 후송하고 있다. 또한 미국에서는 평시 민간 지역사회에서도 치료가 가능한 고도로 숙련되고 장비가 잘 갖추어진 항공후송 체계를 개발하는 것을 중요시하게 되었다. 고정익 항공기의 경우 미 공군은 지상과 공중에서 높은 수준의 응급소생술 지원을 제공할 수 있는 'Critical Care Air Transport Team(CCATT)'을 운영하고 있으며, 구성원들은 Intensivist Physician 1명, Critical Care Nurse 1명, Cardiopulmonary Technician 1명으로 구성된다([그림 1-5]).

향후에는 민간과 군의 항공후송 모두 항공기 내에서의 돌봄의 질을 더욱 향상시킬 전망이다. 고정익과 회전익 항공기를 사용하는 항공후송 영역이 모두 크게 확대될 것이며 속도, 안락함과 안전성 또한 향상될 것이다. 항공후송과 관련된 실제적인 문제들이 극복되어 가고 있는 반면, 항공우주의학에 대한 문제점들이 나타나고 있다. 우주와 관련된 임무들의 기간이 점점 더 길어지고, 더 많은 임무가 요구됨에 따라, 우주인들은 그들의 거주지에서의 의료능력을 초과하는 의료적 치료가 필요하게 될 것이고, 이로 인한 위험성이 점점 증가하고 있다. 과거 Soviet의 유인 우주임무에서 적어도 2차례의 의료적인 문제로 인해 우주인들을 지구로 철수시키는 경우가 있었다. 하지만 현재의 원격측정과 병리 검사의 발전은 원격진단의 영역을 넓혀 주었고, 이제 중추적인 문제는 우주에서 어떻게 환자를 치료할 것인가 하는 점이다. 만약 성공적인 관리 프로토콜이 형성되지 않는다면, 이른바 '항공우주의료구출팀'과 같은 새로운 형태의 항공후송 전문가가 생겨날 것이다.

2) 역사 속의 항공간호

(1) 국외 항공간호사 활동

미국 항공간호의 도약 및 발전과정을 살펴봄으로써 국외 항공간호의 발전을 살펴보고자 한다. 미항공우주의학협회(Aerospace Medical Association, AsMA)에서는 항공간호사는 고도로 숙련된 간호사로서 헬기 및 고정익 항공기를 활용하여 각종 재난현장, 긴급 항공이송, 해외 구조에서 요청된 외상을 포함한 환자들에 대해 응급간호(Critical Care), 중환자간호(Intensive Care)를 포괄적으로 제공하는 임무를 가진다고 역할을 기술하였다.

초기 상업항공사에서는 비행 중 환자 발생에 대비해서 간호사를 탑승시켰는데, 1930년 유나이티드 항공사에서는 최초의 여성 비행승무원으로 간호사 앨런 처치를 채용하였다. 군에서의 항공간호는 제2차 세계대전 동안 미 육군 간호병과가 부상자들에 대해 항공후송간호에 참여한 것이 시작이었다.

1930년 미국 적십자 간호조직 리더였던 메리 비어드는 "간호의 조직화 없이는 간호학교를 이끌어나갈 수 없고, 다른 어떠한 간호 전문가 그룹을 만들 수 없다"라고 말하면서 항공여행 시 환자를 둘러싼 비행 환경을 이해하는 간호사 그룹을 조직화하는 것을 추진하였다. 1936년에 이르러 간호사이며 조종사였던 Lauretta M. Schimmoler가 미 항공간호병과(Aerial Nurse Corps of America) 창설에 성공했다. 비록 이 조직은 몇 년간을 노력했으나 군이나 적십자로부터 공식적인 인정을 받지는 못했지만, 오늘날 비행간호사(Flight Nurse)의 원조로서 미 공군 비행간호병과(Flight Nurse Corps)의 모델이 되었다.

육군 의무감(Army Surgeon General)의 반대에도 불구하고 비행간호사는 우수한 육군 간호병과 요원을 대상으로 양성되었고, 1943년 2월에는 첫 비행간호사 1기가 배출되었다. 4주 과정으로 항공생리학, 항공탑승 절차, 생환 등이 포함되었고 이 전문화된 훈련이 현재의 항공후송 시스템에서 기내간호를 제공하는 의료인을 훈련하는 시작이었던 것이다. 오늘날에는 21일 과정(생환 교육 별도)으로 텍사스 주 Brooks 공군기지에 위치한 Aerospace Nursing School에서 매년 6회가량 실시되고 있다.

최초의 대륙간 항공후송은 1943년 1월 비행간호사인 Elsie S. Ott 중위가 인도에서 Washington D.C. 월터리드 미육군병원까지 5명의 심각한 환자(하체마비, 다발성 골절, 활동성 폐결핵, 녹내장, 조울증)를 성공적으로 후송한 것이다. 이 6일간의 비행은 통상 선박이나 지상후송으로는 3달이 소요되는 기간이었기에 그녀의 업적은 역사적이었으며 여성으로는 최초로 공군 수훈장(Air Medal)을 받았다([그림 1-6]).

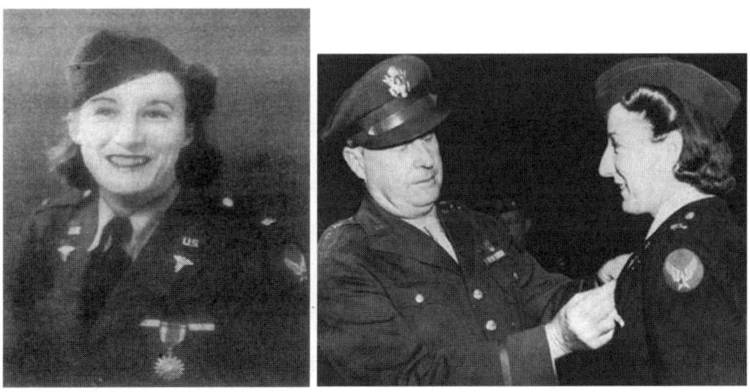

[그림 1-6] Elsie Ott 중위, 여성 최초로 공군 수훈장을 수여받는 모습

미육군항공대는 이러한 부상자를 후송하기 위해 비행간호사 500명과 조직화된 31개의 후송중대를 운영했으며 이들이 모든 전쟁지역에서 활동하였다. 제2차 세계대전 동안 하루에 4,707명의 부상자를 비롯하여 총 백만여 명의 환자가 항공후송 되었는데 이는 모든 환자

의 1/5 정도였다. 이렇듯 전장에서 항공후송을 통해 점차적으로 자리 잡은 비행간호 역할이 역동적인 공중 환경과 다양한 기내 환경에서 중환자를 좀 더 전문적으로 간호하기 위해 중환자간호전담팀(Critical Care Air Transport Team, CCATT)이 구성되어 기내에 300파운드의 최신 모니터링 등의 의료장비를 탑재하고 특수환자 간호를 수행하는 전문영역에 도전하게 된 것이다([그림 1-7]).

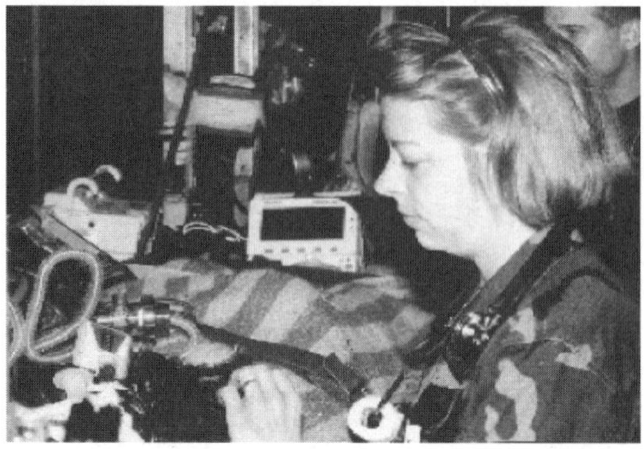

[그림 1-7] 항공기 내 CCATT 비행간호사

(2) 국내 항공간호 활동

① 군에서의 항공간호

우리나라 항공후송의 시작은 1950년 6월 초순경 옹진반도에 보병연대를 의무지원하기 위한 이동외과병원(Mobile Army Surgical Hospital, MASH) 내에 중환자 발생으로 여의도 기지에 항공후송되어 대방동에 위치한 육군병원에 입원치료한 것이 최초의 사례로 알려져 있다.

1965년 10월 우리나라는 월남전에 전투부대를 파병함으로써 1966년 10월 17일 한 · 월 간의 공수비행 임무를 담당하기 위해 1개 공수비행단과 1개 공수비행대대가 창설되었으며, 동년 11월 11일 08시 20분 공군 최초의 항공후송이 이루어졌다.

> "C-54D 571호는 두개골 함몰 골절을 입은 소령 등 14명의 전상환자를 싣고 필리핀 클라크 미 공군기지를 이륙, 8시간의 비행 끝에 17시 5분에 대구 공군기지에 안착하였다. 박정국 선임 의무 승무원과 공군 107기지병원 소속 비행군의관 김홍 중위, 항공의료부사관 박인조 상사 및 허영 중사가 함께 탑승하여 비행 중 환자들을 돌보았다." (예비역 공군 준장 박정국 회고록)

당시 한국군은 공군 군의관 1명과 의무부사관 1명을 동승시켜 비행 중 전상환자 기내간호를 수행해 오던 중, 수송기간이 4~5일 소요되고 중환자를 전문적이고 지속적으로 간호할 필요성이 제기되어 공군은 육군에 간호장교 파견을 요청하였고, 육군은 이에 손귀례 중위 외 9명의 간호장교를 엄선하여 공군에 파견시켰다. 1971년 10주간에 걸쳐 항의원에서 비행간호장교 과정 교육훈련을 실시한 후 해외 전지훈련(월남, 필리핀, 오키나와)을 실시하였으며, 교육수료 후 손귀례 중위 외 8명은 대구기지 제107기지병원(항공후송전담병원)에 배치되어 '향비작전'에 투입되었다.

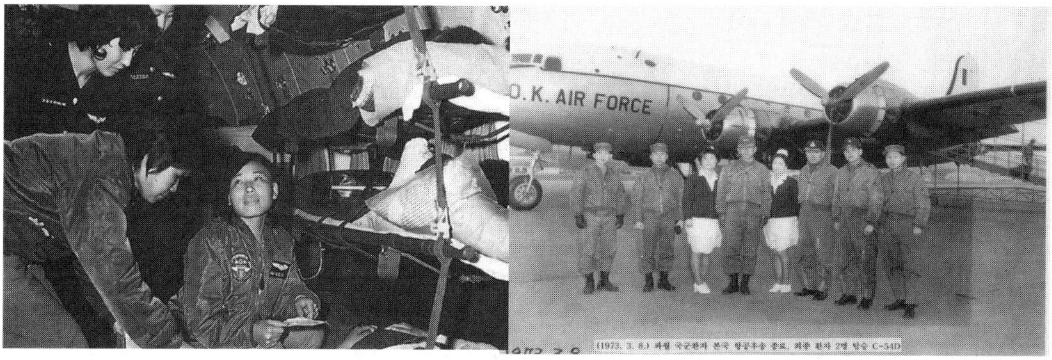
O.K. AIR FORCE
(1973. 3. 8.) 파월 국군환자 본국 항공후송 종료, 최종 환자 2명 탑승 C-54D

[그림 1-8] 기내 비행간호사 간호모습 및 파월부상자 항공후송 종료 기념사진(1973. 3. 8)

"향비작전"은 파월환자를 국내로 항공후송 하기 위한 작전으로 1972년 1월 2일부터 1973년 3월 8일까지 한-월간 파월 국군환자공수(향비작전) 종료까지 7년간 11,273명을 본국으로 항공후송하였다([그림 1-9]). 이들은 대구-김포-클라크-탄손누트-대구, 후송경로에 동승해 총 비행시간 30시간을 주기적으로 근무한 최초의 비행간호장교였으며, 비행간호장교의 탄생은 1972년 1월 10일 전우신문에 '하늘의 나이팅게일 비행 간호장교'라는 제목으로 대대적으로 보도되어 군 안팎에 큰 화제가 되었다([그림 1-9]). 이들은 파월 한국군 철수가 막바지에 이르렀던 1973년 6월 1일까지 전원 육군으로 원대복귀하였다.

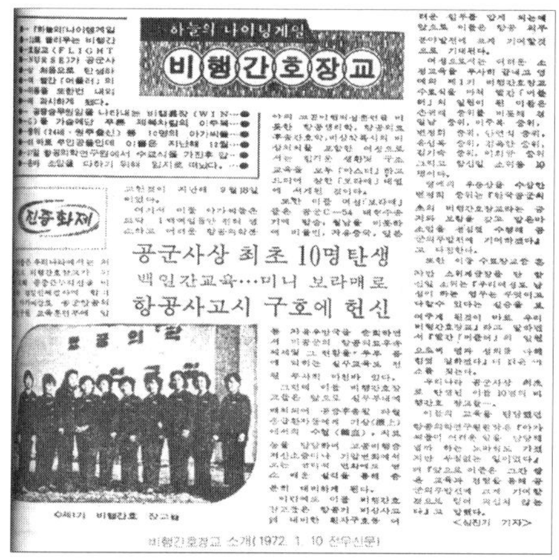
하늘의 나이팅게일

비행간호장교

진중화제

공군사상 최초 10명탄생

백일간교육…미니 보라매로

항공사고시 구호에 헌신

비행간호장교 소개(1972. 1. 10 전우신문)

[그림 1-9] 비행 간호장교 소개
(1972. 1. 10 전우신문)

공군이 수행한 '향비작전'은 참전병력이나 항공후송 규모에 있어서 미군의 그것과 상당한 차이가 있었지만, 당시 우리 공군의 항공후송 체계는 후송비행거리, 동원 항공기수, 지속적인 작전 기간 및 후송환자수 등에 있어서 상당히 큰 규모였으며 단 한 건의 항공기 사고 및 비행 중 사망환자 없이 후송하였음에 큰 의의를 둔다.

전장에서의 군진의료와 간호 경험을 바탕으로 비행간호 교육 과정(이후 항공간호 초급 과정으로 명명)이 지속적으로 이루어져와 공군 항공의료원(2004년 항공우주의료원으로 개칭)에서는 1978년부터 1982년까지 육군 간호장교를 대상으로 10~20명씩 비행간호 교육을 실시하였으며, 1993년에는 공군 간호장교가 최초로 탄생하여 항공간호의 본격적인 발전이 시작되었다. 1993년 2월 22일 육군 간호장교 대위 우정희 등 4명이 공군 간호장교로 전군하고,

같은 해 3월 4일 국군간호사관학교에서 처음으로 공군 간호장교 3명(소위 정해숙 외 2명)이 임관하였다. 이로써 1993년 3월 5일 전군요원 4명, 임관소위 3명 총 7명으로 공군 간호장교단이 창설되었다([그림 1-10]).

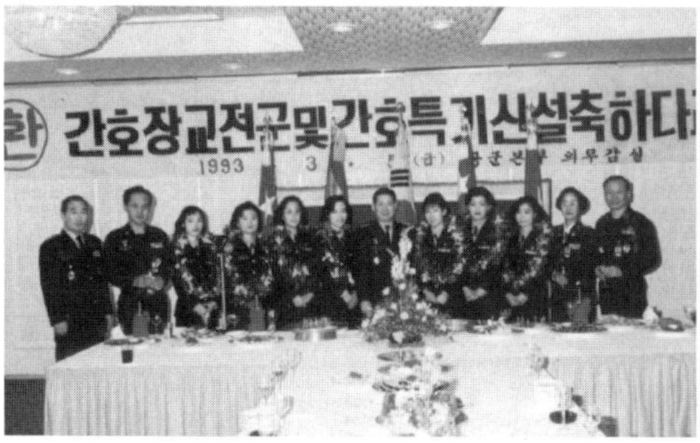

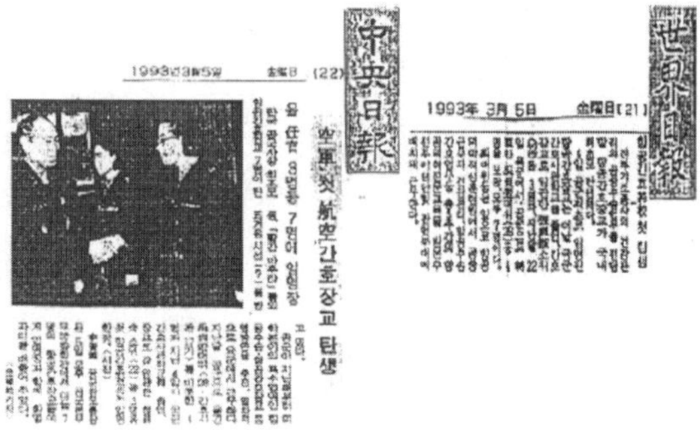

[그림 1-10] 공군 간호장교 탄생 축하연 및 축하 보도자료

공군 뿐만아니라 육군 간호병과에서도 전방지역의 부상환자에 대해 군병원으로의 항공후송임무를 수행하기도 했다. 1997년에는 대한항공 여객기 B-747이 괌의 안토니오 비 원팻 국제공항에서 착륙에 실패하여 추락했다. 이 사건에서 발생된 한국 탑승객을 본국으로 후송하기 위해서는 환자 전용기가 필요하여 한미연합사 협조로 미 공군 C-130 및 C-9(일명 나이팅게일)이 항공후송임무를 수행하였다. 이때 국군수도병원 군의관 1명과 육군간호장교 5명(중환자 및 수술주특기 등으로 구성)이 파견되었고, 비록 비행간호교육을 이수받지 않은 의무요원들이었지만 경환자 중심으로 본국 후송작전에 참여하는 됨으로써, 전문 항공의무후송을 위한 국내 비행간호 교육에 다시 한 번 관심을 촉구하는 기회가 되었다([그림 1-11]).

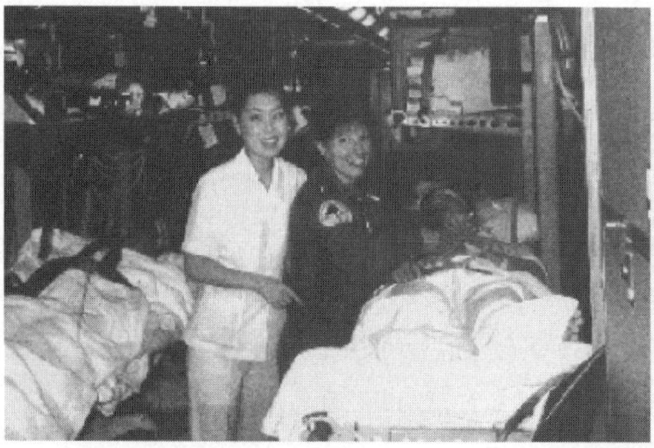

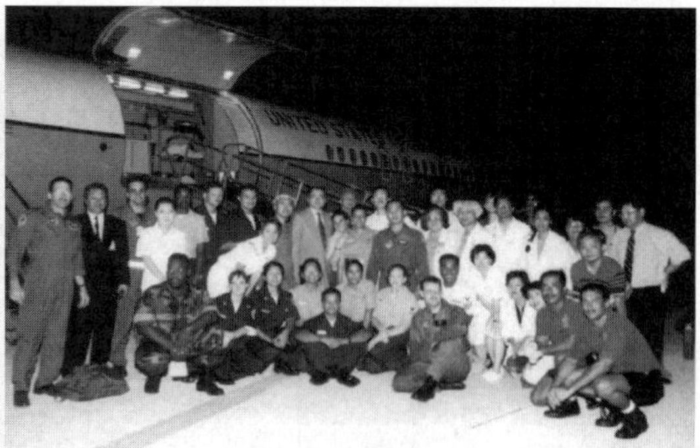

[그림 1-11] 1997년 대한항공 괌 추락 한국인 본국 후송 관련 사진
미공군 비행간호장교와 한국 간호장교(좌), 한·미 연합합동 항공후송 후(우)

지난 2008년 2월 20일 군내에서는 처음으로 항공후송 중 간호장교가 추락 사망하는 안타까운 일이 일어났다. 당시 육군 항공작전사령부 204항공대대 소속 UH-1H 헬기 1대가 경기도 양평군 용문산 인근에서 추락하여 탑승 장병 7명 전원 순직하였는데, 사고 헬기는 19일 저녁 강원도 홍천 국군철정병원에서 경기도 성남 국군수도병원으로 뇌출혈을 일으킨 육군 모 군단 소속 윤모 상병을 긴급 수송한 뒤 20일 새벽 0시55분께 수도병원을 출발, 복귀하던 중 오전 1시 40분께 레이더에서 사라진 것이다. 육군 간호장교였던 선효선 소령(당시 대위)은 당시 당직근무자가 아니었지만 중환자 간호 전문가로서의 막중한 사명감으로 수도병원 항공후송임무를 자청하였다. 대한간호협회장 신경림 회장은 또 "고 선 대위의 신념과 모습을 우리 24만 간호사의 앞길을 밝히는 영원한 등불로 삼겠다"고 강조하며 고인의 뜻을 기렸다. 그녀의 거룩하고 숭고한 얼을 기리기 위해 국군간호사관학교 역사관에는 선효선 소령의 부조가 있으며, 국군의무학교에서도 매년 추모식을 거행해 오고 있다.

비행간호장교를 양성하기 위한 교육과정은 공군 항공의료원에서 매년 4주간의 항공간호 초급 과정이 이루어진다. 공군 간호장교의 필수 기본 교육 과정이며, 육군 간호장교에게도 2년마다 개방되어 입과하고 있다. 또한 1996년부터 미 공군의 비행간호 과정(Flight Nursing Course)에 공군 간호장교들이 입과하여 교육을 받고 있다.

군내 학부 과정으로는 국군간호사관학교에서 군진간호의 교과 과정으로 항공간호를 포함하고 있으며, 1989년 비행간호가 1학점으로 독립되어 16시간 이론 교육을 하게 되었고, 1995년에는 '비행간호'를 '항공간호'로 개칭하고, 항공간호이론 16시간, 실습 32시간으로 총 48시간, 2학점으로 변화되어 현재까지 이루어지고 있다.

2006년부터 범 국가사업으로 진행된 우주인 배출 프로젝트에서 항공우주의료원(항의원) 소속 간호장교들은 대한민국 최초의 우주인 선발 신체검사에 참여함으로써 항공우주간호의 발전에 한걸음 다가가는 계기를 마련하였다.

2009년에는 항의원 내에 공중근무자 건강관리센터가 신설되어 공군 조종사에 대한 입대부터 전역 시까지의 체계적인 건강관리 프로그램 도입 및 항의원과 비행단이 연계된 Hub-Branch 개념의 체계화된 건강관리가 실시되고 있다.

군이 항공후송을 중심으로 비행단 내 조종사를 비롯하여 소음부서 등 유해작업장 장병들에 대한 포괄적 건강관리를 수행하면서 공군 항공간호의 역할을 발전시키는 동안 국내 민간항공에서도 간호사들의 역할이 다양하게 전문화되어 왔다.

② 민간 항공사 및 공항 의무실에서의 항공간호

우리나라 민항공의 역사는 1969년 대한항공공사의 민영화 이후부터 본격적으로 시작되었지만 1948년 설립된 대한국민항공사가 국내 최초의 항공회사였다. 대한국민항공사는 정

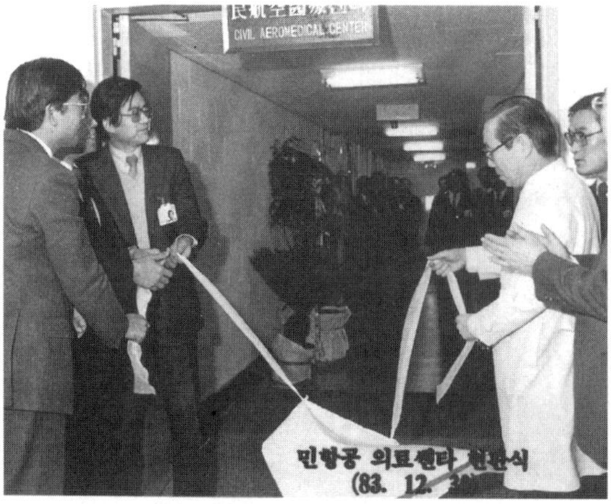

[그림 1-12] 대한항공 민항공의료센터 현판식 (1983년 12월)

기국제노선을 취항하면서 새로운 도약을 하고자 하였으나 여러 사고와 자금난, 경쟁력 약화등으로 1960년에 파산하였다. 그 후 1962년 2월에 대한한공공사가 설립되었고 1968년 1월 대한항공공사 내에 민항공의료의 선구자인 계원철 박사 중심의 항공보건관리실 운영으로 민간부분의 항공의학의 새로운 역사가 시작되었다. 항공보건관리실 초대 실장인 계원철 박사는 우리나라 최초로 미국 연방항공청(Federal Aviation Administration, FAA)으로부터 항공의무감으로 선임되었으며 의무실로서의 역할뿐 아니라 조종사 건강관리를 포함한 종합적인 항공보건의 역할을 수행할 수 있는 조직체계를 갖추는데 이바지하였다.

1973년 한국 항공의료의 역사에 또 하나 중대한 전환점을 가져오는 사건이 발생하였다. 서북항공 도착 승객이 병원 이송 중 사망하는 사건을 계기로 공항 내 의무시설에 대한 필요성이 대두되면서 김포공항에 의무실을 설치하게 되었다. 설립 초기 공항 의무실 운영을 위해 간호사 2명을 교통부 직원의 신분으로 채용하였으나, 이듬해인 1974년부터 연세의료원에서 위탁 운영하게 되었다. 연세의료원에서는 미국 하버드 의과대학에서 보스톤의 Logan Airport에 의무실을 설치하여 응급환자의 치료 및 항공의학 임상연구소를 운영하는 사례를 모델로 하여 선진화된 공항 의무실로서의 역할과 기능을 수행하고자 노력하였다. 설립 초기 공항 의무실의 필요성에 대한 의구심을 갖는 사람들도 일부 있었지만, 1980년 11월 19일 발생한 KAL051기 화재발생 사건, 1986년 아시안게임 당시 공항 1층 안내데스크 폭발물 사건 등을 비롯한 크고 작은 재난에서 신속한 응급처치와 환자 후송을 통해 인명 구조에 크게 기여하며 공항 의무실에 대한 관심이 높아졌다. 공항의무실 운영은 의무실장 1인을 임기제로 두었고, 의사와 간호사는 순환근무제로 운영하였다. 공항 의무실이 안정되게 자리 잡고 발전하는 데 있어 핵심적인 역할을 한 사람은 김종일 수간호사이다. 그는 1975년부터 20여 년간 공항 의무실을 지키며 기내 승객, 공항 이용객의 응급처치는 물론이고 공항 상주 직원에 대한 건강진단, 보건 교육, 예방접종과 같은 지역사회 1차 보건사업, 항공기 재난 발생 시 부상자의 응급처치 및 긴급후송으로 인명구조에 크게 기여하였다.

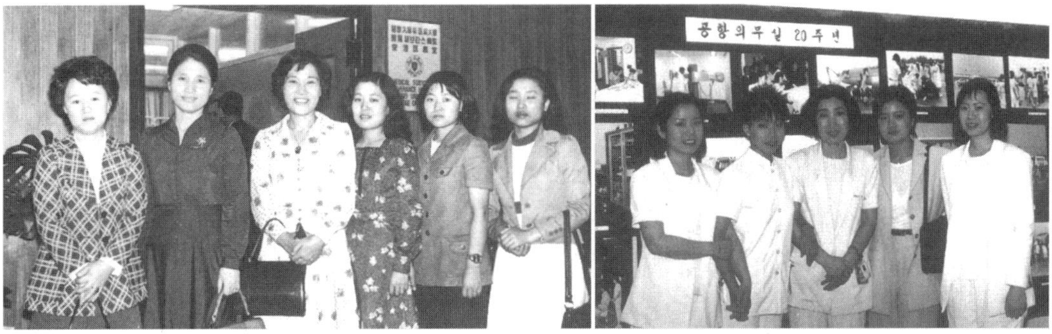

[그림 1-13]김포국제공항 의무실 개설(좌), 공항의무실 개설 20주년(우)(1994년 5월)

그 후 1986년 아시안게임과 1988년 올림픽을 계기로 항공기이용객이 크게 증가하면서 1988년 2월 우리나라 제2민항인 아시아나항공이 설립되었다. 1990년 6월 1일 아시아나항공은 한현미 간호사를 초대 실장으로 항공의료관리실을 개원하기에 이른다. 이는 항공의료 분야에서 간호사가 간호 업무 외에도 관리 업무를 총괄하는 책임자로서의 역할을 수행하였다는 점에서 또 다른 큰 의미가 있다고 할 수 있다.

아시아나항공 항공의료관리실은 1991년 6월 노동부로부터 일반건강진단기관으로 인가받아 일반직 정기 신체검사와 조종사 및 일반직의 채용 신체검사를 실시하고 허약 승객에 대한 의학적 자문을 제공하여 왔다. 1992년 3월 교통부로부터 항공기승무원 신체검사 전문의료기관 인가와 더불어 의료고문인 김정현 박사가 미국 연방항공청(FAA)의 선임 항공의무관 자격을 취득하고 운항승무원 신체검사증 발급을 본격적으로 시작함에 따라 조종사에 대한 지속적인 건강관리 및 항공의료의 질적 수준을 향상시켜 안전운항은 물론 조종수명 연장에도 크게 기여하게 되었다. 또한 2007년 건강에 대한 개인 및 사회의 요구와 중요성이 증가하는 시대적 흐름에 맞추어 적극적이고 예방적인 중재 서비스로써의 의료 활동을 강화하기 위하여 의료서비스팀으로 팀명을 개정하고 내 · 외부 고객의 의료서비스 만족도 향상 및 항공간호 발전에 기여하고 있다.

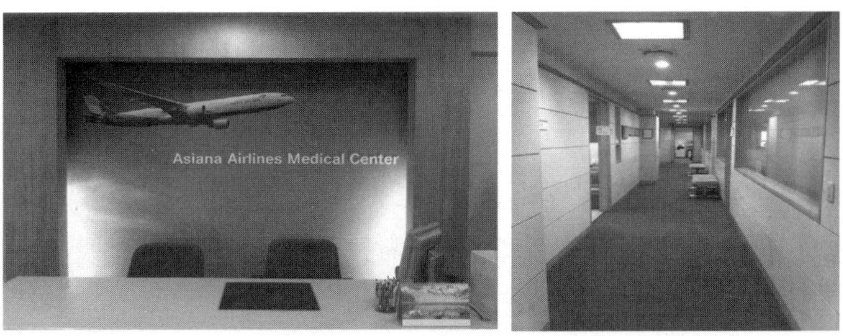

[그림 1-14] 아시아나항공 의료 서비스팀 모습

우리나라에서 민항공 의무부서가 도입된 이래 항공보건 간호사의 주요 임무는 지금까지도 운항승무원의 건강관리를 핵심으로 하는 직원 건강관리와 허약 승객의 항공후송과 관련된 승객 건강관리 영역으로 구분할 수 있다.

민항공에서의 환자 후송은 과거 수차례의 전쟁에서 부상병들을 전쟁터에서 치료받을 수 있는 안전한 곳으로 후송하던 경험을 토대로 발전되어 오늘날의 전문화된 항공후송 업무로 이어지게 되었다. 1950년대에 들어 제2차 세계대전 이후 국제민간항공운송협회(International Air Transportation Association, IATA)에 가입한 각 항공사들은 환자 승객에 대한 일반적인 운송규정을 마련하였고 항공기 내에 최소한의 필요한 응급처치 용품을 싣도록 규정하였다. 국내에서는 1968년 6월에 승객이 도착하여 통관시 쓰러져 사망한 사건을 계기로 환자 및 허약승객에 대한 항공후송의 운송약관에 대한 검토 및 재교육의 필요성이 대두되었으며 그 해 11월에는 특별기편을 이용하여 간암환자의 국내선 후송이 이루어졌다. 이 당시 의료센타 소속 의사 및 간호사가 동반하여 민항이 설립된 이후 최초의 환자후송업무가 이루어졌다. 1968년 12월에는 응급후송환자 조치사항이 시달되어 정책적 결정을 위한 디딤돌이 마련되었고 1970년 초부터 기내 구급용품 관리에 대한 중요성 인식 및 실시가 여러 차례 반복되었다. 또한 이때 환자용 기내들것 제작을 위하여 기내 규격조사가 실시되어 오늘날의 항공기용 간이침대(Aerostretcher)를 사용할 수 있게 되었으며 이후 전화나 전문을 통하여 허약승객에 대한 사전정보를 주고 받는 중요 기관으로 정착되었다.

민항공사에서의 허약승객 항공후송과 관련된 항공보건 간호사의 임무는 의무부서장의 책임하에 비행탑승에 관한 의학적인 조언을 제공하는 것이다. 항공 후송업무를 성공적으로 수행하기 위해서는 필요한 항공의학적 지식 뿐만 아니라 항공운송에 관한 유기적인 서비스에 대한 기초지식과 경험이 요구된다. 즉, 항공여행의 시발점인 예약과정부터 예약담당자와의 협의, 정비 · 운송담당 부서와의 협조, 허약승객 관련 병원 혹은 주치의와의 협조를 얻고 때로는 필요한 기관에 자문을 의뢰하여 비행일정 수립에 관여하여야 한다. 아울러 기내에 필요한 의료장비 설치에 협조 및 확인작업을 거쳐 비행중 간호, 승객 승 · 하기시에 안전 후송을 위한 의학적인 감시, 필요시 응급처치 교육실시 등 다양하고 포괄적인 간호업무 수행능력이 요구되므로 간호사의 자율성, 책임감 등의 기본 전문직업 윤리를 바탕으로 이루어져야 한다.

③ 학술 활동 및 새로운 영역에서의 항공간호

앞서 언급된 것과 같이 대한항공이 1968년 처음으로 민간 항공 보건 활동에 뿌리를 내리고, 1974년 연세의료원에서 김포공항 내에 의료시설을 설치함으로써 지역사회 보건 활동을 시작하고, 이어서 1990년에는 아시아나항공, 1993년에는 공군 간호장교의 배출 등으로 항공간호에 대한 관심이 높아지게 되었다. 공군, 민간 항공사, 공항 의무실 등의 영역에서 활발하게 간호사의 역량을 키워 오던 항공간호사들이 정기적으로 한자리에 모일 수 있는 계기가 되었던 것은 1989년 창립된 항공우주의학협회 활동을 통해서이다. 1989년 4월 20일 창립된 항공우주의학협회는 항공우주의학 분야의 학술연구 및 기술진흥을 통해 공중 근무자들의 건강관리, 비행 안전, 항공 우주산업 발전에 기여함을 목적으로 항공 분야에서 활동하는 민·군의 의료인들이 뜻을 함께하여 설립되었다.

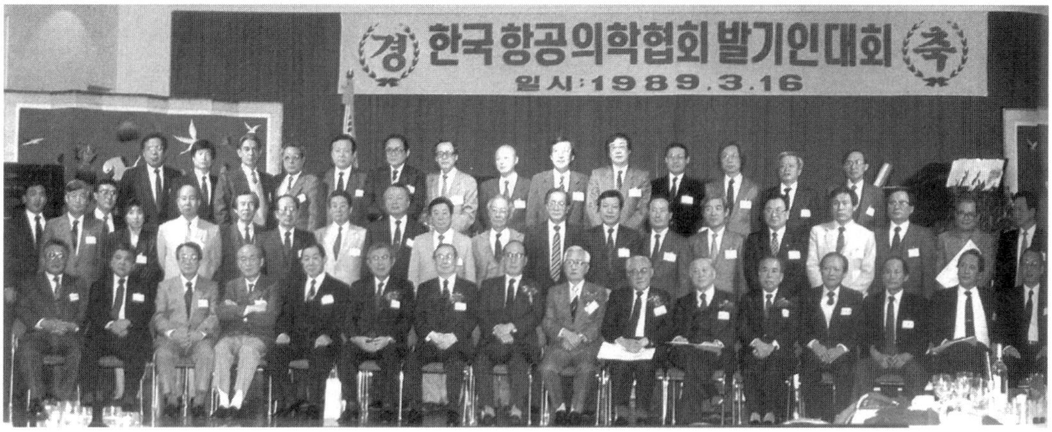

경 한국항공의학협회 발기인대회 축
일시:1989.3.16

[그림 1-15] 한국항공의학협회 발기인대회

항공간호사들은 협회에서 주관하는 춘·추계 학술대회에 참가하면서 자연스럽게 서로의 활동들을 교류할 수 있게 되었다. 이 가운데 항공간호학회 발족에 기폭제가 되었던 것은 대한민국 공군 창설 50주년, 민항 창립 30주년 그리고 항공우주의학협회 창립 10주년을 기리기 위해 협회에서 개최한 제3회 아·태항공우주의학 국제학술대회이다. 청주 항공의료원에서 개최된 이 자리에는 10여 개국 250명이 참가하여 항공우주의학 분야에 대한 현재와 미래에 대한 정보를 나누었다. 학술대회 기간 동안 함께했던 간호사들은 항공간호가 전문 분야로 개발되기 위해서는 체계적으로 연구하고 교육하며 정보를 공유하고 각 분야의 업무 활동평가, 표준설정 등을 정기적인 학술 활동을 통하여 정립하고 발전시켜야 한다는 필요성을 인식하게 되었다.

그리하여 1999년 10월 21일 김포국제공항 의무실에서 8명(김포공항 의무실-김종일, 아시아나항공-한현미, 채덕희, 대한항공-임미혜, 심선미, 박혜경, 인하대병원-조의영, 공군 간호장교는 전화로 위임)이 첫 모임을 가지게 되었다. 이 후 2000년 3월 29일 아시아나항공 대강당에서 발기인 대회를 갖기까지 6차례의 모임을 가지면서 학회의 설립배경과 명칭, 창립 절차, 정관, 회원구성, 사업계획(안)을 구체화하였다. 발기인 대회에서 단체 명칭을 한국항공간호학회(Korea Academy of Aviation Health Nursing)로 정하고 초대 회장에 발기위원장인 김종일 김포공항 의무실 수간호사를 만장일치로 추대하였다.

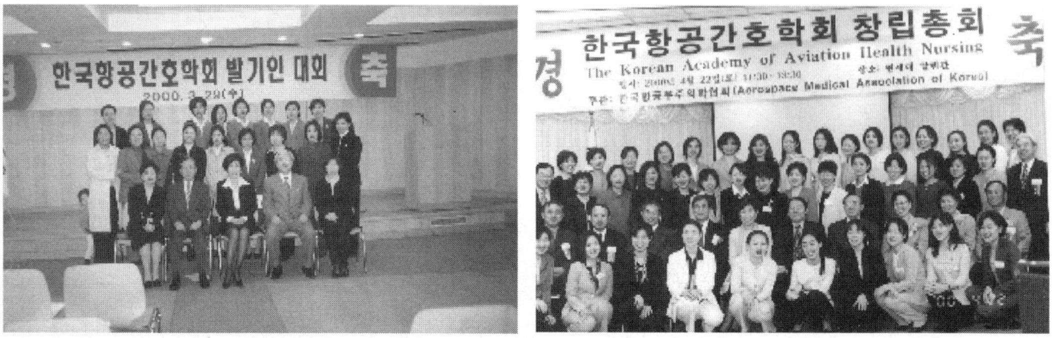

[그림 1-16] 항공간호학회 발기인 대회 모습(좌) 한국항공간호학회 창립총회 기념사진(우)

한국항공간호학회는 2000년 4월 22일 연세대학교 알렌관에서 창립총회를 개최하고, 1991년 발족된 항공의학회와, 1999년 발족된 항공인적요인학회에 이어 항공우주의학협회의 분과학회로서 그 활동을 시작하였다. 약 60여 명이 참석한 창립총회에서 초대 학회장으로 김종일 수간호사(김포공항 의무실), 부회장에는 우정희 소령(공군 간호장교), 한현미 의료팀장(아시아나항공), 임미혜 의료팀장(대한항공)을 선출하고, 한국 항공간호의 과거와 미래를 주제로 연제발표를 통해 항공간호라는 전문 분야를 알리기 시작하였다. 항공간호학회의 활동 방향을 항공종사자의 건강증진과 승객의 안전과 건강을 위해 항공간호의 표준모델 개발, 항공간호사 표준 훈련 개발 및 항공간호 지식 교류로 정하였다. 항공간호학회는 창립 후 환자 후송, 조종사 건강관리, 산업보건, 항공우주간호, 항공종사자의 근골격계 질환 예방관리 등을 주제로 연 2회 학술대회를 개최하였다([그림 1-17]).

학회 창립에 간협신보를 비롯한 국내 관련 매체들에서도 높은 관심을 가지고 새로운 전문간호영역을 소개하였다. 더 나아가 학회는 국외 홍보에도 관심을 가지고 미항공우주의학협회(Aerospace Medical Association, AsMA) 학술세미나의 항공간호(Flight Nursing) 분과 모임에도 참석하여 학회 창립을 알리고, 태국의 마히돌 간호대학의 초청으로 태국의 항공의학센터, 타이항공사, 방콕공항 의무실 등을 방문하고 교류하였다([그림 1-18]).

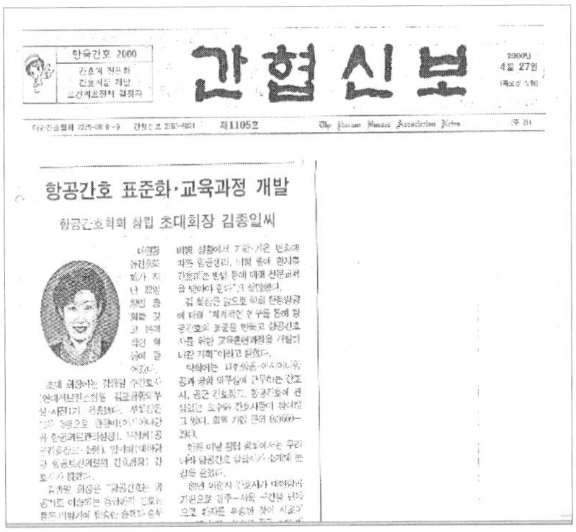
간협신보

제1105호

항공간호 표준화·교육과정 개발

항공간호학회 창립 초대회장 김종일씨

[그림 1-17] 간협신보에 소개된 항공간호학회(2000. 4. 27)

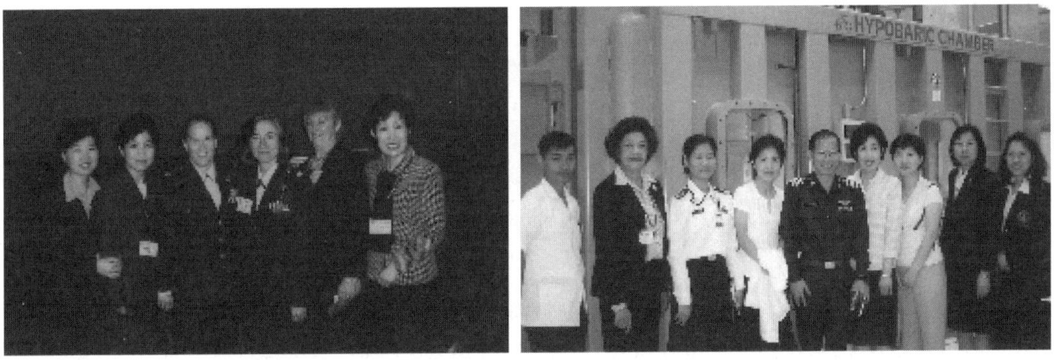

[그림 1-18] 미항공우주의학협회(Aerospace Medical Association) 항공간호(Flight Nursing) 분과모임(좌)
태국의 항공우주의학센터 방문모습(우)

민간에서 실시하는 항공간호 관련 교육 프로그램으로는 1999년 10월 삼성의료원 응급간호 보수 교육 중 '항공이송 시 간호 과정'이 1주간 선택 과정으로 개설되었으며, 1999년 12월 인하대병원 항공산업의학센터에서 항공간호 전문 과정을 10주 80시간 과정으로 개설하여 2000년 3월 4일 항공전문간호사 1기생 14명을 배출하였다(조의영, 2000). 한편 항공간호인력을 양성하기 위한 교육 프로그램이 대학의 정규 과정에서도 포함되었는데 2010년에 한림대학교 간호학부에서 항공간호(Aviation Health Nursing)라는 교과목명으로 학부학생을 대상으로 개설되었다. 이 과목은 3학점으로 운영되며 한림대학교 의료관광인재양성센터와 아시아나항공 의료서비스팀이 공동개발하여 운영하고 있다. 이는 대학교 정규과정에 항공간호가 포함되었다는 점에서 큰 의미가 있으며 이를 기회로 항공간호인력양성을 위한 체계적 교육과정 개발이 지속될 것을 기대한다. 또한, 이를 기념하여 항공간호연구회를 발족하기도 하였다.

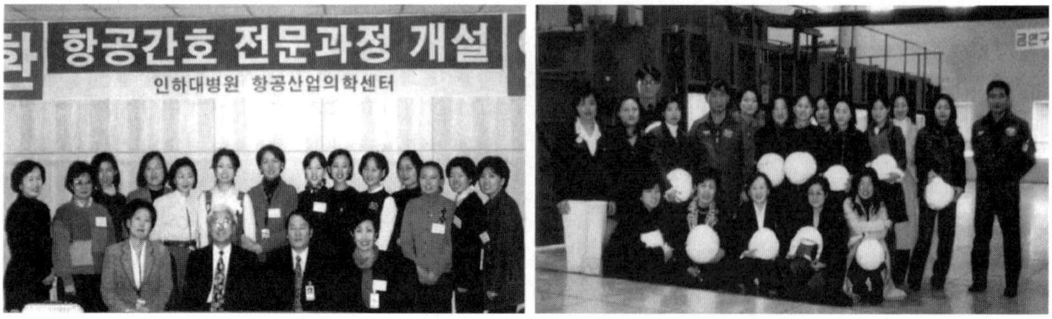

[그림 1-19] 제1기 항공간호 전문과정(1999. 12. 18)(좌)
제1기 항공간호과정수련 시 항의원 저압실체험을 마치고(2000. 2. 23)(우)

한편, 국내 민간병원 중심으로 '응급의료 전용헬기'가 1996년 10월 국내 처음으로 도입하였으며, 기내에 각종 사고, 재난 등으로 인한 응급환자를 수송하기 위해 심장 및 심전도 감시 장치, 심장제세동기, 혈압, 혈중 산소포화도 측정장비, 정맥주사 공급 장치 등의 첨단 장비가 탑재하여 '날아다니는 응급실'을 방불케 했다. 삼성서울병원 응급의료항공팀(의사, 간호사, 응급구조사)은 병원 본관 옥상에 설치된 헬리포트를 통해 언제든지 이착륙할 수 있도록 24시간 가동체제로 운영 중에 있으며, 삼성그룹 내 3119 구조단 등과 연계해 어느 곳이든 가장 빠른 시간 내에 응급환자 이송 및 응급구조에 헬기와 의료진이 투입될 수 있도록 항상 준비하고 있다.

앞서 기술해 온 바와 같이 공군 간호장교 운영, 민간 항공간호사의 활발한 활동 등으로 한국 항공간호사의 영역이 자리매김을 하면서 한국항공간호학회 및 항공간호연구회를 통하여 다양한 연구 결과를 교류하면서 민 · 군 영역에서 항공간호의 역사를 이루어 나가고 있다. 향후 이들 항공간호사들은 국내에서의 응급의료 체계에서의 항공후송부문, 항공의료계에 종사하는 직원들의 건강관리 등을 포함한 간호영역을 더욱더 다양화, 전문화해 나가는 데 전력을 다할 것이다.

2. 항공간호의 정의와 영역

1) 항공간호의 정의

항공간호란 무엇인가? 오랫동안 몇몇의 간호 실무현장에서 간호사들은 항공간호라는 용어를 사용하며 업무를 수행해 왔다. 그러나 항공간호가 무엇인지에 대한 정의를 내리는 것은 쉽지 않다. 이 질문에 대한 답을 제1절 항공간호의 역사와 실무현장에서 활동해 온 간호사들의 자취를 통해 정리해 보고자 한다.

미항공우주의학협회 내 항공간호분과에서는 "항공간호는 심각한 위기에 처한 환자 및 그 가족들과 접촉을 통하여 다양한 측면—물리적, 사회적, 심리적 및 정신적 모습에서 이들의 상태를 파악한다. 이 과정에서 항공간호는 환자에게 최상의 지원이 이루어질 수 있도록 모든 종류의 지원 서비스 제공자들과 긴밀한 업무협조관계를 추구하고 개발해 나가야 한다"라고 강조하고 있다. 이는 항공간호에 대하여 환자 후송에 초점을 두고 있다고 보여진다.

우리나라의 경우 한국항공간호학회 창립(2000년)을 계기로 간협신보(2000년 4월 27일자, 대한간호협회 발행)를 통해서 항공의무후송에 국한되어 인식되던 항공간호가 점차 발전하여 간호학의 새로운 영역으로 인식되기 시작했고, 항공간호는 항공기로 이송되는 응급환자 간호는 물론 항공기에 탑승한 승객과 승무원, 공항 이용객의 건강관리와 보건 교육을 담당하는 전문간호 분야로 인정되고 있다고 보고되었다. 또한, 오은정(2000)은 항공간호의 개념을 다룬 연구에서 한국의 항공간호는 미국의 비행간호(Flight Nursing)와 같은 개념으로 볼 수 없고, 비행간호는 항공간호의 한 부분으로 정의하였고 우정희(2002)는 공군 간호장교의 역할을 정립한 연구에서 비행간호란 항공의무후송 및 공중근무자 건강관리에 직접 관계되는 업무로 정의하였다.

한편, 항공간호는 역사적으로 볼 때 항공의학의 발전과 맥을 같이 하고 있는데 Maj.Doris A. Piper는 "항공의학이란 의미가 우주공간으로 뻗어나가는 것만을 의미하는 것이 아니라 산업의학, 항공의학, 공중보건을 포함하는 것이다"라고 하였고, 항공우주의학(Aerospace Medicine)이란 항공우주의학 관련 분야의 과학적 전문지식과 훈련 그리고 연구 활동 등 학제적 접근을 통하여 고공과 우주공간에서 활동하고 있는 사람들의 심신의 안녕 상태, 건강, 안전 및 능률을 유지하고 증진시키기 위한 학문(AsMA, 1988)으로 정의하고 있다. 임상의학은 정상 환경에서 생활하는 사람들의 비정상적인 생리적 상태(Abnormal Physiologic Condition), 즉 질병을 다루지만, 항공우주의학은 주로 정상적인 사람들이 비정상적인 비행 환경에서 활동할 때 이들의 정상적인 생리 활동을 유지, 증진시키기 위한 대책들을 다룬다(박항배, 1997). 항공우주의학이 예방의학의 한 전문분과로서 공중보건 및 산업보건의 여러 영역을 공유하지만, 고공과 우주공간이 생명체의 존재를 전면적으로 거부하는 환경이기 때문에 일반적인 작업 환경의 위생관리 차원을 넘어서 항공기 객실이나 우주선실 같은 인공 폐쇄 환경의 개발과 유지가 필수적이며, 또한 승무원들의 심신 상태를 최적으로 유지할 수 있는 총제적인 건강관리와 신체적성 평가 및 비행피로에 대한 예방대책 등 안전 지향적인 특성에 대한 관리가 필요하다. 항공의학의 발달과 더불어 발전해 왔으며, 우주계획이

Gemini에서 Apollo시리즈까지 발전하고, 2008년 한국에서 우주인이 배출되는 등 항공의학 분야의 우주로의 진출을 통해 항공간호 분야도 항공우주간호(Aerospace Nursing)로 변화되어야 함을 예고하고 있다.

이상에서 볼 때 항공간호란 고공과 우주공간에서 활동하는 사람 및 항공기와 우주선을 정비하는 사람들의 건강을 유지, 증진시키는 활동을 포함한다고 볼 수 있다.

2) 항공간호의 영역

항공간호의 정의에서 살펴본 바와 같이 항공간호는 단지 환자 후송에만 제한된 것이 아니라 보다 포괄적 영역에서 간호 활동을 포함하고 있다. 이는 역사적으로 실무현장에서 활동해온 간호사들에 의해 확인된다고 볼 수 있는데 항공간호 실무현장에서 오랜 경험을 갖고 있는 간호사들이 모여 창립한 한국항공간호학회 창립총회의 리플릿은 이를 잘 표현하고 있다. 이 리플릿은 한국항공간호학회 창립 발기인들이 심도 깊은 논의 끝에 도출한 내용으로 항공간호의 개념과 영역, 항공간호사의 역할을 포함하고 있다([그림 1-20]).

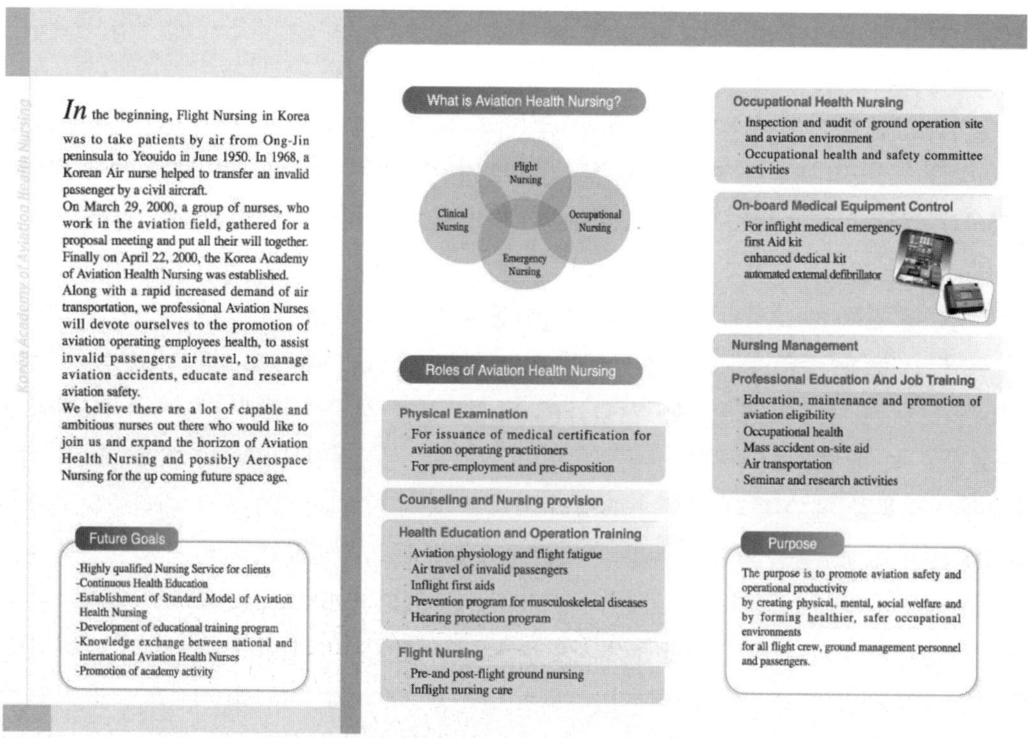

[그림 1-20] 한국항공간호학회 창립총회 리플릿

한국간호학회(2000)에서는 항공간호의 영역을 비행간호(Flight Nursing), 임상간호(Clinical Nusing), 응급간호(Emergency Nursing), 산업간호(Occupatioanl Nursing)로 제시하고 있다.

3) 항공간호 실무현장

(1) 공군 항공우주의료원 및 전투비행단

항공간호의 역사를 살펴보면 항공간호는 초기에 군에서 전쟁 또는 훈련 중 부상병을 후방으로 후송하는 과정에서 대상자와 군 조직의 필요에 의해서 생겨났고 발전되어 왔다. 공군 간호장교들에 의해서 수행되어 온 항공간호 업무는 전투기 조종사의 건강관리와 항공후송이 주 업무이다. 전투 중 발생하는 부상병은 야전이나 비행단에서 치료가 불가능하여 후방지역 의료기관으로 후송되는데 이때 항공간호장교들의 초기 응급처치가 부상병의 건강상태에 중요한 영향을 미치게 된다.

항공간호 업무에 종사하게 되는 간호장교들은 임관 후 공군으로 배속되어 항공생리를 포함한 항공간호에 대한 교육을 받고 임무를 시작하며 3년을 주기로 보수 교육을 받아 자격을 유지하고 있다.

과거 항공간호 업무가 전투기 조종사의 건강관리와 항공후송에 초점이 있었으나 우주인 선발과 건강관리 영역으로도 업무를 확대하여 수행하고 있다. 공군 항공우주의료원은 우리나라 최초의 우주인 선발과 훈련을 주도하였다. 또한, 우리나라 최초의 우주인 이소연 박사는 2008년 우주여행을 다녀온 후 현재까지도 공군의 항공우주의료원에서 건강관리를 받고 있다.

(2) 민항공 의료 부서

전 세계적으로 항공기를 이용한 여행객 수가 급격히 증가하면서 민간 항공사의 수가 급증하였고 우리나라도 대한항공과 아시아나항공 외에도 저가 항공사들이 국내노선과 일부 동남아와 일본 노선에 취항하게 되었다.

민항공사는 승객들의 안전한 여행을 위해 승객들의 응급 상황에 대비하여 의료 서비스를 지원해야 할 뿐만 아니라 운항승무원 및 객실승무원의 건강관리를 철저히 하여 항공기 운항과 관련하여 승무원들의 건강문제로 인한 이례가 발생하지 않도록 대비해야 한다. 이를 위하여 IATA에서는 항공사에 이를 지원할 수 있는 조직을 갖출 것을 권고하고 있다. 우리나라의 대표적인 항공사인 대한항공과 아시아나항공은 항공사 내에 의료부서를 운영하고 있으며 이 의료부서들은 국토해양부의 항공기승무원 신체검사기관, 보건복지부의 건강보험 요양기관, 고용노동부의 특수건강 진단기관으로 지정 받아 업무를 수행하고 있다.

민항공 의료 부서 간호사의 주요 업무는 운항 및 객실승무원의 건강관리, 항공기정비사의 건강검진과 추후관리, 허약 승객 후송 관련 업무 등이다.

(3) 공항 메디컬 클리닉(Airport Medical Clinic)

제1장 항공간호의 역사에서도 살펴본 바와 같이 우리나라의 공항 메디컬 클리닉은 공항 이용객의 사망사건을 계기로 1973년 김포국제공항에 공항 의무실로 설립되었다. 김포국제공항의 공항 의무실은 2001년 3월 인천국제공항이 개항하면서 문을 닫게 되었고 지리적으로 인접한 인하대병원에서 인천국제공항의 공항의료센터를 위탁 운영하게 되었다. 현재 인천국제공항의 공항의료센터에는 치과를 포함한 전문의 3명, 24시간 당직의사 2명, 간호사 7명, 행정직원, 응급구조사, 병리사, 방사선사, 물리치료사 등 24명이 근무하고 있다.

공항을 이용하는 이용객 수가 증가하면서 공항의 규모도 커지고 상주하는 직원의 수도 증가할 뿐만 아니라 예상하지 못한 사건과 상황에 의해 비상사태가 발생하기도 한다. 이에 공항 메디컬 클리닉의 주요 기능은 여행객의 응급의료 서비스 제공, 상주직원의 건강관리와 항공기 사고와 같은 비상사태에 대비한 재난대응 시스템에서 의료부문의 주요 역할을 담당하게 된다([그림 1-21]).

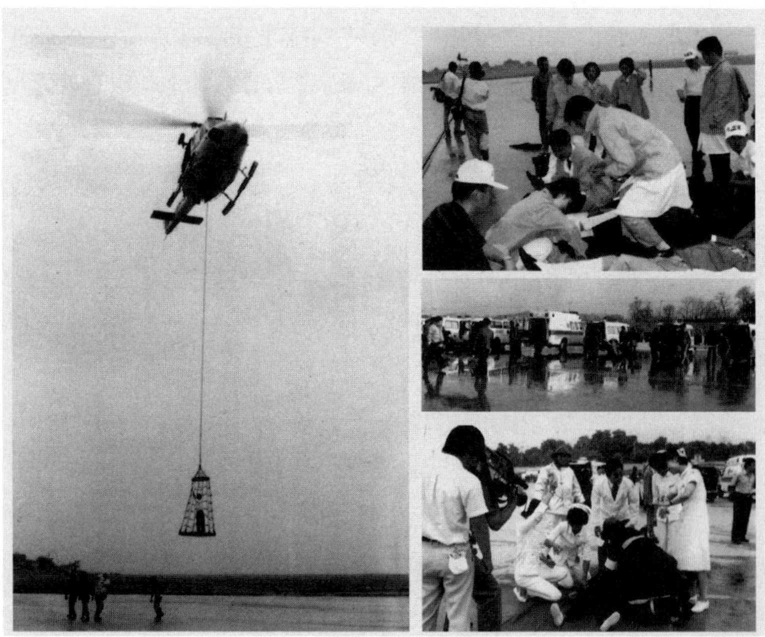

[그림 1-21] 항공기 사고처리 훈련

(4) 의료기관의 환자 후송

항공기를 이용하여 환자를 공항에서 타공항으로 후송하거나 공항에서 의료기관으로 후송해야 하는 경우 환자가 치료받고 있거나 입원 치료받게 될 의료기관의 의료진이 환자 후송에 직접 참여하게 되는 경우가 있다. 2011년 1월 15일 인도양 북부에서 소말리아해적에게 납치되었던 우리나라 선박 삼호주얼리호는 2011년 1월 21일 청해부대에 의해 구출되는 과정에서 석해균 선장이 총상을 입었고 오만의 살라라 지역 병원에 입원하여 치료를 받는 도중 국내호송이 결정되었다. 석해균 선장의 항공기 후송을 위해 석해균 선장이 입원 치료받게 될 아주대학병원의 의료진이 응급 구조 항공기(에어 앰뷸런스)에 탑승하였다. 아주대학병원의 경우 환자 후송을 위한 전담부서를 따로 두고 있는 경우는 아니었지만 환자의 안전한 후송을 위해 의료진이 투입된 사례였다.

국내의 의료기관 대부분이 환자 후송을 위한 전담부서를 별도로 두고 있는 경우는 드물지만 삼성서울병원의 경우 응급의료항공팀을 두고 신속하고 안전한 후송을 위해 공항에 도착한 환자를 전용헬기를 이용하여 병원으로 후송하기도 한다. 후송팀에 간호사가 참여하여 환자 후송 과정에서 직접간호를 제공하는 등 중요한 역할을 수행하고 있다.

(5) 환자 의료후송 에이전시

국제의료(Global Health Care) 또는 의료관광(Medical Tourism)의 수요가 증가하면서 환자 후송 수요도 증가할 것으로 예상되는데 현재는 환자를 후송해야 하는 경우 의료기관과 민항공의 의료 서비스 부서가 주로 협의하여 진행하였는데 수요가 증가한다면 의료후송을 전문적으로 담당할 전문 의료후송 민간업체에 대한 수요도 증가할 것으로 전망한다.

현재 유일한 대표적 환자 후송 민간업체는 인터내셔널 에스오에스(International SOS)이다. 이 업체는 항공기 및 전문 인력을 확보하고 있어 신속하고 전문적인 대응이 가능하다. 앞서 의료기관의 환자 후송의 사례로 기술한 2011년 1월 삼호주어리호의 석해균 선장의 항공후송도 인터내셔널 에스오에스의 응급 구조 항공기를 이용하였다.

4) 항공간호사의 역할

(1) 상담 및 간호 제공

공중 근무자뿐만 아니라 일반 근무자들에 대한 직접 간호서비스를 제공하는 것으로 통상적인 간호 업무뿐만 아니라 응급환자 간호, 건강 상담 및 각종 예방접종 등을 실시한다.

(2) 건강진단 및 건강관리

① 채용 건강진단

직종별로 다양한 업무환경 및 특성에 적합한 대상자를 선발하고 배치하는 것은 매우 중요한 문제이므로 채용 건강진단에 있어 검사자는 대상자의 업무 특성에 대해 명확히 인지한 후 검사를 실시하고 기준에 적합한 대상자를 선별해야 한다.

② 정기 건강진단

정기 건강진단은 대상자들이 그들의 특수한 작업환경 및 작업특성에 대해 잘 알고 있는 전문가와 건강 문제를 상의할 수 있는 기회를 제공하며 조기 진단이 가능하도록 돕는다. 건강진단의 주기와 항목에 대한 조정은 작업의 특성과 연령에 따라 이루어지고 필요에 따라서는 특수하고 개별적인 건강진단을 실시한다.

또한 건강진단 검사 결과에 대한 개별 안내, 상담 그리고 교육을 실시하고 건강진단의 결과에 대한 통계 분석을 통해 유병률 등을 파악하여 건강관리 계획에 반영한다.

③ 추후 관리

건강 진단 결과에 따라 질병 유소견자, 추적 관찰 대상자를 선별하여 질환별 추후관리 프로그램을 제공한다.

(3) 건강, 안전 교육

공중 근무자와 일반 근무자를 대상으로 건강과 안전에 관한 교육과 건강증진 교육을 실시하여야 하고 비행 중 객실의 안전을 책임지는 업무를 수행하는 객실승무원 대상으로 기내에서의 응급처치에 대해 교육하여야 한다. 특히, 엄격하고 반복적인 교육을 통해 실제로 항공기 내에서 행해야 할 심폐소생술 및 응급 상황에 대비할 수 있고 기내 응급장비의 내용물과 사용법에도 익숙하도록 교육을 하여야 한다.

(4) 작업 환경의 지도 감독

작업장 순회점검을 통하여 근무자의 신체적, 정신적 스트레스뿐만 아니라 건강 유해 인자를 찾아내고 평가하여야 하며 건강관리를 위한 적절한 권고사항도 제공되어야 한다. 조명, 온도, 소음, 환기, 보호구, 난간 등의 안전 및 보건과 관련된 요소들이 관리 항목에 포함되어야 한다.

(5) 비행간호 제공

항공의무후송의 가장 큰 목적은 환자의 부상 또는 환자 질환의 상태를 더 이상 악화시키지 않으며 안전하고 효율적으로 환자를 후송하는 데에 있다. 특히 의료시설이 불완전한 지역에서 보다 안전하고 양질의 의학적인 처치를 받을 수 있는 지역으로 환자를 후송하는 것으로 항공의학적 문제를 고려한 계획을 수립하여야 하고 투약, 산소 제공, 의무장비 제공 등 환자 간호를 직접 수행한다. 항공후송임무 및 병약 승객관리를 위해 후송 시작과 동시에 환자의 문제를 사정하게 되고 환자 분류에 따른 다양한 간호를 수행한다.

(6) 위기상황 대비 시스템 구축

항공기는 가장 안전한 운송 수단으로 알려져 있지만 사고 상황에 대비하여 적절한 시스템을 갖추고 있어야 하며 비행안전과 관련된 다른 팀과 연계하여 주기적으로 위기상황 대응 훈련을 실시하고 위기상황 대응 시스템을 점검한다.

(7) 국내외 기관과의 협력체계 및 연구 활동

국내 기구 및 국제적인 항공기구와 긴밀한 협조 관계를 맺고 다양한 항공 관련 학회 활동 등을 통해서 최선의 항공의료 정책을 찾기 위한 토론과 정보 교환의 기회를 갖는다.

또한 항공간호사는 항공의학과 관련된 다양하고 수준 높은 자료를 접할 수 있으므로 이를 통한 여러 분야별 연구가 가능하고 실제 연구를 수행함으로써 항공간호의 전문성과 역할 확대에 기여할 수 있다. 이를 통해 실무지침이나 프로토콜 등을 개발하고 보완하여 실무를 개선하는 실용적인 활동을 수행할 수 있다.

3. 항공간호의 전망과 과제

현재 매년 10억 명이 넘는 사람들이 항공기를 이용하고 있고, 해마다 승객 수는 점점 늘어나고 있으며, 의료관광이 발전함에 따라 의료관광객 역시 증가하는 추세이다. 〈제주뉴스〉에 실린 기사에 의하면, 2009년 한 해 동안 제주도 내에서 서울 등 타 지방 3차 의료기관 진료를 위해 앰뷸런스로 이동 후 계류장에서 탑승하거나 의사 동반 또는 비행 중 산소공급을 필요로 하는 환자 331명을 운송했다고 밝혔다. 같은 기간 휠체어를 이용한 지체장애인 1만 3,067명, 시각장애인 592명, 임신 8개월 이상 임산부 579명, 혼자 여행하는 어린이 7,587명 등이 특수고객 서비스 담당 직원의 도움을 받았다고 한다. 이와 같이 앞으로 더 많은 항공의료수요가 요구될 것이며 그에 따라 항공 간호사의 필요성 또한 증가할 것이다. 항공간호는 병원으로 후송되기 전까지의 다양하고 역동적인 환경과 비정상적인 높은 고도에서 간호를 제공하는 유일한 전문 분야로서 다방면에서의 숙련된 기술이 요구되므로, 전문간호사로의 발전이 필수적이다. 현재 우리나라의 경우 전문간호사를 13개 영역에서 인정하고 있는데, 전문간호 영역의 법제화를 이루고자 할 때 그 영역을 미리 한정할 수는 없다. 이는 간호나 의료의 발달 과정, 대상자의 수요창출에 따라서 그 범위가 더욱 확장될 수 있으며 항공간호의 지속적인 발전 양상을 미루어 충분히 가능성이 있기 때문이다. 전문간호사 제도로 인정, 발전되기 위해서는 다음의 과제에 대한 질적 확립이 요구된다.

첫째, 항공간호사에 대한 엄격한 기준 정립 및 관리가 요구된다. 현재 다양한 항공간호 분야에서 활동하고 있는 인력들에 대한 자격관리나 기준이 정립되어 있지 않으며, 이들은 각 기관에 의해 관리되고 있다. 향후 항공간호사가 전문직으로 인정되기 위해서는 최소한의 자격기준 및 양성 과정에 대한 관리감독이 요구된다. 미국에서는 CFRN 시험을 보기 전에 적어도 2년의 비행 경험을 가지는 것이 추천되며, 2년 이상의 중환자 또는 응급간호의 경험이 없이 항공간호사로 고용되는 것이 매우 드물다. 또한 후송 시 항공간호사들은 10~15년의 간호 경력이 있고, 중환자 간호와 응급간호가 강조됨을 강조하고 있으며, 의사와의 즉각적인 의사소통이 불가능하거나 즉각적인 생명 구조 처치가 요구되는 경우 등의 다양한 상황에서 자율적으로 치료 프로토콜에 따라서 처치할 수 있는 능력을 가져야 한다고 주장하고 있다(Margaet, 2008). 그러므로 항공간호사에 대한 엄격한 선발 및 감독, 관리가 가장 중요한 요소라고 볼 수 있다.

둘째, 항공간호사 양성을 위한 표준화된 교과 과정이 요구된다. 항공간호사의 독자적 역할 및 책임에 맞게 표준화된 교과 과정을 개발, 운영하여야 하며 실무 중심 교육을 강화하여 실제 현장에 활용할 수 있는 능력 증진을 도모하여야한다. 실제로 미국에서는 간호사가 항공후송회사나 항공 분야 간호사의 트레이닝을 담당하는 회사를 설립해 CEO가 되는 경우도 있다.

셋째, 항공간호 관련 학회 및 조직의 비약적 발전이 요구된다. 2000년 4월에 항공 분야의 간호학회가 설립되었고, 현재 회원은 민간항공회사 의무부서의 간호사, 김포공항과 인천국제공항의 의무실 간호사, 공군 간호장교 및 민간병원 헬기후송 업무를 담당하는 간호사 등 항공 관련 분야에 종사하는 간호사 170여 명으로 구성되어 있다. 항공 간호학회에서는 일 년에 두 차례씩 학술대회 개최 및 전문적인 교육을 실시하고 있으며, 실제 항공의무후송 훈련을 실시하는 등 점차 발전하고 있다. 그러나 산재되어 있는 항공간호의 발전과제들을 추진하기 위해서는 현재보다 더욱 발전된 모습으로 다양한 분야의 항공간호사들이 적극 참여하여 정책적인 문제들을 발굴하고, 발전시켜 나가야 할 것이다.

항공우주과학 분야의 발달은 투자개발의 우선순위가 높아 고부가 가치 산업으로 육성되고 있으며, 우리의 삶의 공간이 우주공간으로 점점 그 범위가 확대되고 있는 흐름 속에서 항공간호 분야도 거창한 계획보다는 착실하게 앞을 내다보는 지혜를 가지고 준비해 나갈 때, 비로소 항공우주시대를 점하는 한 분야로 거듭날 수 있을 것이다.

제2장 항공우주 환경과 항공생리

1. 항공우주 환경

오랜 시간 지표면에서 매우 근접한 고도 내에서만 삶을 영위해 온 인간은 높은 고도에 노출되면 여러 가지 생리학적인 변화와 장애를 일으키게 된다. 따라서 정상적인 기능을 가진 인간이 비정상적인 환경인 고공에서 임무를 수행할 때 발생하는 여러 변화와 그것이 인체에 미치는 영향에 대해 잘 이해하는 것은 공중 근무자 개인의 건강관리뿐만 아니라 항공기 탑승객의 건강서비스에 있어서도 매우 중요하다. 이러한 고공에서의 변화, 장애 그리고 예방책에 대해 알기 위해서는 먼저 대기권의 특성과 대기권 내에서 발생하는 자연현상에 대해 이해하여야 한다.

1) 대기의 물리학적 특성

(1) 대기

지구는 대기라고 하는 기체에 의해 둘러싸여 있다. 즉, 대기는 지구 중력에 의하여 지구 주위를 둘러싸고 있는 기체로 질소와 산소를 비롯해 아르곤, 이산화탄소, 네온, 헬륨, 크립톤, 제논, 오존 등으로 구성되어 있다.

대기권의 높이는 약 700~1,000km로 높지만 전체 공기의 99%는 중력에 의해 고도 30~32km 이내에 존재한다. 대기는 공기의 조성 및 온도, 그 외 물리적인 성질이 높이에 따라 상이하여 높이에 따라 몇 개의 공기층으로 나눌 수 있다. 고도가 높아질수록 지구에서 방출하는 열이 도달하지 못하므로 기온이 내려가게 되는데 이 기온분포에 따라 대기권을 대류권, 성층권, 중간권, 열권으로 나누고, 이들 사이의 경계면을 대류권계면, 성층권계면, 중간권계면이라고 한다.

대기권을 구성하고 있는 기체를 총괄하여 대기라고도 하는데 대기는 여러 가지 기체의 혼합물이다. 무게가 각기 다른 대기의 성분기체들은 지구중력에 의해 넓게 확산되면서 분리될 것으로 생각되지만 대기의 하층에서는 공기의 운동에 의하여 상하의 공기가 잘 혼합이 되므로 100Km 가까운 높이까지 성분기체들의 구성비가 일정하다. 지표 부근에서 정상대기(건조공기)의 성분은 부피백분율의 78.09%가 질소, 20.95%가 산소, 0.93%가 아르곤, 0.03%가 이산화탄소로 구성되어 있으며 , 그 외에 미량의 네온, 헬륨, 크립톤, 하이드로젠 등으로 구성되어 있다(〈표 2-1〉).

〈표 2-1〉 정상대기(건조)의 화학조성

기체	비율	인체 내 역할
Nitrogen(N_2)	78%	총 대기의 압력과 무게의 대부분을 차지한다. 기체는 인체 내로 유입되고 조직과 세포에 저장된다.
Oxygen(O_2)	21%	동물의 삶에 필수적인 요소로 신진대사(열에너지 생산을 위한 당의 이화작용)를지원한다.
Argon(A)	trace	기능 없음
Neon(Ne)	trace	기능 없음
Helium(He)	trace	기능 없음
Krypton(Kr)	trace	기능 없음
Xenon(Xe)	trace	기능 없음
Hydrogen(H_2)	trace	기능 없음
Carbon Dioxide	trace	신진대사의 마지막 산물

대기압의 단위는 측정하는 방법에 따라 다양한 단위로 표기된다(〈표 2-2〉).

〈표 2-2〉 대기압의 측정 단위

단 위	해수면에서의 대기압	측정 방법
Pounds per Square Inch(PSI)	14.7	1평방인치에 노출되는 대기의 무게(pound)
Inches of Mercury(in/Hg)	29.92	대기의 무게가 진공관 속의 수은주를 상승시키는 높이(inch)
Millimeters of Mercury(mmHg)	760	대기의 무게가 진공관 속의 수은주를 상승시키는 높이(mm)

대기는 인체에 해로운 자외선, 방사선 및 운석으로부터 지구를 감싸주는 보호막이면서 극도의 온도 변화로부터 지표면을 지켜주는 역할도 하고 산소와 질소를 공급하여 동식물의 생명유지기능을 제공할 뿐만 아니라 인간으로 하여금 고공을 비행할 수 있는 항공역학적 기능도 함께 제공하고 있다.

(2) 대기권

대기권은 태양복사선의 영향에 따라 압력과 온도가 상이한 몇 개의 권역으로 구분되는데 이들 권역의 경계는 위도, 계절, 시간 등에 따라 달라져 명확하게 구별되지는 않으나 대류권(Troposphere), 성층권(Stratosphere), 중간권(Mesosphere), 열권(Thermosphere), 외기권(Exosphere)으로 나누어진다.

① 대류권(對流圈, Troposphere)

대류권은 지표에 가장 가까운 대기 부분으로 위도와 계절에 따라 그 두께가 변화하지만 대체로 약 10km까지의 대기를 말한다. 지표면에서 발생하여 방출된 열로 인하여 지표면에 가까울수록 기온이 높고 고도가 높아질수록 기온은 내려가는데 이러한 기온의 하강은 복사열원인 지표로부터 멀어짐에 따라 비교적 일정한 비율로 하강이 발생하여 약 1.8°C/1,000feet(약 6°C/km)의 비율로 기온이 감소하게 되고(〈표 2-4〉) 이를 기온체감률(Temperature Lapse Rate)이라고 한다. 또한 대류권은 대기 중에 수증기를 포함하고 있고 지표면의 영향으로 난류나 대류작용에 의한 공기의 수직운동이 왕성하므로 비, 눈, 구름과 같은 기상현상을 비롯해서 온대저기압, 전선, 태풍 등 거의 모든 대기운동이 발생한다.

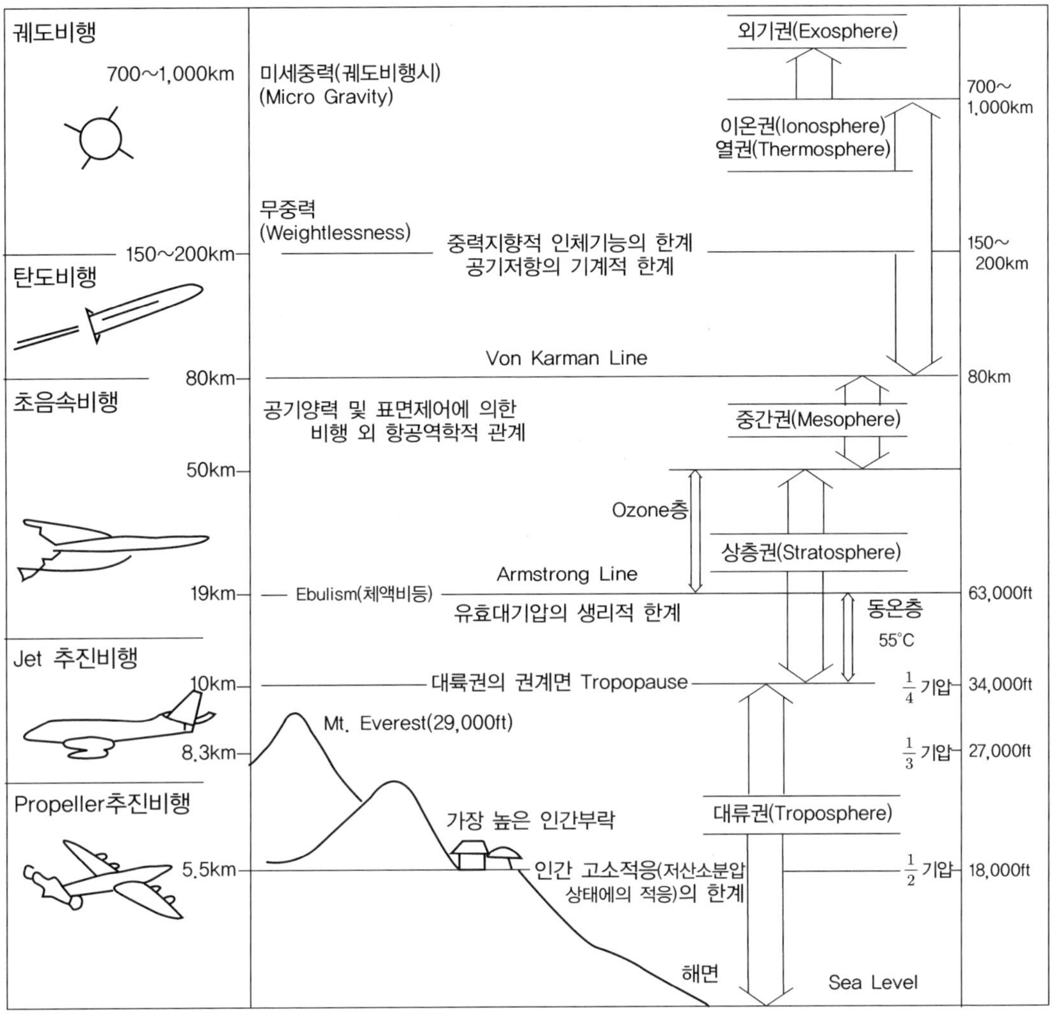

[그림 2-1] 지구대기권

출처: 『항공우주의학개론』, p.38.

요란현상(Turbulence)은 유체의 불규칙한 흐름을 뜻하며 대기 중에는 소규모의 요란으로부터 고기압이나 저기압 같은 대규모의 요란까지 존재한다. 요란이 생기는 원인은 바람의 불규칙한 변화, 상승기류와 하강기류와 같은 수직적인 공기의 흐름인데 대류권은 높이 올라갈수록 기온이 낮아지기 때문에 대류현상이 일어나며, 대륙과 바다의 비열 차이와 지형의 영향 등으로 바람이 매우 복잡하게 불고 요란현상이 많이 발생한다.

대류권과 성층권의 경계면을 대류권계면이라고 하는데 대류권계면의 높이는 일정치 않으나 적도지역 상공에서는 보통 더 높고(적도지방: 16~18km), 극지방 상공으로 갈수록 낮아진다(양극지방: 6~8km). 또 위도에 관계없이 여름에는 대류권계면이 높아졌다가 겨울에는 낮아지며 고기압 속에서는 높고, 저기압 속에서는 낮다. 대류권계면의 온도는 적도지방은 -75°C 이하로 낮고, 양극지방은 -55~-45°C로 높다. 또한 대류권계면 부근에는 때로 수평축을 따라 강한 편서풍이 형성이 되는데 이를 제트기류(Jet Stream)라고 하며 비행기의 운항에 이용되지만 강한 공기의 소용돌이가 발생할 수 있으므로 운항 시 세심한 주의를 하여야 한다.

고도 5,500m(18,000feet)에서의 대기압은 380mmHg로 해수면 높이에서의 대기압의 1/2에 해당하고 일반인의 경우 4,570m(15,000feet) 고도가 호흡 보상(Respiratory Compensation)의 한계로 여겨지므로 대류권은 인간에게 있어 첫 번째 생리적 한계영역에 해당된다.

② 성층권(成層圈, Stratosphere)

성층권은 대류권의 위로부터 고도 약 50km까지의 대기층을 말한다. 성층권의 하부 약 10km(고도 약 10~20km 사이)에서는 지표에서 발생하는 복사열이 먼 거리 때문에 영향을 미치지 못하고 구름에 의해서도 차단되기 때문에 고도에 따라 기온의 변화가 없이 -55~-57°C에서 고정되는 등온층이 형성되어 있다.

등온층 위에서부터 고도 약 45km까지의 구간을 오존층이라 하는데 특히 고도 약 25km를 중심으로 오존이 많이 존재한다. 성층권의 산소분자는 자외선에 의해 해리되어 산소원자로 분해되고 이 산소원자가 산소분자와 결합하여 오존(O_3)이 된다. 또한 오존은 불안정한 구조를 띠고 있어 자외선(0.2~0.3㎛)을 흡수하면 다시 산소원자와 산소분자로 분리되는 성질이 있다. 따라서 이러한 오존의 합성과 분해 과정을 계속 반복하면서 성층권 내 오존의 양은 일정하게 유지되고 오존의 합성과 분해 과정에서 발생하는 열 때문에 성층권계면인 고도 50km에서는 대기의 기온이 -5~0°C로 상승하게 된다. 또한 오존층은 강한 자외선을 거의 흡수하므로 지구상의 생물에 있어 매우 중요한 역할을 한다.

성층권은 공기의 저항이 감소되고 심한 기상현상이 발생하지 않으므로 시야장애가 적어 비행기가 운항하기에는 매우 유리한 조건을 갖추고 있으나 공기가 희박하여 비행기의 연소효율이 낮아지므로 공기압축장치를 갖춘 제트추진식 비행기의 운항영역에 해당된다.

고도 19km에 이르면 대기압이 47mmHg로 낮아져 급격한 기압강하에 따른 체액비등(Ebullism; 정상체온에서 체액이 끓어 가스로 변함)이 발생하므로 이 고도를 유효대기압의 생리적 한계(Armstrong Line)라고 한다. 즉, 성층권 내 등온층의 상부에 해당하는 고도 19km는 인간에게 있어 두 번째 생리적 한계영역에 해당한다.

③ 중간권(中間圈, Mesosphere)

고도 50~80km 사이에 있는 대기층을 중간권이라고 하며 지구 대기권이 차츰 우주권으로 옮겨가는 영역이다. 약한 대류운동이 있고 수증기가 없어 기상현상이 나타나지 않으며 대기권에서 가장 기온이 낮은 곳이다. 그 이유는 지표면으로부터 너무 멀리 떨어져있어 복사열을 받을 수가 없을 뿐만 아니라 태양에서도 멀리 떨어져 있어 태양 에너지를 직접 받을 수도 없기 때문이며 중간권계면(고도 80km)에서는 −90°C 정도의 기온을 나타낸다. 또한 중간권에서는 유성이 관측되기도 한다.

중간권계면인 고도 80km는 공기 양력 및 표면 제어에 의한 비행역학상의 한계 구간으로 본 칼만선(Von Karman Line)이라고 하는데 이 지점에서는 공기가 희박하여 공기를 이용하는 비행은 불가능하며 발사된 힘에 의해 포물선을 그리며 낙하하는 탄도비행만 가능하다.

④ 열권(熱圈, Thermosphere)

지표면에서 대략 80km에서 1,000km 사이의 영역을 열권이라 한다. 중간권계면에서 최하에 도달한 기온은 열권 내에서는 태양열을 흡수하여 고도가 상승할수록 기온이 높아지며 고도 1,000km 부근에서 1,000°C 이상의 온도를 측정하였지만 사실 상 열권 내 최고 기온은 알 수 없다. 또한 열권 내에서는 공기 밀도가 매우 낮아 공기분자가 서로 충돌하는 일이 거의 일어나지 않기 때문에 기온을 정의하는 것은 의미가 없다.

열권의 하부에서는 자외선과 X선에 의해 공기분자의 전리(Ionization)가 발생하여 대기 중에 이온과 전자가 발생되므로 전리층이라고도 불리며 D층, E층, F층이 있다. 전리층에서는 자상으로부터의 전파(Radio파)가 대부분 반사되기 때문에 이를 이용하여 원거리 통신이 이루어진다.

열권에서는 오로라(Aurora, 극광)도 볼 수 있는데 오로라는 공기밀도가 희박한 상층부 80~160km 높이에서 주로 발생한다. 오로라는 태양에서 날아온 대전입자가 지구 자기장과 상호작용하여 발생하는 대규모 방전현상으로 모양은 선상 구조, 비선상 구조와 광염상(光炎狀)인 것이 있으며 빛깔은 황록색 · 붉은색 · 황색 · 오렌지색 · 푸른색 · 보라색 · 흰색 등을 띤다.

대류권에서는 가시광선이 대기 중의 작은 입자에 의해 분산되어 하늘빛을 나타내지만 성층권 이상에서는 대기 중에 입자가 거의 존재하지 않으므로 하늘빛은 소실되고 공기가 희박하여 소리의 전파도 전달되지 않기 때문에 암흑과 정적의 세계이다.

고도 180~200km 구간은 공기저항이 거의 존재하지 않기 때문에 대기권의 기계적 한계 구간으로 모든 물체의 운동은 케플러의 법칙(Kepler's Laws)에 의해 궤도비행(Orbital Flight)이 시작되어 무중력 상태가 발생하기 때문에 세 번째 생리적 한계인 중력 지향적 신체기능의 한계에 도달하게 된다.

(3) 대기의 생리학적 구분

대기는 인체에 미치는 영향에 따라 생리학적 효율 구간, 생리학적 결핍 구간, 외기권(Exosphere) 동일 구간으로 구분할 수 있고([그림 2-2]) 구간별 특징은 아래 표(〈표 2-3〉)와 같다.

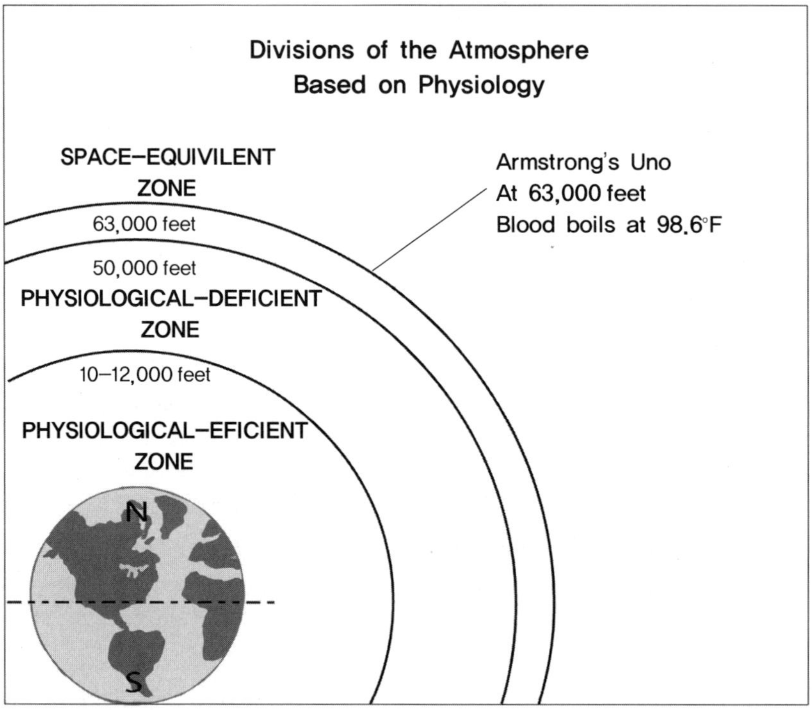

[그림 2-2] 대기의 생리학적 구분

〈표 2-3〉 생리학적 구간에 따른 특징

구간	고도	대기압	특징
생리적 효율 구간 (Physiological Efficient Zone)	Sea Level-12,500피트 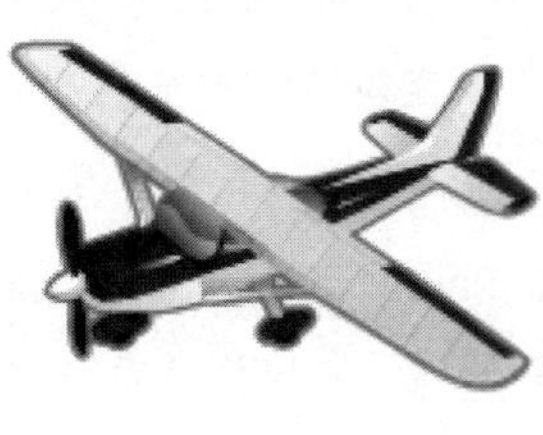	760-523mm/Hg	일반적으로 생리학적 효율구간의 낮은 고도에서는 가벼운 문제(귀, 부비동, 위장관계)가 발생할 수 있지만 비교적 잘 적응할 수 있다. 그러나 생리학적 효율구간의 높은 고도에 오랜 시간 노출되면 호흡곤란, 어지러움, 두통 그리고 피로를 호소할 수 있다.

생리적 결핍 구간 (Physiological Deficient Zone)	12,500~50,000피트 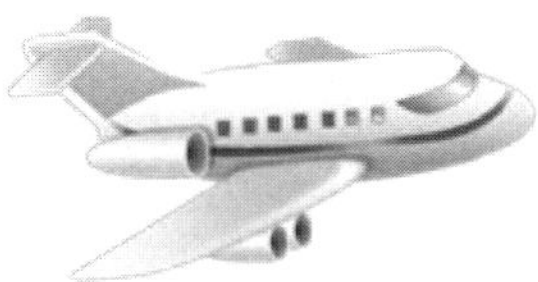	523-87mm/Hg	대부분의 비행이 생리학적 결핍 구간에 해당하는 고도에서 이루어지는데 이 구간에서는 저기압으로 인한 저산소증, 감압증 등의 주요한 생리적인 문제가 발생할 수 있다. 또한 15,000피트는 호흡보상의 한계구간으로 호흡 보조장비 없이는 정상적인 호흡이 불가능하다.
우주 구간 (Space Equivalent Zone)	50,000피트-1,000miles 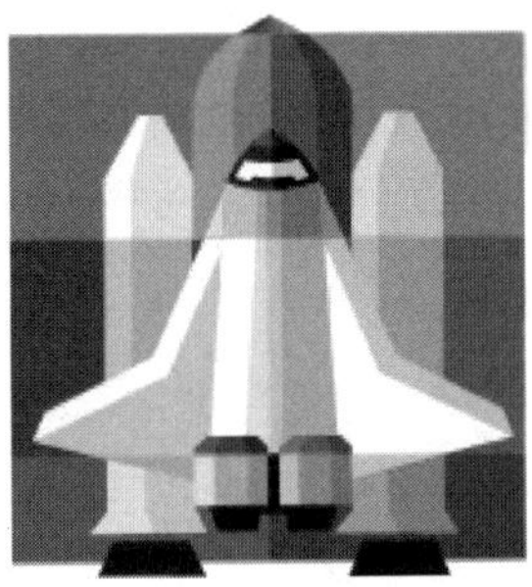	87-0mm/Hg	이 구간의 환경은 인간에게 매우 적대적이다. 63,000피트의 암스트롱 라인(Armstrong's Line)은 체액비등 구간으로 체액이 끓기 시작하므로 특수한 객실 없이는 비행이 불가능하다.

인간은 45,000피트의 고도에서는 9~12초 이내에 무의식 상태로 되며 곧바로 사망에 이르게 된다. 이는 산소 분압의 저하로 인해 야기되며 이러한 대기압의 변화가 인체에 미치는 영향은 기체의 법칙으로 설명할 수 있다. 또한 고도가 상승할수록 대기는 기체의 법칙에 따라 그 기압과 온도가 변화된다(〈표 2-4〉).

▶ 기체의 법칙과 인체에 미치는 영향

① 달톤의 법칙(Dalton's Law)

총 혼합기체의 압력은 각 성분 기체의 분압의 합과 같다(PT = P1+P2+.......PN).

⟹ 고도 변화가 인체에 미치는 영향을 달톤의 법칙으로 설명하면 고도가 상승함에 따라 전체 대기압이 감소하고 이와 동시에 산소 분압도 저하되므로 인체는 저산소증(Hypoxia)을 경험할 수 있다.

② 보일의 법칙(Boyle's Law)

온도가 일정할 때 압력이 감소되면 기체의 부피는 반대로 증가하고 압력이 증가되면 기체의 부피는 감소된다.

$$\frac{P1}{P2} = \frac{V2}{V1}$$

⟹ 보일의 법칙에 따라 고도가 상승하거나 하강하게 되면 신체 내부 공간에 존재하는 기체(Trapped Gas)의 부피가 증가하거나 감소되어 인체기능장애를 일으킬 수 있다.

③ 헨리의 법칙(Henry's Law)

용액에 용해되는 각 기체의 양은 그 용액위에 작용하는 각 기체의 분압에 비례한다.

$$\frac{P1}{P2} = \frac{A1}{A2}$$

⟹ 고공으로 상승 시 질소 분압이 감소되어 체액 내 용해되어 있던 질소 가스가 용해량의 감소로 기포화 되어 감압증(Decompression Sickness)이 발생한다. 감압증은 여압장치가 가동된 비행기 내에서 여압장치의 고장 등으로 감압 상황이 발생될 때에도 생길 수 있다.

④ 그라함의 법칙(Graham's Law)

기체는 밀도가 높은 곳에서 낮은 곳으로 확산 된다.

⟹ 그라함의 법칙에 따라 체내에서 기체의 압력이 높은 곳에서 낮은 곳으로 이동이 일어난다. 비행 고도 변화에 따라 중이강 내 · 외부 기체의 밀도가 달라져 밀도가 낮은 쪽으로 움직임이 발생하게 됨에 따라 비행 중에는 귀의 불편감이 발생할 수 있다.

⑤ 샤를의 법칙(Charles' Law)

기체의 압력은 온도에 비례한다.

$$\frac{V1}{V2} = \frac{T1}{T2}$$

⟹ 인체 내 체온은 일정하게 유지되므로 온도에 따른 기체 압력의 변화에 의한 생리학적 변화는 중요하지 않다.

〈표 2-4〉 표준대기의 고도와 기압, 기온

TABLE OF U.S. STANDARD ATMOSPHERE					
FEET	*In. of Hg*	*mm of Hg*	*PSI*	*C*	*F*
0	29.92	760.0	14.69	15.0	59.0
2,000	27.82	706.7	13.66	11.0	51.8
4,000	25.84	656.3	12.69	7.1	44.7
6,000	23.98	609.1	11.91	3.1	37.6
8,000	22.22	564.6	11.77	-0.8	30.5
10,000	20.58	522.7	10.10	-4.8	23.4
12,000	19.03	483.4	9.34	-8.8	16.2
14,000	17.57	446.5	8.63	-12.7	9.1
16,000	16.21	412.0	7.96	-16.7	1.9
18,000	14.94	379.7	7.34	-20.7	-5.1
20,000	13.75	349.5	6.76	-24.6	-12.3
22,000	12.63	321.3	6.21	-28.6	-19.4
24,000	11.59	294.9	5.70	-32.5	-26.5
26,000	10.62	270.3	5.22	-36.5	-33.6
28,000	9.72	237.4	4.78	-40.5	-40.7
30,000	8.89	226.1	4.37	-44.4	-47.8
32,000	8.10	206.3	3.99	-48.4	-54.9
34,000	7.38	188.0	3.63	-52.4	-62.0
36,000	6.71	171.0	3.30	-55.0	-69.7
38,000	6.09	155.5	3.00	-55.0	-69.7
40,000	5.53	141.2	2.73	-55.0	-69.7
42,000	5.03	128.3	2.48	-55.0	-69.7
44,000	4.56	116.6	2.25	-55.0	-69.7
46,000	4.15	105.9	2.05	-55.0	-69.7
48,000	3.77	96.3	1.86	-55.0	-69.7
50,000	3.42	87.4	1.70	-55.0	-69.7
55,000	2.70	68.8	1.33		
60,000	2.12	54.4	1.05		
63,000	1.83	46.9	0.907		
64,000	1.74	44.7	0.86		
70,000	1.31	33.5	113.2(psf)		
74,000	1.08	27.7	77.3		
80,000	0.82	20.9	58.1		
84,000	0.68	17.3	47.9		
90,000	0.51	13.0	35.90		
94,000	0.42	10.9	29.97		
100,000	0.32	8.0	22.30		

출처: U.S. Standard Atmosphere—1962
C = Centigrade
F = Fahrenheit

2) 항공기 기내 환경

고공의 환경은 인간에게 매우 적대적이다. 낮은 기온과 기압 · 산소 분압, 습도, 방사선 등 여러 가지 불리한 환경이 펼쳐지기 때문인데, 이러한 환경으로부터 인체를 보호하기 위하여 비행기의 기내 환경은 여러 가지 장치들을 통해 객실을 외기와 분리하여 인간의 생존과 활동이 가능한 공간으로 유지된다.

(1) 여압(Cabin Pressurization)

비행기 기내 환경과 지상 운송 수단의 가장 주요한 차이점은 여압장치이다. 널리 알려져 있는 것과는 다르게 비행기 기내는 대기압을 지상과 동일한 수준인 1기압으로 유지하지 않는다. 공학적이고 경제적인 이유로 비행기가 높은 고도에서 운항 중일 때 지상과 같은 상태의 대기압을 유지하는 것은 불가능하므로 비행기는 여압장치를 통하여 객실 내부의 기압을 0.8기압으로 유지하게 된다. 따라서 객실 내부에서 인체가 체감할 수 있는 고도는 약 6,000~8,000피트 수준에 해당하고 이를 실제 비행고도(Flying Altitude)에 대한 객실고도(Cabin Altitude)라 한다. 외부의 공기가 엔진을 통해 압축상태로 유입된 후 차갑게 만들어 기내에 공급되며 점진적인 가압을 통해 객실고도를 상승시켜 객실 내에서의 기압변동으로 인한 불편감을 최소화시켜 준다.

객실 여압장치로 인해 승무원과 승객은 비행 중 감압증(Decompression Sickness), 장내 공기팽창으로 인한 불편감, 산소호흡의 필요성 등으로부터 자유롭게 되었지만 객실 여압 중 여압장치의 고장, 기체손상 등으로 인한 급격감압의 발생 가능성은 존재하므로 이에 대한 훈련과 대비가 필요하다.

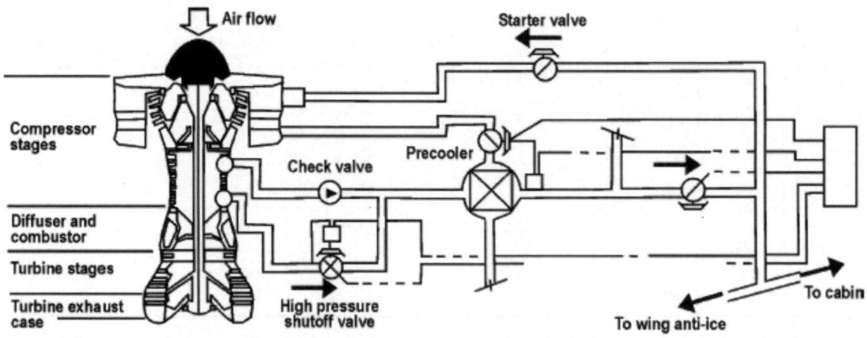

[그림 2-3] 객실 여압장치 시스템

출처: IATA Medical Manual(2010)

(2) 환기(Cabin Ventilation)

탑승객에게 편안함을 제공하고 오염물질을 제거하기 위해서 비행기 내부는 보통 3~4분마다 환기가 이루어지므로 공기오염으로 인한 문제는 거의 없으나 고공에서의 공기 특성과 좁은 공간에 사람이 많이 탑승해 있으므로 불편감을 호소할 수도 있다.

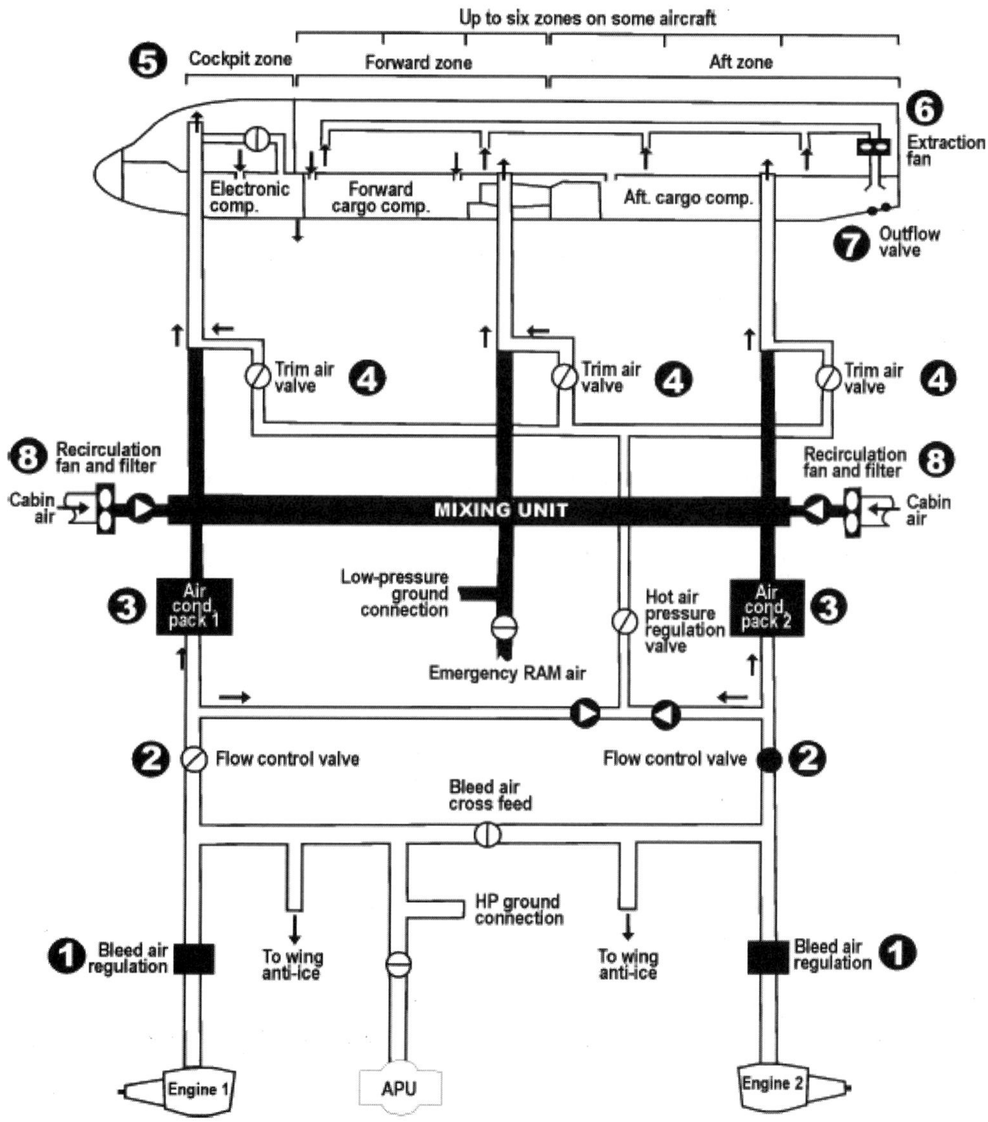

[그림 2-4] 항공기 환기 시스템

출처: IATA Medical Manual(2010)

비행기는 두 가지 환기 시스템을 가지고 있는데 하나는 외부로부터 유입한 신선한 공기를 100% 제공하는 것이고 또 하나는 외부에서 유입된 신선한 공기와 기내에서 재순환시킨 공기의 비율을 조절하여 제공하는 것이다. 전자의 경우 외부에서 엔진을 통해 공기를 유입하고 이 뜨거운 공기를 공기 조화장치(Air Conditioning Unit)를 통과시켜 적정 온도로 맞춘 다음 기내로 들여보낸다. 기내에 공급된 공기는 유출로(Outflow Valve)를 통해 외부로 배출되고 다시 공기 조화장치를 거쳐 외부 공기를 유입하는 절차를 반복하게 된다.

비행기의 두 번째 환기 시스템은 외부에서 유입된 신선한 공기와 기내에 있던 공기의 일부를 재순환시켜 적정한 비율로 조절하여 제공하는 것이다. 공기 조화장치에서 배출된 공기는 기내를 순환하였던 공기와 혼합실(Mixing Unit)에서 섞이게 되며 혼합실로 들어가기 전 기내를 돌았던 공기는 특정한 여과기를 통과하는데 최근 대부분의 비행기에는 HEPA 필터(High Efficiency Particulate Filter)를 장착하고 있어 각종 오염물질을 여과하는 능력이 뛰어나므로 깨끗한 공기질은 유지된다. 혼합실에서 배출된 공기는 기내로 제공된 후 마찬가지로 유출로를 통해 외부로 보내지는 과정을 반복하게 된다([그림 2-4]).

또한 항공기 객실 내의 공기흐름은 조화공기 배출관(Conditioned Air Distribution Duct)을 통해 객실 바닥을 향하여 원형의 기류 패턴(Circular Airflow Pattern)으로 배출되고 이러한 공기 배분 시스템(Air Distribution System)은 객실 내 좌석의 각 열마다 배치되어 있어 오염된 공기가 다른 좌석 열로 전파되는 가능성을 최소화시켜 주는 시스템으로 가동되고 있으며([그림 2-5]) 항공기 내 화장실과 주방(Galley)의 공기는 재순환되지 않는다.

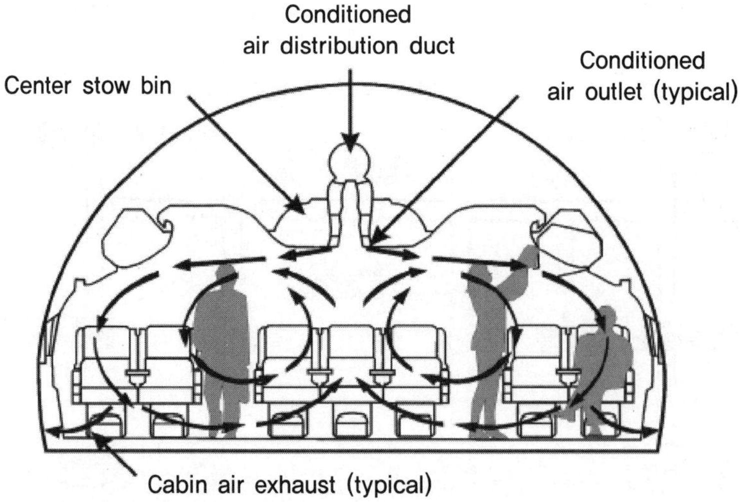

[그림 2-5] 항공기 객실 공기 흐름 패턴

출처: IATA Medical Manual(2010)

이러한 객실 환기 시스템으로 인해 객실 공기는 엔진을 통한 압축 및 공급 과정에서 고온으로 인해 멸균효과가 발생하고 건조함으로 인해 세균번식이 부적합하게 되므로 일반적인 주거, 사무시설에 비해 미생물 수준이 현저히 낮아 기내 공기에 의한 호흡기질환의 전파 가능성은 매우 낮고 전반적인 공기질 또한 훨씬 우수하다고 볼 수 있다.

(3) 온도

객실 온도는 주로 사람이 느끼는 편안함과 관련되므로 기계적으로 계획된 범위 안에서 용이하게 조절될 수 있지만 편안한 온도의 정의가 지극히 주관적이고 움직이지 않는 승객이 느끼는 안락한 온도의 범위와 육체적으로 움직이는 승무원에게 있어서의 안락한 온도가 다르기 때문에 실제 기내에서는 비교적 넓은 범위 내에서 실내온도를 조절할 수 있도록 되어 있다.

승무원의 유니폼을 제작할 때 온도조절기능을 고려한 디자인과 재질을 반영하고 여러 겹의 옷을 필요할 때 입거나 벗을 수 있게 디자인함으로써 승무원이 편리하게 기내 온도에 적응할 수 있도록 도울 수 있을 것이다.

(4) 습도

기온이 낮아질수록 대기가 수분을 함유하는 능력이 떨어지므로 실제 비행기가 순항하는 고도에서는 대기 중에 수증기가 거의 존재하지 않는다. 더군다나 비행기는 외기의 공기를 엔진을 통해 끌어들여 압축하여 기내로 공급하기 때문에 제트 비행기의 객실 공기는 약 5% 이하의 습도만을 유지할 수 있다. 다행히도 최근 들어 대부분의 비행기가 외부에서 유입된 공기와 기내에 있던 공기의 일부를 재순환시켜 적정한 비율로 조절하여 제공하는 환기 시스템을 적용함으로 인해 기내 공기의 습도는 10~20% 정도로 유지된다. 그럼에도 불구하고 비행기 객실 공기에 탑승객이 안락함을 느낄 정도의 적절한 습도를 제공하는 것은 쉽지 않은 문제이다. 지금까지 몇몇 항공기에서 가습 시스템이 적용되었지만 그 시스템 사용으로 해결된 문제점보다 가습 시스템의 상당한 무게 부담, 부식과 오염의 위험 증가, 항공기의 정비 측면에서의 문제 등과 같이 새로 유발된 문제가 더 많음을 발견하게 되었다. 또한 10~20% 정도의 습도가 이상적이지는 않지만 탑승객들의 건강에 큰 영향을 미치는 것으로 보이지는 않는다. 다만 저습도가 표면적인 탈수를 유발하여 탑승객의 편안함을 저해할 수 있기 때문에 객실 내에서 공기의 건조함으로 인한 불편감 감소를 위하여 틈틈이 수분을 섭취하는 노력이 필요하다.

(5) 소음과 진동

터빈, 제트기류, 공기 역학 등으로 인해 비행기는 초저주파에서부터 고주파까지 많은 종류의 진동을 만들어 내지만 엔진 소음 차단기와 최신 비행기 기내의 다양한 청각 보호장치로 인해 승무원이나 승객들이 인지하는 소음의 수준은 정상적인 대화를 할 수 있는 정도로 매우 줄어들었기 때문에 소음성 난청의 위험도는 염려할 수준이 아니다.

(6) 우주 방사선

전리 방사선은 우리가 살고 있는 환경에서 자연적인 부분의 하나이며 태양이나 외부 은하계에서 지구로 도달하는 우주 방사선의 존재는 오래 전부터 인식되어 왔다. 전리 방사선과 관련되어 가장 우려해야 할 점은 인간이 노출되었을 때 나타날 수 있는 악성 질병과 후대에 나타날 수 있는 유전적인 결함 측면이며 그러한 문제들이 나타날 가능성은 노출되는 방사선의 양에 달려 있다.

지구의 전리 방사선은 주로 토지, 암벽, 벽돌, 타일과 같은 물질 등에 자연적으로 존재하고 있는 우라늄, 토륨, 라듐과 같은 원자들로부터 발산된다. 또한 우리가 먹는 음식과 우리가 들이마시는 공기에도 존재하므로 일반적으로 모든 동물과 식물은 자연적인 방사선이 있는 환경에서 생활하게 된다.

우주 방사선은 태양과 은하계로부터 지구에 도달하게 되는데 태양으로부터의 방사선에 비해 은하계로부터 발생되는 방사선이 더욱 많다. 또한 지구 대기 내에서 우주 방사선의 강도는 일정하지 않은데 지구의 전자기장이 극지방보다 적도에서 강하므로 우주 방사선은 적도에서보다 극지방에서 더 많이 존재한다. 따라서 방사선이 인체에 미치는 영향은 비행기가 비행하는 위도와 경도 그리고 노출되는 시간에 따라 다르다.

일반적으로는 제트 비행기가 순항 중 중대한 방사선에 노출될 기회가 없고 미국 연방항공청(FAA)과 연구기관의 연구에 따르면 항공여행으로 인한 방사선 노출이 일반 승객에게 미치는 영향은 매우 미미한 것으로 알려져 있기 때문에 비행으로 인한 방사선 노출문제는 주요한 건강 관련 이슈라고 할 수는 없다. 다만 업무 상 장거리 항공 여행이 많거나 임신 중인 경우에는 연간 비행시간, 비행 구간 등을 기록하여 방사선 노출 정도를 고려하는 것이 도움이 될 수 있다.

(7) 요동(Turbulence)

비행기는 종종 구름과 가까운 고도를 비행하므로 난류라고 불리는 갑작스러운 공기의 움직임이 생길 수 있고 때로는 안정적인 기류에서도 상당한 요동현상이 발생되는 때가 있으므로 탑승객들은 착석 시에는 안전벨트를 착용하는 것이 바람직하다.

2. 항공생리

1) 호흡생리

인체의 조직은 육체적, 정신적으로 비행 환경이 주는 다양한 변화와 스트레스에 노출되었을 때 많은 신체기능이 영향을 받게 되는데 이 중 가장 직접적으로 영향을 받는 신체 기관은 호흡기계와 순환기계이다. 그러므로 호흡기와 순환기 계통의 작용과 제한점에 대해 이해하는 것이 매우 중요하다.

(1) 호흡과 혈액순환

호흡이란 생체가 생명유지를 목적으로 대사작용을 하기 위해서 항상 산소를 받아들이고 그 결과 생산된 이산화탄소를 배출하는 작용을 뜻한다. 즉, 산소와 이산화탄소의 가스교환을 호흡이라고 하며 폐포와 그 주위에 있는 모세혈관에서 이루어지는 폐호흡(외호흡), 말초의 조직과 모세혈관에서 이루어지는 것을 조직호흡(내호흡)이라 한다.

폐호흡은 호흡기관에서 외계로부터 체내로 산소를 받아들이고 외계로 이산화탄소를 배출하는 가스교환 작용 및 과정을 뜻하며 조직에서의 가스교환(내호흡)에 대응되는 용어로 세포호흡에 필요한 산소를 체내의 각 세포에 보내고 세포에서 나오는 이산화탄소를 운반하기 위한 작용이다. 수용된 산소는 헤모글로빈 등의 호흡색소에 결합되어 이동되며 이산화탄소는 조직에서 혈관으로 확산된 후 체외로 배출된다. 일반적으로 폐포 내의 탄산가스 분압은 40mmHg이고 해수면 높이에서의 산소 분압은 100mmHg이다.

조직호흡은 세포호흡이라고 일컬어지는데 적혈구가 조직에 도달하면 폐에서 받아들인 산소가 혈관에서 조직으로 전달되고 탄산가스는 조직에서 혈관으로 확산되어 폐로 운반 후 배출되는 과정이다.

순환기계의 기능은 인체의 조직에 혈액을 공급하는 역할을 하며 혈액은 영양분, 산소 그리고 수분을 조직으로 운반하고 신체의 열을 유지하는 추가 기능도 담당한다. 순환기계는 심장, 동맥, 정맥 그리고 모세혈관으로 구성되어 있는데 심장은 혈액을 순환시키는 원동력이 되는 순환계의 중추기관으로 주기적인 수축과 이완을 반복함으로써 혈액을 온몸에 공급하는 박동기관이다.

동맥은 심장 박동에 의해 박출된 혈액을 온몸으로 보내는 혈관으로 혈관벽은 대체로 삼중 조직으로 되어 있고 탄성에 강한 구조이다. 정맥은 몸의 각 부분에서 혈액을 모아 심장으로 보내는 혈관으로 정맥 곳곳에 존재하는 정맥판은 혈액의 역류를 막는 역할을 한다. 혈액은 혈관 속을 흐르고 있는 액상의 조직으로 크게 혈구와 혈장으로 나누어진다. 혈구는 적혈구, 백혈구 및 혈소판으로 이루어져 있고 혈장은 주로 수분으로 이루어져 있으며 생명유지에 필수적인 혈액응고인자, 전해질 등을 포함한다. 백혈구는 혈액과 조직에서 이물질을 제거하고 항체를 형성함으로써 감염에 저항하여 신체를 보호한다. 적혈구는 산소운반을 위해 특별히 구성된 혈구로 적혈구 내에 있는 다량의 헤모글로빈은 폐에서 산소와 결합하여 말초조직으로 운반되고, 또 말초조직으로부터 생긴 이산화탄소와 결합하여 폐에서 체외에 방출하는 등의 생명유지와 관련된 중요한 작용을 담당하고 있다.

헤모글로빈은 색소와 단백질의 복합체로 쉽게 산소와 결합되고 산소를 운반하는 데 없어서는 안 되는 물질이다. 실질적으로 산소는 혈액 내에서 두 가지 형태로 존재하는데 한 가지는 혈액 내에 물리적으로 용해된 산소이고 다른 한 가지 형태는 헤모글로빈과 결합된 형태의 산소이다. 혈액 속에 물리적으로 용해된 산소는 헤모글로빈과 결합된 산소에 비해서 매우 적은 양이므로 호흡에 있어서는 헤모글로빈과 결합된 산소의 양이 더 의미가 있다고 볼 수 있다. 이와 같이 혈액 속에서 헤모글로빈과 결합한 산소의 양을 산소포화도라 하고 산소 분압과 헤모글로빈의 산소포화도 간의 상관관계를 나타낸 곡선을 헤모글로빈의 산소해리곡선(Oxygen Dissociation Curve, [그림 2-6])이라 하는데 인체의 혈액이 어떻게 산소를 조직까지 전달하고 방출하는지를 이해하기 위한 중요한 지표가 된다.

산소해리곡선은 S자 형태를 띠고 있는데 이 곡선이 가지는 의미는 산소이동에 있어 매우 중요하다. 산소 분압의 수준이 60mmHg 이하에서는 해리곡선의 기울기가 커서 산소포화도가 급격히 떨어지므로 인체 생리 기능에 급격한 장애를 일으킬 수 있고 80mmHg 정도의 산소 분압 상황에서는 산소해리곡선의 기울기가 거의 수평에 가깝기 때문에 산소 분압이 다소 낮아져도 대부분의 헤모글로빈이 산소와 결합될 수 있기 때문에 폐에서 많은 양의 산소를 받아들일 수 있어 산소운반에 매우 효율적임을 알 수 있다.

그러므로 정상 혈액 조건인 pH7.4, 온도 37°C, 탄산가스 분압 40mmHg일 때 정상해리곡선 상에서 산소 분압이 80mmHg 이상일 때에는 산소 분압의 변화에 큰 관계없이 산소포화도가 일정하며 이러한 현상은 항공생리학적인 측면에서 여압호흡이 필요한 상황에서 그

압력의 정도를 결정하는 지표가 되기도 한다.

산소포화도 = 산소와 결합한 헤모글로빈의 농도 / 총 헤모글로빈의 농도 × 100%

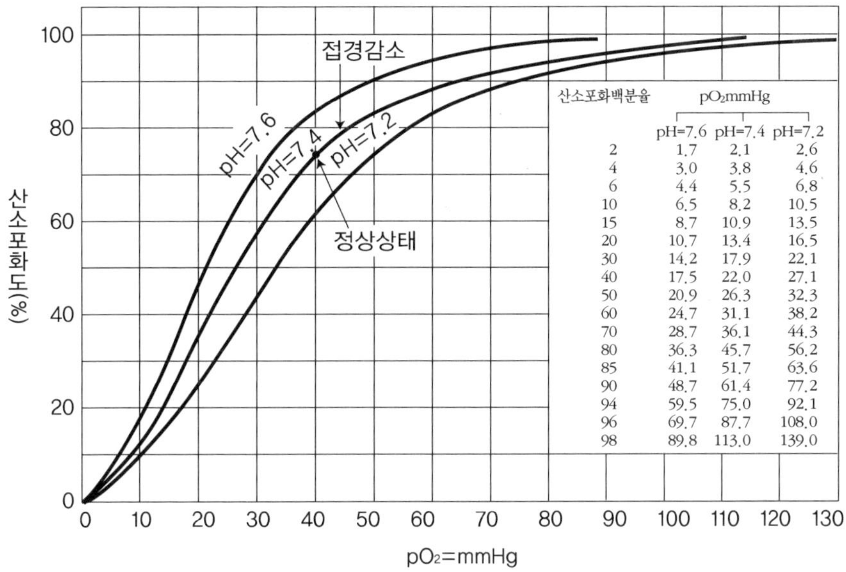

산소포화백분율	pO_2mmHg		
	pH=7.6	pH=7.4	pH=7.2
2	1.7	2.1	2.6
4	3.0	3.8	4.6
6	4.4	5.5	6.8
10	6.5	8.2	10.5
15	8.7	10.9	13.5
20	10.7	13.4	16.5
30	14.2	17.9	22.1
40	17.5	22.0	27.1
50	20.9	26.3	32.3
60	24.7	31.1	38.2
70	28.7	36.1	44.3
80	36.3	45.7	56.2
85	41.1	51.7	63.6
90	48.7	61.4	77.2
94	59.5	75.0	92.1
96	69.7	87.7	108.0
98	89.8	113.0	139.0

[그림 2-6] 산소해리곡선

출처: 비행과 인체

산소해리곡선은 여러 가지 요인에 의해 이동이 일어날 수 있으며 탄산가스 분압이 높아질수록, pH가 낮아질수록 우측으로 이동하게 되는데 이른 보아효과(Bohr Effect)라 한다.

(2) 호흡조절

인간의 호흡중추는 중추신경계의 뇌교(Pons) 하부와 연수(Medulla)에 존재한다. 호흡중추에는 흡기중추와 호기중추가 있어 이들이 교대로 흥분함으로써 호흡운동을 조절하고 체액의 화학조성의 변동과 신경계를 통해 전달된 각종 호흡관련 정보들이 호흡조절에 관여하게 된다.

① 신경성 호흡조절

호흡중추는 흡기중추, 호기중추, 지속성 흡입중추(Apneustic Center)와 호흡조절중추(Pneumotaxic Center)로 구성된다. 흡기중추가 활성화 되면 흡기가 일어나고 호기중추가 활성화되면 호기가 일어나므로 호흡주기가 발생되는 근본적인 이유는 흡기중추와 호기중추의 상호억제작용에 의한 것이다.

② 화학수용기

화학수용기(Chemoreceptor)는 동맥혈 내 이산화탄소 분압, 산소 분압, pH의 변화에 따라 호흡조절작용을 한다. 중추 화학수용기는 연수에 있어 동맥혈보다는 뇌척수액의 pH에 더 큰 영향을 받고 총경동맥 분지부에 위치한 목동맥소체(Carotid Body)와 대동맥궁의 대동맥체(Aortic Body)에 위치한 말초 화학수용기는 동맥혈 내 산소 분압의 변화에 민감하게 반응한다. 따라서 이산화탄소 분압이 증가할 때는 중추 화학수용기가 작용하고, 산소 분압이 감소할 때에는 주로 말초 화학수용기가 반응하여 호흡이 증가한다.

③ 이산화탄소에 의한 호흡조절

호흡은 동맥혈 내의 이산화탄소 분압에 매우 민감하게 반응하기 때문에 동맥혈 내 이산화탄소 분압이 감소되면 이산화탄소 분압이 정상으로 회복될 때까지 호흡은 중단되거나 감소되고 반대로 동맥혈 내 이산화탄소 분압이 증가되면 호흡도 증가한다. 정상인에서 동맥혈 내 이산화탄소 분압은 37~46mmHg 수준이다.

④ 산소에 의한 호흡조절

동맥혈 내 산소 분압이 정상치인 100mmHg에서 45~50mmHg 이하로 감소되면 호흡량이 급격하게 증가한다.

⑤ 대뇌에 의한 호흡조절

짧은 시간 동안은 의식적으로 호흡을 조절할 수 있는데 의식적인 과호흡을 지속할 경우 동맥혈 내 이산화탄소 분압을 20mmHg 수준까지 낮출 수 있다. 과호흡은 공포, 불안, 적개심과 같은 정서적인 반응에 의해 무의식적으로 유발 가능한데 이러한 과호흡 상황에서는 화학 수용기에 의한 호흡조절이 거의 기능을 상실하게 되어 동맥혈 내 이산화탄소 분압이 지극히 낮아져 근육의 경련이 발생하여 운동기능이 감소되거나 의식을 상실할 수도 있다.

⑥ 운동에 의한 호흡조절

운동에 의해 산소 소모량과 이산화탄소 생성량이 증가하면 호흡량도 함께 증가한다.

2) 산소 분압

(1) 저산소증

저산소증이란 용어 그대로 혈액, 조직 그리고 세포에 산소가 부족하여 신체조직의 기능에 장애가 발생되는 상태를 말하는 것으로 고공에서의 생리적인 문제 중에서 가장 중요한 것이다. 인체는 저산소증에 매우 민감하여 저산조증의 증상 발현이 매우 급격하게 나타나기 때문이다.

해수면높이에서 산소 분압은 160mmHg(달톤의 법칙에 의거 760mmHg × 21%) 정도이지만 산소가 폐포에 도달하면 수증기와 이산화탄소에 의해 희석되어 폐포 내의 산소 분압은 100mmHg 정도를 유지하므로 동맥혈의 산소 분압이 100mmHg가 된다. 고도가 상승하면 대기 중의 산소 분압이 감소하므로 폐포 내 산소 분압도 감소하게 되는데, 18,000피트 고도에서 폐포의 산소 분압은 38mmHg 수준이다. 만일 고도가 22,000피트로 높아지면 산소 분압은 30mmHg가 되고 산소해리곡선 상 산소포화도가 60mmHg 이하로 급격히 떨어지게 되므로 인체는 심각한 저산소증에 빠질 수 있다.

① 저산소증의 종류

저산소증의 종류는 발생기관에 따라 나눌 수 있으며 아래 표(〈표 2-5〉)와 같다.

〈표 2-5〉 저산소증의 종류

발생기관	종류	
폐(Lungs) 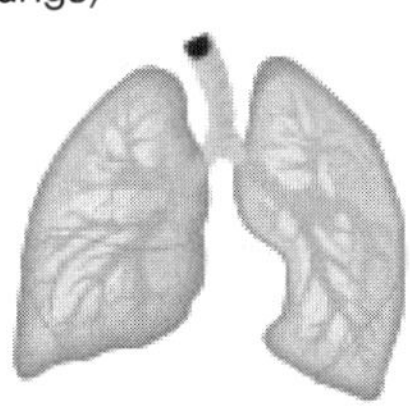	① 저산소성 저산소증 (Hypoxic Hypoxia)	폐로 공급되는 산소 흐름의 방해를 나타내는 모든 상태를 뜻하며 고도의 변화에 따른 산소 분압의 저하와 관련된 저산소증이다.
혈액(Blood) 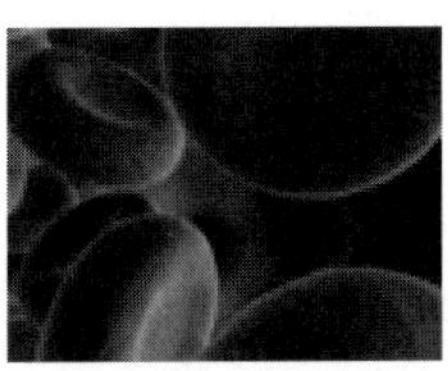	② 빈혈성 저산소증 (Hypemic Hypoxia)	혈액이 산소를 운반하는 능력에 문제가 생기는 경우이고 빈혈과 일산화탄소 중독 시 나타난다.

순환기(Blood Transport) 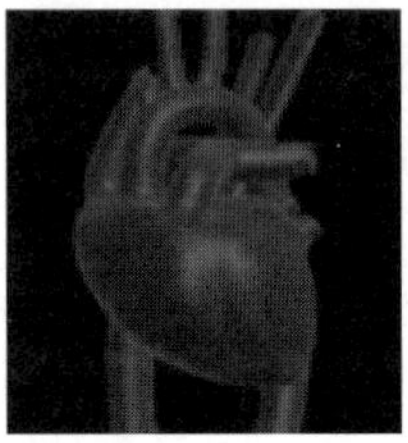	③ 허혈성 저산소증 (Stagnant Hypoxia)	혈액이 세포까지 도달하는 순환 과정에서 방해를 받는 컨디션으로 심부전증, 쇼크 등이 해당된다.
세포(Cell) 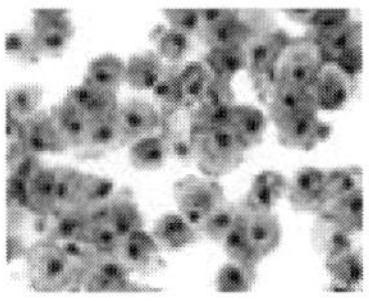	④ 조직독성 저산소증 (Histotoxic Hypoxia)	세포 내에서 산소를 정상적으로 이용을 하지 못하는 경우로 알코올, 마약류와 같은 약물, 시안화물 중독과 같이 산소를 사용하는 세포의 능력이 저하될 때 발생한다.

위의 설명에서 알 수 있듯이 산소가 세포에 도달하는 정상적인 경로에 문제가 생기는 모든 경우에서 저산소증이 발생할 수 있다는 것을 이해할 수 있다. 모든 세포가 기능을 유지하기 위하여 산소를 필요로 하지만 어떤 세포는 다른 세포보다 더 많은 산소량을 요구하기도 하고 대부분의 세포는 응급 상황을 대비하여 산소를 저장하는 기능을 갖추고 있다. 하지만 중추신경계는 이러한 기능을 가지고 있지 않아 많은 양의 산소를 필요로 하며 특히 뇌의 산소 필요량은 전체의 20%에 해당된다. 그러므로 체내에 산소가 부족하게 되면 뇌가 가장 빨리 그리고 심각하게 영향을 받는다. 이러한 이유로 판단력과 인지기능의 저하가 저산소증이 시작되자마자 가장 빨리 발현되는 증상이다.

② 저산소증의 징후와 증상

저산소증의 징후는 주위 동료나 승객들 같은 관찰자에 의해 감지된다. 저산소증의 징후는 그 자체가 저산소증을 인지하는 효과적인 수단이 아닐 뿐만 아니라 저산소 상태를 간파할 수 있는 저산소증의 증상은 개개인의 감각반응이므로 개인마다 매우 다르게 나타난다(〈표 2-6〉).

〈표 2-6〉에서 표기된 증상들 중 시력이나 시야와 관련된 문제는 가장 드물게 나타나는 현상이고 일반적으로 이런 증상들은 의식소실이 나타나기 전에 발현될 것이다. 또한 다행증(행복감; Euphoria)은 승객이나 승무원이 자신의 상태가 나쁘지 않은 것으로 판단하게 할 수 있으므로 매우 위험한 증상이라고 할 수 있다. 또한 대부분의 경우에 저산소증은 인식하지 못하게 발생하여 갑작스럽게 증상을 유발하므로 공중 근무자들에게 있어 저산소증에 대한 철저한 이해는 항공안전에 있어 필수적이라고 할 수 있을 것이다.

〈표 2-6〉 저산소증의 징후와 증상

징후(Signs)	증상(Symptoms)
빠른 호흡(Rapid Breathing) 청색증(Cyanosis) 조정능력의 저하(Poor Coordination) 무기력감(Lethargy) 판단력 저하(Poor Judgment) 발한(Sweating) 떨림(Trembling) 근경련(Myoclonic Spasms)	공기 부족감(Air Hunger) 피로(Fatigue) 오심(Nausea) 두통(Headache) 어지러움(Dizziness) 작열감 또는 냉증 자통(Tingling) 시력, 시야장애(Visual Impairment) 다행증(행복감;Euphoria)

▶ 유효의식시간

유효의식시간(TUC, Time of Useful Consciousness)이란 산소 공급의 문제가 발생했거나 산소가 부족한 환경에 처했을 때 개인이 더 이상 적절한 수행능력과 방어적인 행위를 할 수 없게 될 때까지의 시간으로 정의된다.

다양한 고도에서의 유효의식시간은 아래 표(〈표 2-7〉)와 같다.

〈표 2-7〉 유효의식시간

고도(피트)	유효의식시간
18,000	20~30분
22,000	10분
25,000	3~5분
28,000	2.5~3분
30,000	1~2분
35,000	0.5~1분
40,000	15~20초
43,000	9~12초
50,000	9~12초

유효의식시간은 개인의 영양 상태, 육체적인 활동, 피로, 약물, 알코올 등과 같이 다양한 요소에 의해 개인차가 매우 클 수 있다는 점을 염두에 두어야 한다. 저산소증이 공중 근무자에게 있어 매우 의미 있고 중요한 생리적 현상인 이유도 비행기의 순항고도인 35,000피트에서 여압장치의 고장 등으로 인해 급성 저압성 저산소증이 발생할 경우 유효의식시간은

0.5~1분에 불과하므로 이렇게 짧은 시간 동안 자신과 승객의 생명을 구할 수 있는 유효적절한 판단과 행동을 하여야 하기 때문이다.

③ 저산소증의 예방 및 치료

저산소증을 예방하기 위해서 공중 근무자들은 저산소증에 대한 철저한 이해를 바탕으로 저산소증의 증상에 대해 충분히 숙지하여야 하고 기내의 여압장치에 대해서도 알고 비행에 적절한 신체적성을 유지하기 위하여 노력하여야 한다.

저산소증 발생 시의 치료법은 산소호흡과 안전 고도로의 하강이다. 또한 저산소증으로 인해 빠른 호흡이 동반되어 과호흡증이 발생할 수 있으므로 이를 예방하기 위하여 반드시 호흡 빈도를 조절하여야 한다.

(2) 과호흡증(Hyperventilation)

우리 몸은 정상적으로 호흡을 통해 산소를 받아들이고 이산화탄소를 체외로 배출하는데 어떠한 이유로든 호흡을 통해 이산화탄소가 과도하게 배출이 되어 동맥혈의 이산화탄소 분압이 정상 수준 이하로 떨어져 정상보다 더 깊고 빠른 호흡을 하게 되는 상태를 과호흡증이라 한다.

① 과호흡증의 원인

과호흡증의 원인은 신체적인 원인과 정신적인 원인으로 분류된다. 일반적으로 폐나 심장 질환처럼 신체적인 원인에 의한 과호흡증은 원인 질환을 치료함으로써 해결할 수 있고, 통증, 불안, 두려움 등과 같은 정신적인 원인에 의한 과호흡증은 감정적 조절을 통해 호흡 횟수를 정상적으로 유지하여야 한다. 이렇게 과호흡증은 다양한 질병이나 정신적 상태에 의해 발생하는 증상들을 통칭하는 것으로 그 원인에 따라 치료 방법이 다르다.

② 과호흡증의 징후 및 증상

과호흡증이 지속이 되면 산소량은 정상적으로 유지되지만 이산화탄소의 양은 급격히 줄어들어 혈중 이산화탄소 분압이 감소함에 따라 조직에 저탄산성 저산소증이 유발되고 최종적으로는 뇌로 가는 혈류의 감소로 인해 의식상실이 야기된다. 과호흡으로 염기증이 유발되면 말초신경의 민감도가 증가되어 안면이나 사지에 감각이상(자통, Tingling Sensation)이 나타나고 두통, 현기증, 불안감이 나타나고 동맥혈 내 이산화탄소 분압이 15~20mmHg 수준으로 감소되면 근육의 경직 및 강축이 일어나며 15mmHg 이하로 감소될 경우 전신경련과 의식상실이 동반된다.

③ 과호흡증의 치료

과호흡증에서 가장 중요하고 유일한 치료는 호흡횟수와 강도를 정상범위로 줄이는 것이다. 이와 더불어 봉지를 입과 코에 대고 자신이 내 쉰 숨을 다시 들이 마시게 하여 혈중의 이산화탄소를 보충해 주는 방법은 정신적인 원인에 인한 과호흡증의 조절에 효과적일 수 있다. 그러나 저산소증이 원인이 되어 과호흡증을 유발할 수 있으므로 이 경우에는 저이산화탄소증 치료보다 저산소증을 먼저 교정하여야 한다.

3) 기압 변동

(1) 감압증(Decompression Sickness)

비행과 관련되어 가장 빈발하는 건강문제는 고도의 변화에 따라 발생하는 기압 변화에 의한 신체장애이다. 신체 내부의 공간에 존재하는 공기의 압력과 신체 외부 대기의 압력간에 균형이 유지될 때에는 신체장애나 불편감이 발생하지 않지만, 신체 외부 기압의 갑작스런 감압 상태가 발생할 경우 체내에 갇혀 있는 기체가 낮은 기압에 의해 팽창하거나 체액에 용해되어 있는 질소와 외기의 질소 분압과의 차이에 의해 기포화 되어 빠르게 외부로 배출되는 과정에서 여러 가지 불편감이 발생하게 되는데 이러한 이상증후군을 총칭하여 감압증(Decompression Sickness)이라 한다.

① 기체팽창과 관련된 체강통

인체 내부에는 다양한 부피의 기체를 가지고 있는 여러 공간이 있고 대부분의 공간에는 기체가 원활하게 유입되고 배출될 수 있도록 개방된 부위가 있다. 이 개방부의 공간이 줄어들거나 폐쇄되는 경우 기체는 갇혀지게 되는데 갇힌 공기의 부피는 보일의 법칙에 의거하여 압력이 낮아짐에 따라 팽창함으로써 체강통을 유발하게 되고 기관별 작용원리는 〈표 2-8〉과 같다.

〈표 2-8〉 기관별 체강통의 작용 원리

기관	작용 원리
중이(Middle Ear) 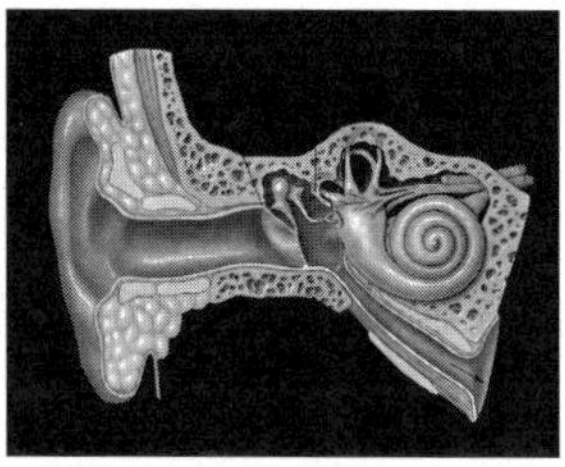	비행 중 가장 빈번하게 경험하는 체강통이다. 중이는 유스타키오관을 통해 인후와 연결되어 있는데 고도가 올라가면 중이 내의 압력이 상승하게 되어 공기가 유스타키오관을 통하여 외부로 배출된다. 하강 시에는 외기압이 증가하여 외부공기가 중이강 내로 유입되는데 유스타키오관은 구조상 일방향 밸브(One-way Valve)여서 공기유입이 원활하지 못 해 상승 시보다 통증이 더 유발된다. 하강 시에 하품, 아래턱 하방으로 움직이기(Jaw Jut), 침 삼키기, 발살바(Valsalva) 조작 방법 등을 통해 중이의 기압균형을 유지하는 것이 도움이 된다.
부비강(Sinuses) 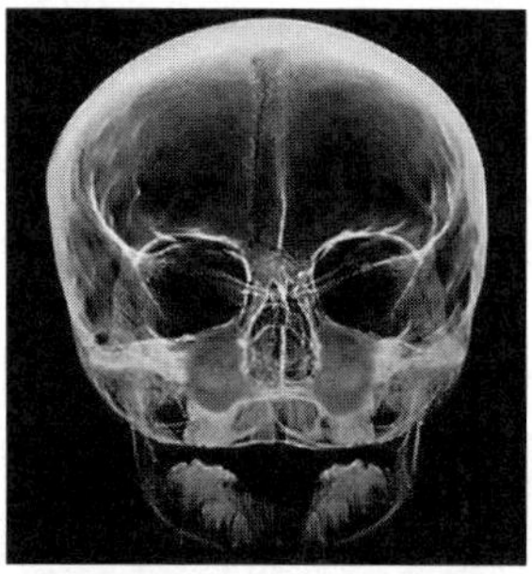	부비강은 두개골 내부에 있는 공동(Cavity)으로 비강과 함께 공기 유통이 비교적 원활하게 이루어지는 공간이다. 하지만 염증으로 부종이 있는 경우 부비동과 비강간의 통로가 막히게 되어 공기 흐름이 원활하지 못할 때 부비강 내의 공기부피가 팽창하면서 안면부에 심한 통증을 유발한다. 중이와 마찬가지로 하강 시에 외부 기압이 좁은 입구를 통하여 다시 부비강으로 들어가므로 상승 시보다 통증이 심하게 발생한다.
치아(Teeth) 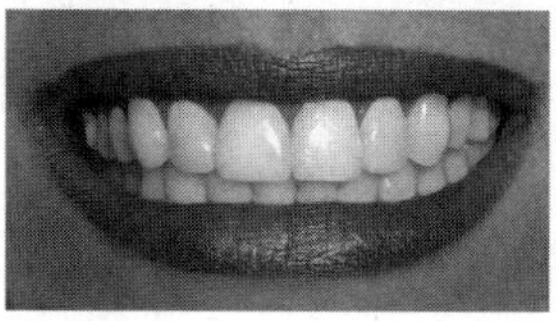	치통은 보통 상승 시에 발생하고 치근 주변에 염증이 있을 경우 미량의 가스가 발생하게 되는데 이 공기가 상승 시 외부로 빠져 나오지 못하게 되면 심한 통증이 발생된다.
위장관(Gastro-intestinal) 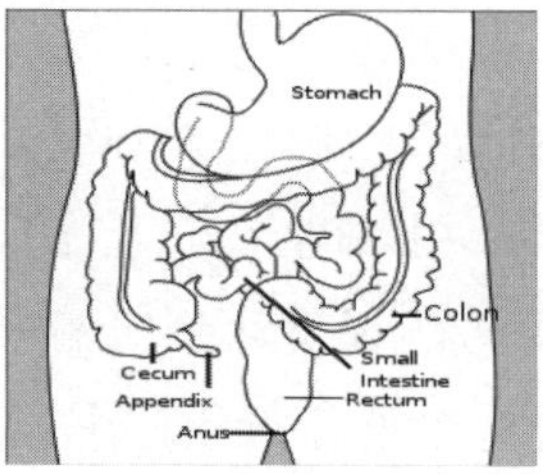	위장관은 항상 다양한 양의 가스를 보유하고 있고 소화 과정의 결과물로 가스가 생겨 식도를 통해 트림으로 외부로 배출되거나 대장 내 공기는 항문을 통해 밖으로 내보내진다. 이 가스들이 고도가 높아지면 대기압이 낮아져 부피가 팽창하게 되므로 통증을 유발할 수 있다.
폐(Lungs) 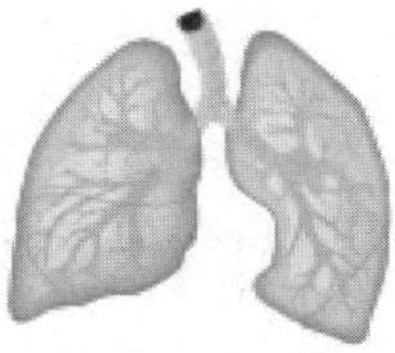	폐는 신체 기관 중 공기를 가장 많이 가지고 있고 정상적으로 기도를 통해 공기가 유입되고 배출된다. 기압 변동 시 대개의 경우 문제가 일어나지 않지만 급격한 감압 시나 폐 자체에 질환이 있는 경우에는 공기의 부피 변화에 따른 심각한 문제가 야기될 수 있다.

② 감압증

• 감압증의 원인

감압증은 고도가 상승할 때 체액에 있는 질소와 외기의 질소 분압과의 차이가 발생함에 따라 체액 내 질소가 급격하게 기포화되어 외부로 배출되기 때문에 발생한다. 앞서 헨리의 법칙에서 설명했듯이 고도 상승 시 질소 분압의 감소로 인하여 체액 내 용해되어 있던 질소가스가 용해량의 감소로 기포화되기 때문인데 이는 탄산음료의 뚜껑을 열 때 탄산음료 속에 용해되어 있던 탄산가스가 기압이 낮아짐으로 인해 외부로 빠져나오는 것과 같은 현상이다.

구체적인 감압증 유발요인은 다음과 같다.

- 고도: 건강한 성인이 18,000피트 이하에서는 고도와 관련된 감압증이 나타나는 경우는 매우 희박하고 18,000피트에서 25,000피트 사이에서는 드물게 감압증상이 나타날 수 있고 25,000피트 이상에서는 감압증이 나타날 확률이 가파르게 증가한다.
- 고도 상승률: 상승 속도가 빠르면 빠를수록 고도와 관련된 감압증의 증상이 나타날 위험도는 증가한다.
- 연령: 연령이 증가하면 할수록 감압증이 나타날 확률이 높다는 연구가 보고되고 있다.
- 상해 과거력: 최근의 관절이나 사지에 손상을 입은 경우 관절통을 유발하는 인자가 되는 경우가 있다.
- 운동: 비행 중 신체적 활동은 감압증의 발생 가능성을 높인다.
- 비행 전 스쿠버 다이빙: 스쿠버 다이빙은 높은 압력 하에서 호흡을 필요로 하고 이런 환경에서는 체내에 용해되어있는 질소의 양이 현저히 증가한다. 더 깊은 곳으로 내려갈수록 질소 포화도는 증가하므로 반드시 스쿠버 다이빙 후에는 체내에 저장되어 있는 과도한 질소가 배출되는 충분한 시간이 지난 뒤 비행을 하여야 한다.

• 감압증의 징후 및 증상

- 관절과 사지의 통증: 관절통 및 사지통증은 가장 흔한 감압증 증세 중의 하나이다. 발생 부위는 어깨, 무릎, 손목, 팔꿈치, 손목, 발목 등이며 처음에는 가벼운 통증으로 시작하지만 시간이 지날수록 통증의 정도는 심해지고 주변부로 퍼지는 경향이 있다. 가벼운 통증 시 통증 부위를 비비거나 움직이면 통증이 증가하므로 움직이지 않고 관절강을 넓히기 위해서 관절을 구부리게 되므로 일명 Bends라고 불린다. 통증이 있는 부위를 붕대로 감거나 물속에 담그는 등 압력을 증가시켜주면 통증이 감소된다.

- 피부장애: 귀, 얼굴, 목, 팔 주위의 소양감, 작은 벌레가 피부를 기어가는 느낌(Formication, 의주감), 부종 등의 증상과 국소적인 피부발진이 동반될 수 있다.
- 중추신경계 장애: 비교적 드물게 발생하는 감압증 증세이기는 하지만 두통, 의식장애, 현훈, 발작, 오심/구토 등을 동반하고 시야의 흐림(Blurred Vision), 반맹증(Hemoanopsia)과 같은 시력장애와 시야장애가 특징적이다. 이는 공기색전증에 의해서 발생한다.
- 호흡장애(Chokes): 가장 심각한 감압증 증상 중의 하나로 말초조직에서 폐로 운반된 기포에 의해 폐소동맥과 모세혈관이 막힐 경우 발생하는 증상이며 흉곽 부위에 예리하고 심한 통증을 느낀다.
- 허탈(Collapse): 전신 쇠약감, 불안, 의식장애 등이 나타날 수 있지만 발생빈도는 낮다. 다른 증상들과 연관되어 나타나기도 하고 다른 증상 없이 허탈이 발생하기도 하지만 고도를 하강하면 비교적 신속하게 회복된다.

• **감압증의 예방 및 치료**

대부분의 감압증은 안전한 고도(10,000피트 이하)로 하강할 경우 회복된다. 관절통, 호흡장애, 신경계 장애 증상 등을 심하게 보일 경우 100% 산소를 제공함으로써 증상을 완화시킬 수 있다. 또한 감압증을 예방하기 위하여 비행 24시간 이전에 1기압 이상의 고기압 상황에 노출되지 않는 것이 바람직하므로 비행 전에는 스쿠버 다이빙 같은 활동을 피하는 것이 좋다.

• **감압증의 처치법**

- 안전고도로 하강한다.
- 가능한 빨리 착륙한다.
- 100% 산소를 공급한다(고압산소요법).
- 고압산소요법을 위해 이동할 경우 육로를 이용하거나 안전한 고도 이내에서 비행한다.
- 감압증은 대개 후유증 없이 완전하게 회복되지만 착륙 후에도 증상이 지속될 경우 능동적인 처치가 필요하므로 즉시 의료진의 진료를 받는다.

(2) 급격 감압(Rapid Decompression)

체내 공간의 공기압은 외기압과 균형을 이루어야 하는데 이들 간에 급격한 기압차이가 발생하면 적절한 균형 상태를 유지하지 못하게 되므로 고통을 겪게 된다. 앞서 설명하였듯이 비행기는 여압장치를 통해 객실 내 대기압을 0.8기압 수준으로 유지하게 되는데 여압장치의 작동불능 상태나 동체 손상이 발생하여 외부 공기가 급격하게 유입될 경우 외기압과 체내 공간의 공기압에 급격한 기압 차이가 발생하게 되는데 이러한 상황을 급격 감압이라고 한다.

급격 감압 상태는 매우 위험한 상황이므로 산소호흡을 하면서 신속하게 안전한 고도로 하강하여야 한다.

▶ 급격 감압의 물리적 현상

① 폭음: 급격 감압이 최초로 발생하는 물리적인 현상이다.

② 안개: 항공기 내부의 기압과 기온이 갑자기 낮아지면서 과포화된 수증기가 증기화되므로 폭음 발생 후 순식간에 항공기 내부에 안개가 낀다.

③ 물체 비산: 항공기 동체 손상으로 인한 급격 감압 시에는 손상 부위를 통해 기내 공기가 외부로 강하게 유출되기 때문에 기내의 물체들도 비산되어 외부로 빠져나간다.

④ 기온 저하: 기온이 매우 낮은 외기의 유입으로 기내 온도가 급격히 내려간다. 순항고도가 35,000피트일 경우 외기의 온도는 −55°C이므로 이러한 고도에서 급격 감압이 일어날 경우 객실 기온도 −55°C로 하강할 것이다.

⑤ 폭풍: 항공기 동체 손상 부위를 통해 급격한 공기의 유출이 발생하면서 폭풍이 발생할 수 있다.

4) 특수감각

(1) **비행착각**(공간정위 상실: Spatial Disorientation)

비행착각은 지구표면과 중력의 영향을 받는 고정좌표 상에서 조종사가 항공기나 자신의 위치(Position), 운동(Motion), 자세(Attitude)에 대한 감각을 바르게 인지하지 못하는 경우를 말한다. 비행착각은 특히 계기비행 중에 조종사가 계기에서 제시하는 자료보다는 인체의 평형감각기관이 느끼는 자료를 그대로 받아들이고 그 감각에 의존하여 비행하려 하기 때문에 발생하는 현상이다. 일반적으로 여객기나 수송기의 경우 계기 의존도가 높고 부조종사가 함께 근무하므로 비행착각이 쉽게 극복되거나 잘 발생하지 않지만, 전투기의 경우 조종사 단독으로 고속시계비행을 하므로 비행착각의 발생 가능성이 높다.

비행착각의 원인은 매우 다양한데, 기상조건이 나쁘거나 야간이거나 사막과 같이 시각적으로 참고할 만한 기준이 명확하지 않은 경우에도 발생할 수 있고 지속적인 회전운동이나 가속운동에 의해 전정기관에 문제가 발생한 경우에도 생길 수 있다. 또한 스트레스가 극심한 상황에서 주위집중능력이 특정 영역으로만 한정되는 상황이나 개인의 과거 경험에서 비롯한 물체에 대한 인식에서 나오는 기대착오(Error of Expectancy, 예를 들어 밤에 반짝이는 물체는 모두 하늘의 별이라고 생각하기 쉽지만 바다 위의 선박에서 나오는 불빛일 수도 있다)도 비행착각을 유발하는 주요 원인이 될 수 있다.

조종사는 비행착각을 경험할 수 있고 이는 항공기 사고의 주요 원인으로 작용할 수 있다. 그러나 비행착각은 비행 환경에서 나타나는 정상적인 생리현상이기 때문에 근원적으로 예방할 수는 없으나 비행착각을 극복하고 항공기 사고를 미연에 예방하기 위해서는 개인의 평형감각 기관 느낌보다는 계기가 제시하는 자료에 따라 비행하는 것이 필요하다. 또한 조종실의 계기판을 인체공학적으로 설계하여 최소한의 움직임만으로 계기판을 응시할 수 있도록 제작하고 조종실 캐노피도 항공기 동체와 날개가 보이도록 제작하여 조종사에게 시각적 기준을 제공함으로써 비행착각을 줄이도록 노력하여야 한다.

조종사 선발 시에도 전정계 혹은 중추신경계 질환이 있어 비행착각에 대한 민감도가 높은 사람은 제외하고, 비행근무 시에는 육체적 정신적 건강 상태를 잘 유지하도록 하여야 하며 특히 전정기관이나 시각기능에 문제가 생긴 조종사는 비행근무에서 제외하여야 한다. 또한 비행 전 중추신경계에 영향을 미치는 약물이나 알코올의 섭취를 금하여야 한다.

(2) **비행멀미**(Motion Sickness)

멀미는 자동차·배·항공기 등의 진동과 같이 익숙하지 않거나 적응되지 않은 운동에 노출될 때 가속도 자극이 내이의 전정기관에 작용하여 일어나는 자율신경계의 일과성의 반응이다. 사실 멀미는 운동(Motion)이 없이도 발생할 수 있고, 기질적이나 구조적 결함이 없는 정상인에 있어서도 발생 가능한 생리적 반응이며 주증상은 오심, 구토, 피부 창백, 오한이다. 초기 증상은 주로 상복부의 불쾌감에서 시작하여 점차 오심이 심해지면서 안면 창백과 발한증상으로 이어지다가 구토가 발생한다. 이러한 주 증상 외에 과호흡, 한숨, 하품, 두통, 졸리움 등의 증상이 동반되기도 한다.

멀미는 개인의 감수성에 따라 느끼는 증상의 차이가 매우 클 수 있는데 개인의 감수성은 신경계가 자극을 받아들이는 강도, 환경 변화에 적응하는 능력, 적응 상태를 유지하는 기간에 따라 달라진다. 즉, 신경계가 자극을 받아들이는 강도가 클수록 멀미에 민감해지고, 환경 변화에 적응하는 능력이 크고 적응상태를 오래 유지할수록 멀미에 대한 내성이 강하다.

비행멀미는 특별한 임무가 부여되지 않는 승객에게 있어서는 큰 문제가 되지 않지만 승무원에게 있어서 멀미는 정신집중과 작업수행능력을 떨어뜨릴 수 있으므로 사전에 미리 조절하여야 하는 건강문제이다. 멀미의 예방과 조절법은 다음과 같다.

- 머리를 적게 움직이거나 뒤로 기댐으로써 감각계의 혼돈을 최소화한다. 지평선 등과 같이 명확한 시각적 고정 기준이 없다면 시각과 전정기관 사이의 혼돈을 막기 위하여 눈을 감는다.
- 근복적인 예방법은 멀미에 대한 적응력을 기르는 것이다. 인위적인 반복자극을 통해 시각과 전경기관의 상호작용을 원활하게 만드는 탈감작요법을 사용할 수도 있다.
- 멀미 유발자극의 기간, 개인의 감수성 등을 고려하여 멀미약을 사용할 수 있다. 그러나 일반적으로 멀미약으로 사용되는 항히스타민제, 항콜린제 등은 항공업무 수행에 영향을 미치는 약물이므로 조종사가 이러한 약물을 복용할 경우에는 근무에서 제외하여야 한다.

제3장 우주비행과 건강

21세기에 들어서 인간이 우주공간에서 일할 수 있게 되면서 우주는 더 이상 먼 미래의 이야기가 아니다. 네비게이션으로 도로정체 정보와 경로를 확인하고, GPS 휴대전화로 점포 정보를 체크하며, 위성방송으로 스포츠를 관전하는 등 우주는 이미 우리 삶의 일부가 되었다. 이러한 우주자원 이용을 위해 우주 환경을 이해하고 아는 것이 필요하다. 또한 우주 개척의 현장에 필요한 우주인을 선발하고 훈련시키는 과정에서 우주라는 환경에서 만나게 되는 다양한 인자들로 인해 신체에 여러 가지 변화가 일어나게 되며, 이와 관련된 건강문제를 사정하고 중재할 수 있도록 항공우주 환경에서 요구되는 건강관리능력이 필요하다.

1. 우주

1) 우주의 어원

우주(宇宙)는 시공(時空)이다. 지구는 태양을 중심으로 여러 개의 행성으로 구성된 태양계에 속해 있으며, 태양계는 은하(銀河)로 불리는 별들의 집단인 은하계(銀河系)에 속해 있는데 이러한 은하들이 가득 찬 곳이 바로 우주이다. 동양에서는 우주(宇宙)를 사방상하(四方上下, 공간)를 가리키는 우(宇)와, 고왕금래(古往今來, 시간)를 가리키는 주(宙)를 합쳐 천지를 가리키는 말로 정의하였으며, 서양에서의 우주(Cosmos)는 질서를 뜻하는 그리스어 코스모스(Kosmos)에서 유래하였는데, 혼돈을 뜻하는 카오스(Kaos)에 반대되는 개념으로 사용되었다.

2) 우주의 경계

500km 이상의 고도에서 지구의 대기는 거의 사라진다. 지구는 대기권이라고 하는 가스 상태의 공기층에 둘러싸여 있는데, 지표면에서 120km까지는 비교적 무거운 산소, 질소 등의 가스가 집중되어 있으며, 그 위에는 가벼운 원소인 헬륨과 수소가 구성하고 있다.

대기의 압력은 고도가 높아질수록 작아지는데 고도가 16,000피트(4,880m) 상승할 때마다 대기압은 1/2씩 감소하여 500km 이상에서는 거의 사라지게 된다. 그러나 이 고도에서도 극소량의 대기가 존재하므로 비행하는 우주물체는 대기의 입자들에 의한 영향을 받게 된다.

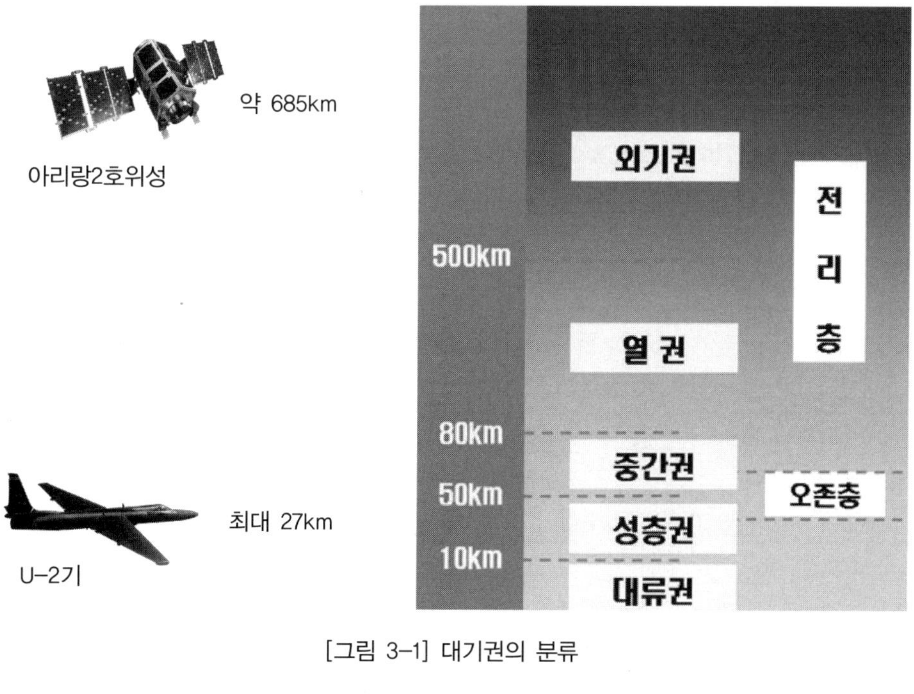

[그림 3-1] 대기권의 분류

그렇다면 우주는 몇 km에서부터 시작될까? 여기에는 다양한 견해가 있다. 우주개발 강대국의 의견차이로 아직까지 국제적으로 확정된 협약은 없으나 1979년 제13차 COPUOS[1) 과학 · 기술 소위원회에서 지표면으로부터 100km(약 33만 피트, 약 63마일) 이상을 우주 영역으로 간주하는 것으로 논의되었다.

우리나라의 경우 2006년 교육과학기술부에서 발간한 우주개발백서를 통해 100km 경계론을 명기하기도 하였다. 참고로 인공위성이 배치될 수 있는 가장 낮은 위치가 고도 100km라는 것도 이러한 주장과 무관하지 않다([그림 3-1], [그림 3-2]).

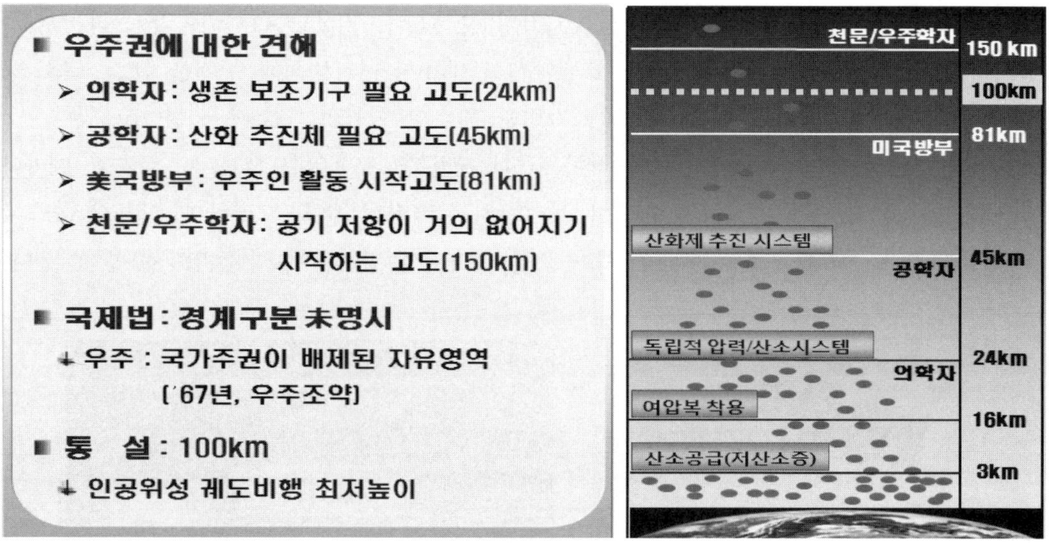

[그림 3-2] 우주 영역

출처: 『우주개발백서』, 2006

3) 우주 환경

(1) 지구를 둘러싼 우주는 태양의 영향권에 있다.

지구를 둘러싼 우주는 태양의 영향권에 있기 때문에 태양에 대한 지식은 우주 연구의 핵심기술이다. 태양은 태양계에서 대부분의 질량을 차지하며 유일한 에너지 공급원으로 지

1) COPUOS: Committee On the Peaceful Uses of Outer Space, UN 산하의 우주의 평화적 이용을 위한 소위원회로 1958년 창설되었으며 우주관련 국제법 제정에 대하여 주도적 역할을 수행한다.

구 주위의 우주를 이해하기 위해서는 태양의 특성에 대한 이해가 필수적이다.

지구 지름의 109배나 되는 크기의 태양은 27일을 주기로 자전하면서 에너지와 각종 입자들을 끊임없이 우주공간으로 방출하여 지구의 기후와 환경 변화를 일으키고 우주공간상의 인공위성이나 우주정거장의 활동에 막대한 영향을 미치게 된다.

(2) 우주공간은 극저온의 진공 상태다.

우주공간은 거의 완벽한 진공의 상태로 대류에 의한 열전달은 불가능하고 복사와 전도에 의한 열전달만이 가능하므로, 태양을 접하는 부분과 반대 부분 사이에 극심한 온도차이가 발생한다.

또한, 우주공간은 cm^2 면적당 수소입자 몇 개 정도만 존재하므로 입자의 통계학적 분포나 진동속도와 관계되는 온도의 의미가 거의 없다. 이러한 우주공간의 온도는 절대온도 3°K(−270°C) 내지 4°K(−269°C) 정도로 매우 낮다.

※ 절대온도(°K) = °C + 273.15

(3) 우주는 무중력 환경이다.

고도가 높아짐에 따라 압력이 급격히 낮아지기 때문에 우주는 초진공의 세계가 된다. 보통 저궤도에서는 압력이 10^{-5}～10^{-6} 기압, 정지궤도에서는 10^{-9}～10^{-12} 기압 정도이다.

이러한 진공에 노출 시 가스분출현상이 발생하여 단열재나 접착제, 혼합체의 구조물에서 가스가 분출되고 증발 가능한 물질은 증발되어 우주공간에 확산되어 위성에 장착된 렌즈, 반사경, 센서, 태양전지 등에도 영향을 주게 된다.

또한, 1지구 주위 궤도를 비행하는 우주왕복선이나 우주정거장 내의 우주인들이 경험할 수 있는 무중력 환경은 지구상에서 구현할 수 없는 특수한 물리적인 현상이나 과정을 연구하는 데 대단히 중요하다. 무중력 환경에서 발생하는 대표적인 현상이나 특징은 [그림 3-3]과 같다.

거의 중력이 없는 미세지구 중력은 비행 중인 물체에도 작용한다. 고도가 높아짐에 따라 궤도 비행 중인 물체에 대한 중력의 영향은 줄어드는데 지구 저궤도 비행 중에는 지표면 중력과 비교하여 만분의 일에서 백만분의 일 정도이고, 정지궤도에서는 다시 백분의 일에서 천분의 일 수준으로 낮아진다.

- 대류현상이 발생하지 않는다.
- 혈액 등 인체 내의 액체가 상체로 몰려, 얼굴이 붓고 뼈의 세기가 약해진다.
- 불순물이 없는 완전한 결정을 얻을 수 있다.
- 비중이 다른 물질끼리도 혼합이 용이하다.

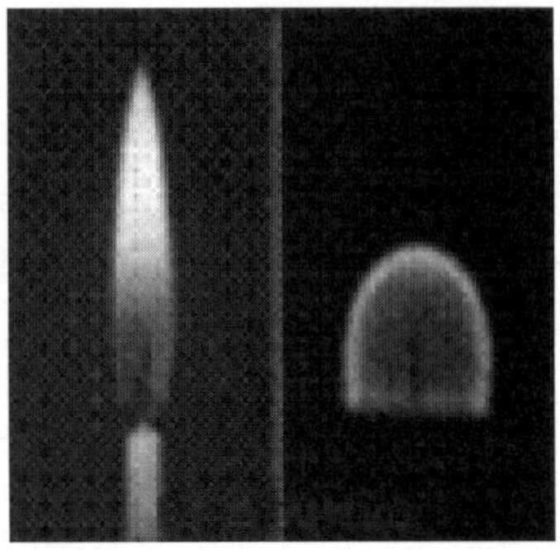

[그림 3-3] 무중력 환경에서 물리적 현상

궤도 비행 중인 위성이나 우주정거장에 존재하는 이러한 미세중력(microgravity)은 지구를 향한 중력과 위성이 지구 밖으로 나가려는 원심력이 정확하게 평형 상태에 있기에 나타나는 현상이다.

(4) 태양으로부터 X선과 고에너지 입자들이 지구로 방출된다.

지구 주위의 우주 환경은 태양으로부터의 고에너지 입자, 지구자기장을 따라 형성된 전하, 열 환경, 우주물체, 초진공 상태 등으로 위성을 운용하기에 매우 열악하다고 할 수 있다. 반면, 위성은 발사 후 수리나 보수가 불가능하기 때문에 이러한 우주 환경에 대한 이해는 매우 중요하다.

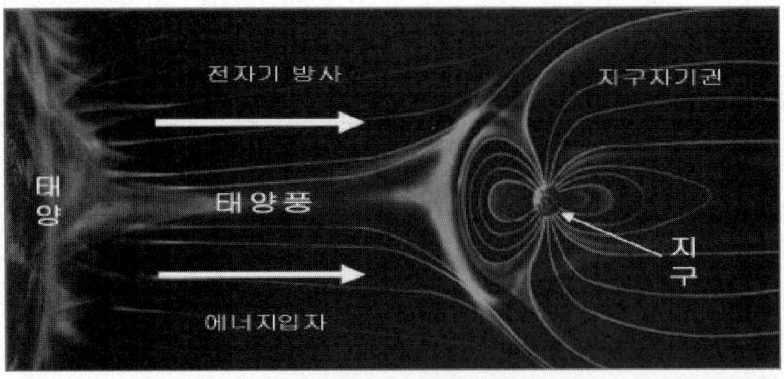

[그림 3-4] 태양입자 방출

태양에서 방출된 고에너지 입자는 수백 MeV에 이르는데 위성의 전자장비들을 투과하며 전기적 특성들을 변화시켜 장비의 오작동을 유발한다.

지상 1,500~5,000km, 15,000~30,000km에 주로 존재하는 30KeV 이상의 에너지를 가지는 양성자와 전자는 위성체 표면의 화학적 결합을 손상시켜 페인트와 보호유리의 효율을 감소시키며 전자회로, 탑재체 등에 손상을 일으키게 된다.

(5) **우주물체**(Space Debris)

수명이 다한 우주비행체, 위성 파편 같은 우주물체에 대한 추적/식별 임무를 맡고 있는 미국 북미항공우주방위사령부(NORAD)[2]에서 현재 추적할 수 있는 10cm 이상의 우주물체는 20,000여 개이다.

또한, 1cm 이상 물체는 약 100,000개가 있는 것으로 판단하고 있으며 위성에 피해를 줄 수 있는 1cm 미만 물체도 수백만 개가 있는 것으로 추정하고 있다.

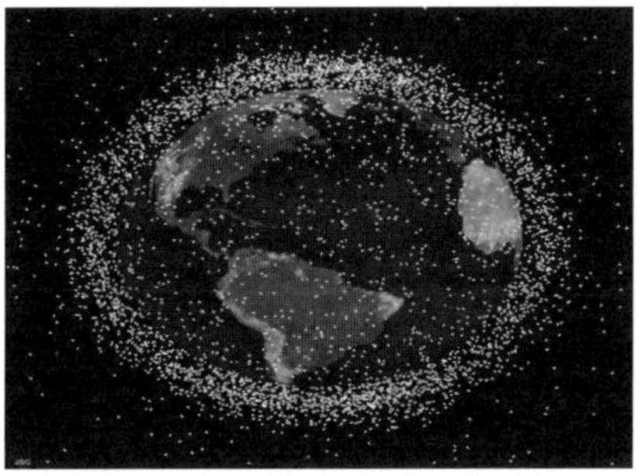

지구 주위의 우주물체 분포

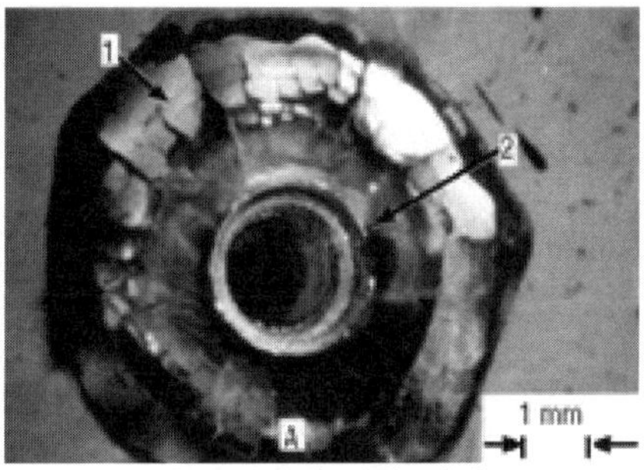

우주물체에 의한 피해

[그림 3-5] 우주물체

우주물체의 밀도는 600~1,100km 사이의 저궤도 영역에서 최대이며 0.1cm 이상의 크기이면 위성구조물에 손상을 준다고 알려져 있다. 우주물체의 존재는 위성의 활동에 매우 위협적이다. 예를 들면, 10km/sec로 날아가는 직경 0.3cm의 알루미늄 구는 시속 100km로 움직이는 볼링공 크기와 같은 운동 에너지를 가지면서 우주공간상의 구조물에 치명적인 손상을 줄 수 있다. 실례로 1983년 미 우주왕복선 챌린저호가 우주물체의 충돌로 유리창이 손상되었으며, 1996년에는 프랑스 위성에 우주물체가 충돌, 심각한 손상을 입히기도 하였다.

---

2) NORAD: North American aerospace Defense command, 미국과 캐나다가 공동으로 운영하는 군 조직으로 전 세계의 우주물체를 추적하고, 미국과 캐나다에 접근하는 탄도미사일을 조기 경보하는 임무를 수행한다.

2. 우주인과 우주선

지난 2008년 4월, KAIST의 '이소연' 박사가 18,103 대 1의 경쟁률에서 승리하여 대한민국 최초의 우주인으로 선발되어 사람들의 관심을 집중적으로 받았다. 이소연 박사는 우주실험전문가(Payload Specialist, PS)로서 역할을 수행하기 위해 러시아의 유인 우주선인 소유즈호에 탑승하여 우주정거장을 순항하여 9박 10일간 18가지 과학실험 임무를 수행하고 지구로 귀환하였다. 이 장에서는 우주인과 우주선에 대한 이해를 통해 항공우주의학적인 측면에서 전략적 활용방안에 대해 알아보고자 한다.

1) 우주인 선발의 역사

인간의 우주탐험 역사는 1961년 4월 구소련의 유리 가가린의 지구 저궤도 비행을 시작으로 1968년 10월 최초 달 탐사에 성공한 아폴로호의 7명의 우주조종사들에 이어 우리나라도 세계 36번째 우주인 배출국이 되었다.

미국의 우주인 선발 역사를 보면 아폴로호의 달 탐사 시 최초의 우주인이 되기 위한 조건으로 제트항공기 비행 경험과 공학적 훈련을 요구하였다. 당시 설계되고 있던 Mercury Space Capsule의 가용한 내부 공간이 제한되었기 때문에 키는 5피트 1인치(155cm) 이하여야 했다. 1962년 9월, 9명의 우주조종사가 선발되었다. 그리고 1963년 10월에는 14명의 우주조종사가 더 선발되었다. 그때까지 가장 강조되었던 점은 비행 경험과 학문적 자질이었다. 그러던 중, 1964년 10월에는 지원 자격이 오직 교육수준에만 국한되었다. 이들이 바로 우주과학자들이었다. 400명 이상의 지원자들은 모두 박사학위를 가지고 있었거나 자연과학, 약학, 그리고 공학 분야에서 그와 동등한 정도의 경험을 가지고 있었기 때문에 그렇게 불리었다. 400명의 지원자들 중 1965년 6월에 6명이 선발되었다.

1966년 봄, 19명의 우주조종사가 임명되었고 1967년 8월, 11명의 우주과학자가 그 프로그램에 추가적으로 참여하게 되었다. 여러 가지 종류의 강도 높은 신체적, 심리적 검토를 거쳐 NASA는 500명의 지원자 중 공군 대위 L. Gordon Cooper, Jr. 등 최종 7명을 선발하였다.

인간이 우주에 장기간 체류하기 위해, 또한 더 멀리 있는 우주로 나가기 위한 전초기지 역할을 하는 우주정거장 거주와 우주왕복선 운영을 위해 첫 번째 우주인 후보자 그룹은 1978년 1월에 선발되었다. 그해 7월, 35명의 후보자들은 미래 우주왕복선의 승무원으로 임명되기 위해 텍사스 휴스턴(Houston, Texas)에 있는 존슨우주센터(Johnson Space Center)에서 엄격한 훈련과 평가를 받기 시작했다. 20명의 우주과학자와 15명의 조종사들로 구성된 이

그룹은 1979년 8월, 훈련을 마치고 예비우주인 신분에서 현역 우주인으로 변신하였다. 35명 중 6명은 여성이었고 4명은 미성년자였다.

궤도상에 떠 있는 우주정거장으로부터 인간은 장기간의 우주탐사와 우주여행을 위해 달과 화성까지 여행을 계속할 것이라는 계획에 따라 2010년 국제우주정거장 건설이 현실화됨에 따라 검증된 우주비행 전문가들에 대한 선발과 양성은 계속 증가할 것으로 예상된다.

2) 우주인의 분류

1908년 4월 한국 최초의 우주인 탄생 이후 우주인에 대한 국민의 관심이 고조되었는데 우주인은 우주조종사나 이소연 박사의 경우처럼 국제우주정거장에서 과학실험을 담당하는 우주실험 전문가(Payload Specialist, PS) 등 수행하는 임무에 따라 다음의 6가지 유형으로 분류할 수 있다.

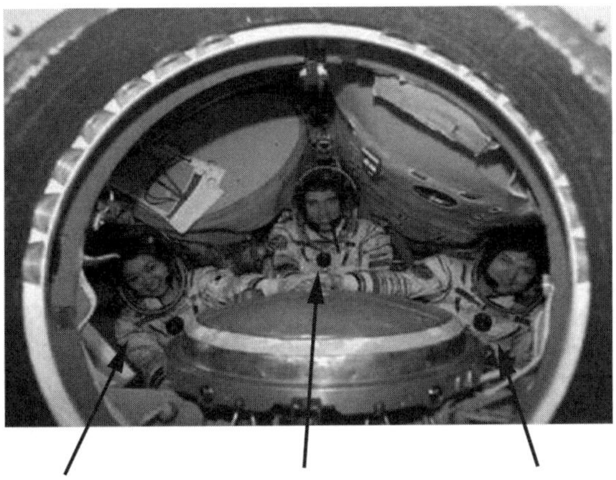

[그림 3-6] 우주선 탑승 우주인

① 우주선장(Commander, CDR)
- 승무원 및 임무 수행에 대한 총책임자(우주조종사 겸직 가능)
- 우주(왕복)선/국제우주정거장(ISS) 임무성공 및 안전관리 책임

② 우주조종사(Pilot Astronaut, PA)
- 우주(왕복)선 조종 및 시스템 운영책임자
- 우주(왕복)선 내 통제 및 운영간 선장 보좌 역할 수행

③ 임무 전문가(Mission Specialist, MS)
- 국제우주정거장 시스템 운영책임자
- 우주유영 및 로봇팔을 이용한 우주(왕복)선/국제우주정거장 보수담당

④ 우주실험전문가(Payload Specialist, PS)
국제우주정거장 과학실험 담당

⑤ 기타
- 단기 방문과학자(Visiting Scientist): 단기간/일회성 과학실험 수행
- 우주여행객(Tourist): 비용 지불, 단기간 우주관광

우리나라의 경우 세계에서 36번째 우주인 배출국이 되었으며, 이소연 박사는 세계 475번째 우주인이자 우리나라 최초의 우주인이다. 이제 첫 우주인을 배출한 만큼 우리나라도 유인 우주 프로그램 추진에 대한 국가차원의 관심이 필요하다.

특히, 비행훈련 기간을 포함하여 양성에만 12~14년의 장기간이 소요되므로 국가개발 유인 우주선을 조종할 우주조종사의 양성 및 건강관리에 대한 체계적 계획과 발전이 요구된다.

3) 주변국의 우주인 현황

1961년 4월 구소련에서 세계 최초의 우주인이자 우주조종사인 유리 가가린을 탄생시킨 이후 전 세계적으로 지금까지 36개국 470여 명의 우주인이 탄생하였다. 먼저 러시아는 지금까지 90여 명의 우주인을 배출하였으며, 최초의 우주인, 최초의 여성 우주인, 최초의 우주유영 우주인 등 많은 기록을 갖고 있다.

이에 비해 미국의 최초 우주인은 러시아보다 1개월 늦은 1961년 5월에야 배출되었지만 1969년 최초의 달 착륙을 통해 닐 암스트롱이라는 스타를 탄생시켰다. 한 가지 흥미로운 사실은 암스트롱과 또 한 명의 우주인인 에드윈 올드린은 모두 조종사 출신으로 한국전에 참전하여 전투 임무를 수행하였다는 점이다. 이후 1980년대부터 미국은 우주왕복선의 운용으로 인해 많은 우주인을 배출할 수 있었고 270여 명의 우주인을 탄생시켰다.

중국의 경우 2003년 세계에서 3번째로 유인 우주선을 발사하여 중국 최초의 우주인 양리웨이를 탄생시켰으며 2008년에는 자이즈강이 우주유영을 수행하는 등 기술력을 과시하며 6명의 우주인을 배출하였다.

일본은 1990년 세계 최초의 상업적 우주인인 도요히로, 1992년 美우주왕복선에 탑승한 일본 최초 우주실험 전문가인 모리 박사 등 8명의 우주인을 배출하였으며 최근에는 F-15 현역조종사인 유이키미아 중령을 선발, 우주정거장 탑승을 위한 우주실험 전문가 훈련을 위탁 실시하는 등 우주인 양성을 지속 추진하고 있다.

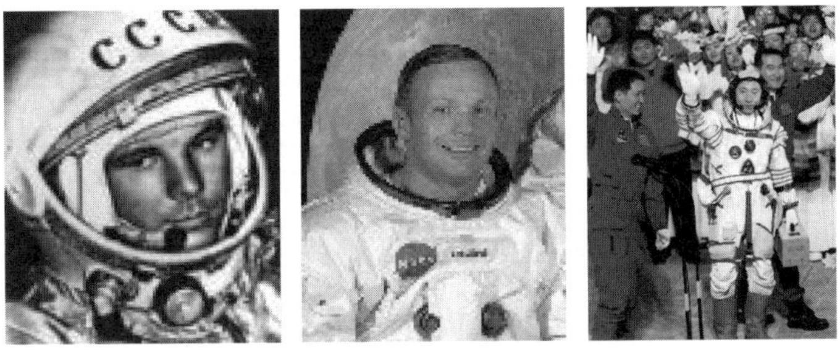

[그림 3-7] 최초의 우주인 유리 가가린(좌) 달 착륙 우주인 닐 암스트롱(중) 중국 최초의 우주인 양리웨이 공군중령(우)

4) 우주인 선발과 훈련

우주 개발 초기에 우주인이 될 수 있는 사람들은 극히 제한적이었다. 공군 조종사 중에서도 우수한 자질을 가진 사람을 선발했기 때문이다. 하지만 지금은 각 임무에 따른 자격 요건을 갖추고 훈련을 받은 사람이면 가능하게 되었다.

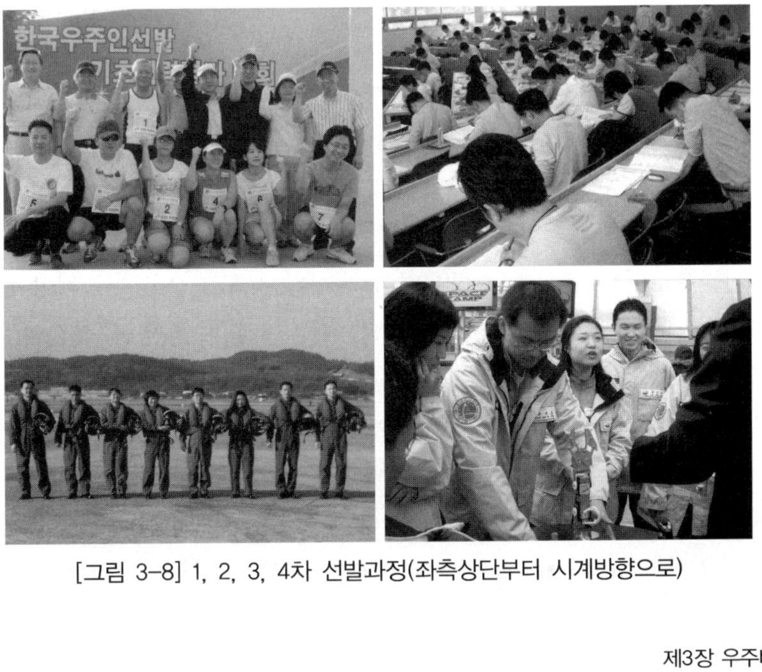

[그림 3-8] 1, 2, 3, 4차 선발과정(좌측상단부터 시계방향으로)

2006년 한국 최초의 우주인 선발은 일반인을 대상으로 공모하여 선발하는 방식을 택하였는데, 이는 선발되는 우주인의 임무가 조종사가 아닌 우주실험 전문가인 것과 관련이 있다. 이 과정에서 무려 36,206명의 지원자가 응시하여 4차에 이르는 선발 과정을 통해 이소연 씨와 고산 씨가 최종 선발되었다.

미국의 경우 NASA에서는 우주비행 전문가 양성을 위해 예비우주인 프로그램(the Astronaut Candidate Program)을 운영하고 있다. 후보자들은 필요에 따라 조종사와 우주엔지니어의 범위 내에서 보통 2년에 한 번씩 선발된다. 이 프로그램은 민간인과 군인 모두에게 개방되어 있다. 민간인들은 언제라도 지원할 수 있다. 군인은 자신들이 속한 군을 통해 지원해야 하고 자군에 의해 NASA에 추천되어야 한다.

예비우주인 선발 과정은 질적으로 우수한 자원을 선발하도록 개발되어 있다. 우주엔지니어와 우주조종사 후보의 경우 교육과 경험 정도에 대한 요구조건은 최소한 공학, 생명과학, 물리학, 또는 수학 분야의 공인된 기관에서 학사학위 이상을 받아야 하는 것으로 되어 있다.

우주엔지니어 지원자의 경우, 학위 취득 이후 3년 이상 관련 분야에서의 발전적이고 책임 있는 전문경력을 요구하고 있다. 상위의 학위를 보유하는 것이 바람직하고 이 학위가 경력을 대신할 수도 있다(즉, 석사학위는 1년간의 현장경력을 대치하고 박사학위는 3년간의 현장경력을 대신할 수 있다).

우주조종사 지원자들은 지원서를 제출하기 위해 다음의 요구사항들을 먼저 만족해야 한다(http://www.nasa.gov).

· 최소 1,000시간의 제트항공기 정조종비행시간: 시험비행경력이 매우 높게 요구됨

· NASA 1등급을 통과할 수 있는 능력, 그것은 군 또는 민간의 1등급에서 다루는 비행신체조건과 유사하다. 그리고 나안시력 20/70(0.3에 해당), 교정시력 20/20(1.0에 해당), 앉은 자세에서의 혈압 140~90 등의 특별한 기준을 포함한다.

· 키 64~76인치(163~193cm)

우주엔지니어들은 우주조종사의 요구사항과 유사한 요구조건을 만족해야 한다. 다만 신체적 요구는 NASA 2등급인 우주신체를 요구받는다. 그것은 군 또는 민간의 2등급 비행신체와 유사하고 나안시력 20/200(0.1에 해당), 교정시력 20/20(1.0에 해당), 혈압은 조종사와 동일, 키는 58.5~76인치(149~193cm) 등의 특별한 기준을 포함한다.

기본 자질 검사를 받는 지원자들은 훈련 담당자들에 의해 평가받게 된다. 최종적으로 선발된 사람들은 일주일간의 개인 면담과 의학적 검사 그리고 오리엔테이션을 통해 검증을 받게 된다. 우주인선발국(the Astronaut Selection Board)의 추천은 지원자의 독특한 자질과

기술 뿐 아니라 교육, 훈련 그리고 경력을 근거로 하게 된다. 수백 명의 지원자가 요구사항을 충족하기 때문에 최종 선발은 광범위한 개인 면담을 통하게 된다. 우주인은 팀플레이어가 되어야 하고 건전한 개성과 유능한 승무원이 되기 위한 자립심을 가진 숙련된 만능인이어야 한다.

선발된 지원자들은 예비우주인으로 임명되고 존슨우주센터(Johnson Space Center)의 우주인부(the astronaut office)에 배정되어 1년에서 2년간의 훈련과 평가 프로그램을 수행하게 된다. 훈련과 평가 프로그램을 성공적으로 마치고 우주인으로 선발된 민간인 예비우주인들은 적어도 5년간 NASA에 남아야 한다.

성공적으로 프로그램을 마친 군 예비우주인들은 특별 의무복무를 위해 NASA에 파견된다. 민간인 예비우주인들의 봉급은 연방정부의 일반 급여 기준에 근거하며, 각 개인의 학문적 수준과 경험에 따라 책정된다.

5) 우주선

〈표 3-1〉 우주선 보유국 현황

<table>
<tr><td rowspan="2">러시아
(유인)</td><td>보스토크</td><td>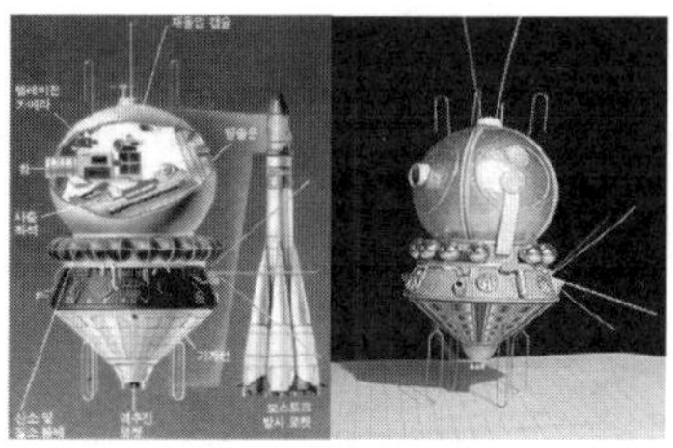</td><td>최초의 유인 우주선으로 공군 중위였던 유리 가가린이 탑승하여 지구 궤도를 1회 선회 후 무사히 귀환</td></tr>
<tr><td>소유즈</td><td>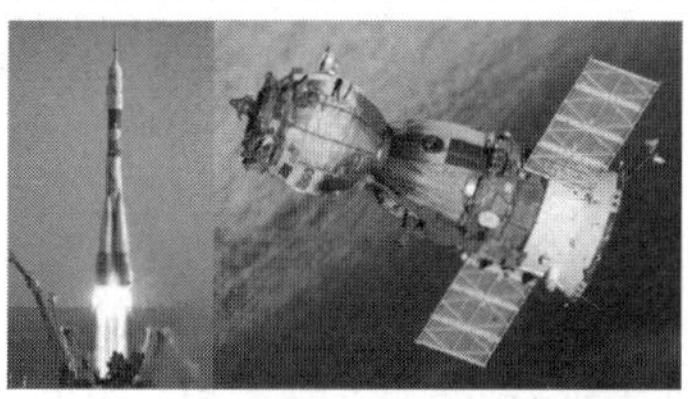</td><td>한국 최초 우주인 이소연 박사가 탑승했던 우주선으로 현재 우주정거장으로 인원을 수송하는 유일한 수단</td></tr>
<tr><td>러시아
(무인)</td><td>프로그레스</td><td>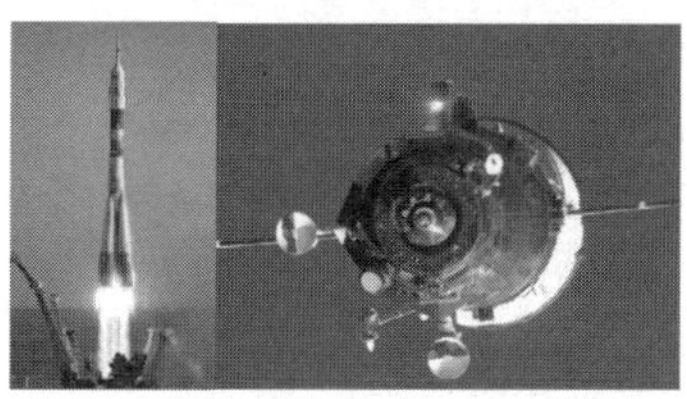</td><td>소유즈 발사체를 사용하며 우주정거장에 연료와 보급품 등을 운반하는 무인 우주선</td></tr>
</table>

미국 (유인)	아폴로	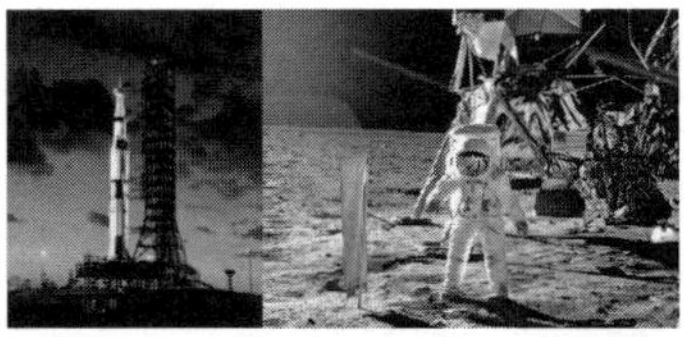	최초의 지구 밖 천체 착륙 우주선으로 아폴로 11호부터 6번의 달 착륙임무 수행
	우주왕복선	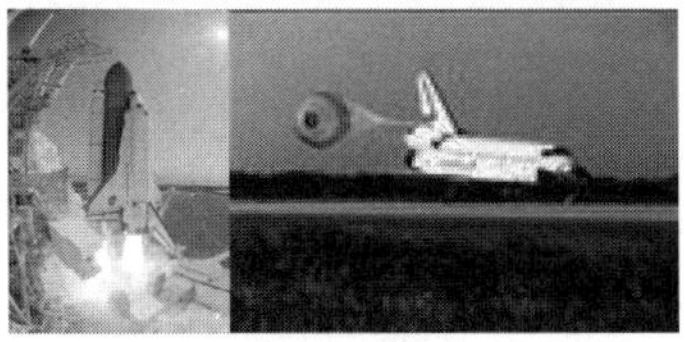	로켓을 재활용하는 개념으로 설계되어 총 6대가 제작되었으나 사고로 2대 손실
중국 (유인)	선저우	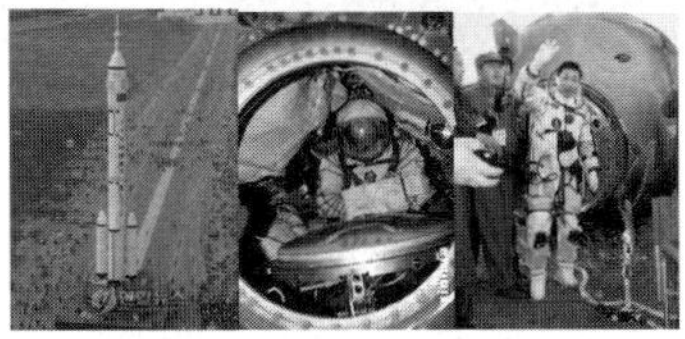	세계에서 3번째로 유인 우주비행과 우주유영을 성공시킨 중국의 우주선

우주공간에 발사된 비행체를 우주선이라고 하는데 무인 위성일 경우는 우주선이라고 하지 않고 인공위성이라고 구분한다.

사람이 탑승할 수 있는 우주선이 개발되면서 우주선은 유인과 무인으로 분류되었다. 유인의 대표적인 예는 한국 최초의 우주인 이소연 박사를 국제우주정거장으로 수송했던 소유즈호나 우주왕복선이며, 무인의 경우는 국제우주정거장으로 필요한 화물을 실어 나르는 용도로 제작된 프로그레스호 등이 있다.

현재까지 우주선을 보유한 나라는 러시아, 미국, 중국뿐이며 각국의 우주선 모습은 위의 〈표 3-1〉과 같다. 미국의 경우 달 착륙을 수행했던 아폴로호가 대표적인 유인 우주선이며 재활용할 수 있는 유일한 우주선인 우주왕복선을 1981년부터 운용하고 있으며 현재 4대를 보유하고 있다. 그러나 미국은 더 이상 추가적인 우주왕복선은 개발하지 않고 있으며 국제우주정거장에도 러시아의 소유즈호를 이용하여 자국의 우주인을 수송하고 있다. 중국은 2003년 세계에서 3번째로 유인 우주선인 선저우 5호를 개발하였고, 2006년에는 선저우 6호로 119시간의 우주비행을 실시하였으며, 2008년에는 선저우 7호로 우주유영까지 실시하였다.

6) 우주왕복선

미 항공우주국(NASA)은 일회용 우주발사체 사용에 따른 막대한 예산지출을 절감하고 저고도 우주공간의 생활화를 목적으로 우주공간과 지구 사이를 여러 번 반복해서 왕복할 수 있는 우주왕복선의 개발에 착수하여 1981년, 2명의 우주비행사를 태운 '컬럼비아호'를 최초로 발사하였다.

우주왕복선은 우주선을 재사용할 수 있다는 점 이외에도 이전의 발사체보다 천천히 지구 궤도에 진입할 수 있기 때문에 허블 우주망원경과 같은 크고 약한 구조물을 지구 궤도에 올려놓을 수 있다는 장점도 지니고 있다.

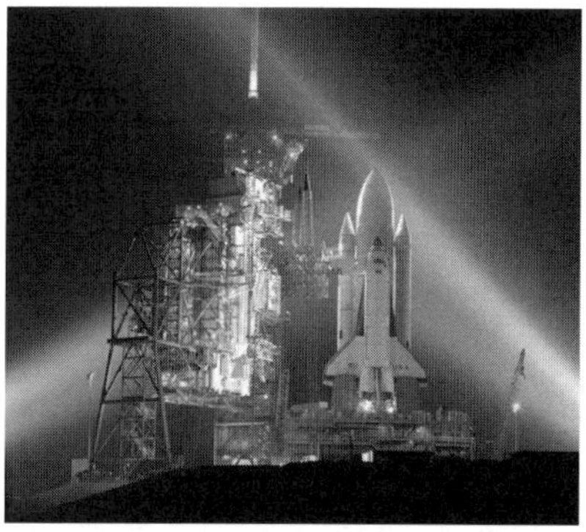
[그림 3-9] 발사대 위의 우주왕복선

우주왕복선은 우주인이 탑승한 궤도선이 거대한 외부탱크, 보조로켓과 결합되어 발사되며 최종적으로는 궤도선만이 궤도에 진입하게 된다. 외부 탱크는 길이 46.94m로 700톤의 액체수소(연료)와 액체산소(산화제)로 채워지며 궤도선의 주 로켓엔진에 추진제를 공급하게 된다. 보조로켓(고체연료 로켓 부스터)은 발사 약 2분 후에 가장 먼저 분리되어 발사지점으로부터 180km 떨어진 바다에 떨어져 회수되며 약 20회가량 반복사용이 가능하다.

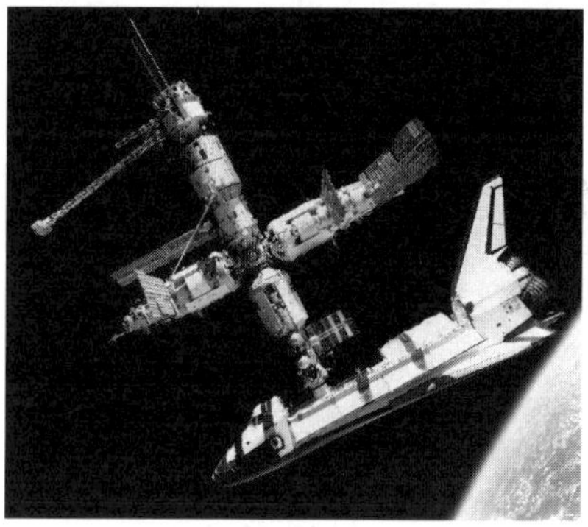
[그림 3-10] 우주정거장과 도킹중인 우주왕복선

궤도선의 길이는 37.28m이고 적재함에는 임무에 필요한 자재들을 최대 27톤까지 탑재할 수 있다. 발사 직전의 전체 무게는 2,000톤에 이르며 이 중 90%를 연료가 차지한다.

지금까지 모두 6대의 우주왕복선이 제작되었는데 이 중 챌린저, 컬럼비아호는 사고로 손실되었다. 발사 초기 가속도는 1.6G이며 구조상의 제한으로 최대 3.0G 이하에서 운용된다. 착륙은 추력 없이 활공에 의존하므로 단 한 번의 시도에 안착하여야 한다.

7) 우주정거장

1961년 가가린이 첫 우주여행을 시작한 이후 지상에서 발사하는 형태의 우주개발에 대한 근본적인 제한점이 대두됨에 따라, 이러한 한계를 극복하고 우주개발의 도약을 위해 구상된 것이 우주정거장이다. 우주정거장은 지구 궤도에 건설되어 사람이 장기간 생활하면서 우주실험, 우주관측 등 우주 개발에 필요한 임무를 수행하는 전초기지로, 지구에서 사람이나 기자재를 우주선으로 수송한 후 이곳에서 조립하여 우주 개발 임무를 수행하는 개념이다.

최초의 우주정거장은 러시아의 살류트(Salyut)로 1971년에 발사되어 유인 우주선인 소유

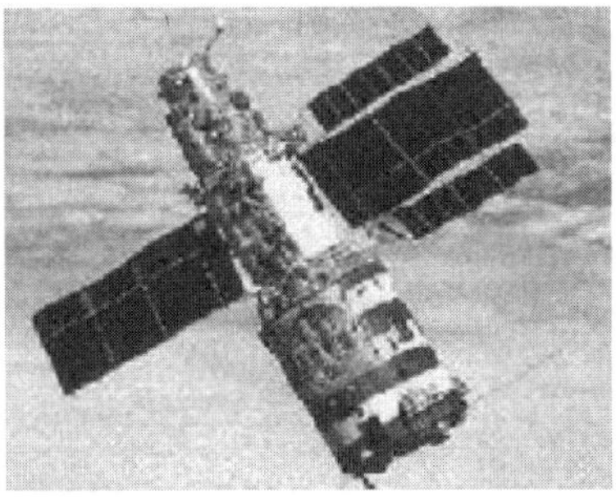
[그림 3-11] 러시아의 살류트

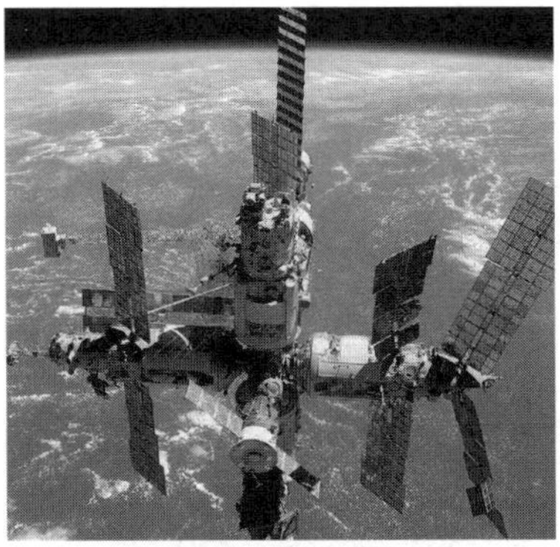
[그림 3-12] 러시아의 미르

즈호와 결합하여 정거장을 형성한 후, 총 22명의 승무원이 각종 실험과 관찰 임무를 수행하였으며 인간이 오랜 시간을 우주공간에 적응할 수 있다는 것을 보여주었다.

미국 최초의 우주정거장인 스카이랩(Sky Lab)은 1973년에서야 발사되었는데 주 임무는 무중력 상태에서의 인간 활동에 대한 실험과 지구/우주관측 등이었다.

1986년에는 우리에게 잘 알려진 러시아의 미르(Mir)가 발사되어 2001년까지 장기간 운용되며 수많은 우주실험들을 수행한 후 지구에 재진입시켜 대부분은 소실되었고 일부 잔해가 남태평양으로 추락하여 폐기되었다.

1998년에는 역사상 가장 거대하고 복잡한 국제 과학프로젝트인 국제우주정거장(ISS)의 건설이 시작되었는데 미국의 주도하에 16개국의 협력으로 건설되고 있다. 고도 350km, 길이 80m, 무게 450톤에 달하는 이곳에서 바로 이소연 박사가 9박 10일간 18가지 과학실험 임무를 수행하였다.

8) 항공우주의학적 활용방안

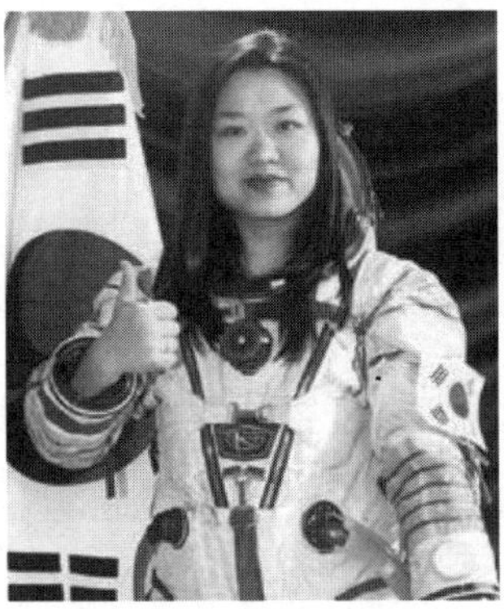
[그림 3-13] 한국의 우주인 이소연 박사

지금까지 한국에서 유일무이한 우주인 이소연 박사의 우주비행을 시작으로 앞으로 우리나라의 우주력 건설을 위해 주어진 과제 역시 크다. 우주인 선발 과정에서부터 체계적이고 전문적인 교육훈련과 우주비행 과정에서 획득된 무형의 우주인 지적 자산에 대한 활용과 우주의학 발전을 위해 우주인 진료 경험과 축적된 자료 활용이 지속적으로 필요하다.

우주인 선발 과정에서 공군 항공우주의료원은 항공생리, 신체검사, 비행적성 검사 등의 공중 근무자에 대한 체계적인 프로그램을 통해 적합한 우주인을 선발하는 데 중추적인 역할을 담당하였고 우주인 양성훈련 시 및 귀환 후 의무지원 내용은 다음과 같다.

(1) 우주인 양성훈련 시 의무지원(2008년 1. 29~2. 7, 8박 9일간/동계 혹한기 훈련 시)

① 팀원 구성

- 러시아 측: 군의관 2명, 심리사 1명
- 한국 측: 항공우주연구원 1명, 공군 군의관 1명

② 의무지원팀 임무

■ 정기적 관찰에 참여: 오전(08:00), 오후(20:00) 정기적인 신체 상태 확인

■ 응급 대기: 훈련장이 보이는 2층 건물에서 대기

■ 의학 검진

• 심리검사

- 훈련 전후 시행
- 과거 자료와 비교 및 현 심리 상태 파악
- Heath Activity Mood Psychologic Test
- Self Valuation Test
- 투사검사: 선호 색깔 나열하기, Vase Selection Test
- 지각 및 신경계 통제능력: 주어진 시간 맞추기(스탑워치), 주어진 강도의 악력주기(악력계)

• 신체검사

- 매 훈련 시 현재 신체 상태를 측정
- 주요 검사로 심장과 자율신경계에 대한 검사를 위한 심전도 검사 (누워서 5분, 서서 5분)
- 혈압 측정

(2) 우주인 지구귀환 후 의무지원

① 귀환 직후 신체검진

- 우주선 자세불량 및 착륙 시 충격 관련 목·허리 등의 통증 및 외상 여부 검진

② 신체검진 후 건강관리

- 증상 관련 정밀검진 및 건강 상태 추이관찰
- 입원 진료 및 외래치료 필요 상태 결정
- 대외 활동 가능 여부에 대한 의학적 조언 필요

항공우주의료원은 우주인 전담의사와 비행간호장교를 전담 간호인력으로 운영하여 우주인 선발부터 우주인 교육·관리 현장(가가린 훈련센터, 바이코누르 등)뿐 아니라 우주비행 출발 전부터 지구귀환 후의 건강 상태까지 정밀히 검사하는 등 체계적인 우주의료관리 기술 및 지식으로 항공우주의료 분야의 발전을 도모할 수 있었다. 향후 우주인에 대한 진료 경험을 바탕으로 우주의학을 개발하여 아직까지 베일에 싸인 우주에서의 인체생리에 대한 연구와 항공우주환경에서 요구되는 건강관리에 대한 연구가 지속되어야한다.

3. 우주비행과 건강관리

지금까지의 우주 경험에 따르면 비록 뼈에서 칼슘이 빠져나가고, 허리에 많은 통증을 느끼는 등 고통이 따르지만 인간이 우주에서 장기간 생활할 수 있다는 사실을 보여 주었다.

이와 같이 항공우주시대에 항공우주 환경에 대한 정보와 인체의 영향에 관한 정보는 중요한 자산이며 이러한 측면에서 항공우주의학적 건강관리는 중요하다.

1) 우주 환경에서 인체의 영향

우주공간이 인간의 신체에 미치는 영향은 우주비행이 시작된 이래로 가장 중요한 관심사였다. 이는 지구 밖 천체에 대한 유인탐사를 위해 반드시 확인되어야 하는 사항이기 때문이다.

우주공간은 태양이 비출 때와 비추지 않을 때 수백 ℃에 달하는 온도차, 빠른 속도로 날아다니는 우주물체, 우주방사선 등 많은 위험요인이 있는 곳으로 가히 극한의 공간이라 불릴 만하다. 하지만 우주정거장이나 우주왕복선 안에서는 안락하지는 않지만 나름대로 재미있는 생활을 즐길 수 있다.

우주정거장에서의 가장 큰 특징은 지구 중력의 1백만 분의 1 정도로 무중력 상태에 가깝다는 점이다. 물체의 무게를 느낄 수 없으며 모든 고정되어 있지 않은 물체는 떠오르게 된다.

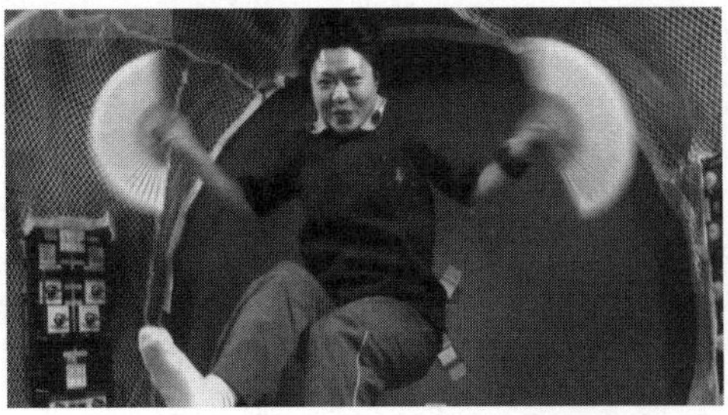

[그림 3-14] 우주에서의 과학실험

그래서 특수한 용도의 덧신이나 손잡이 등을 이용해야만 몸을 고정시킬 수 있다. 무중력 상태에서는 혈액순환도 하반부에서 상반부로 쉽게 순환되어 얼굴이 붓고 장기들이 위로 치우치게 되기 때문에 인체 내에 있는 모든 것이 부유하는 듯한 느낌을 받게 된다.

우주에서는 행동이 자유롭지 못하기 때문에 체력소모가 지상보다 더 크며 무중력 상태에서 오랫동안 생활하면 뼈에서 칼슘이, 근육에서 질소가 빠져나간다. 따라서 우주인들에게 균형 있고 영양가 있는 식단은 필수적이다.

아래의 글을 통해 우주공간에서 일어나는 인체의 변화에 대해 살펴보자.

Q: 우주에서 피를 흘리면 어떻게 될까?
A: 무중력 상태이므로 핏방울이 동그랗게 맺히면서 커진다.

Q: 우주에서는 키가 커질까?
A: 무중력 상태이므로 등뼈 마디 사이가 벌어져 키가 2-5cm 늘어난다.
그러나 등뼈 사이의 근육은 늘어나지 않아 근육이 땅기는 통증이 가장 괴롭다고 알려져 있다.

Q: 우주유영 중에도 구토가 일어날까?
A: 물론, 일어나며 생명에 아주 위험한 일이다.
우주복을 착용한 상태에서는 토한 액체를 닦아낼 수 없기에 기도로 들어가 숨이 막혀 죽을 수도 있고, 산소 공급 파이프를 막을 수도 있다고 한다.

Q: 우주에 올라가면 귀가 멍해지나?
A: 우주선 선실 안의 공기압의 변화에 따라 귀가 멍해진다.
우주인의 우주복 내부의 압력에 맞춰 선실의 압력도 줄이기 때문에 이때 귀가 멍해지는 현상이 있다.

(1) 무중력에 의한 인체의 변화

인류가 지구상에서 일상생활을 하는 데는 중력이라는 요소의 영향을 받고 있다. 즉, 중력 가속도 1G 상태로서, 방향은 지구 중심으로 향하게 된다.

그러나 지구상에서 생활하는 중에도 인간은 고중력이나 또는 저중력과 같은 다양한 중력 변화에 노출되곤 한다. 고중력이란 1G 이상의 중력이 인체 두부에서 족부 방향으로 가속도가 부과되는 것을 말하며 흔한 예로서 놀이공원에서 롤러코스터를 승차하는 경우는 약 2~3G가 걸린다.

우주라는 환경은 지구에서 생활하는 것과는 다른 요인들에 의해 조성된 비정상적인 환경이다. 이 중에서 항공우주의학적인 관점에서 볼 때 제일 중요하게 부각되는 것은 무중력 환경이다. 이러한 무중력 환경은 단기간 또는 장기간 노출에 따라 인체의 전 기관에 부적절한 영향을 준다. 참고로, 여기에서 단기간 무중력의 노출이란 약 2주 기간 내에서 우주 환경에 체류하는 것이다. 반면에 장기간 무중력 노출이란 2주 이상 장기간 우주 환경에 체류하는 것을 말한다.

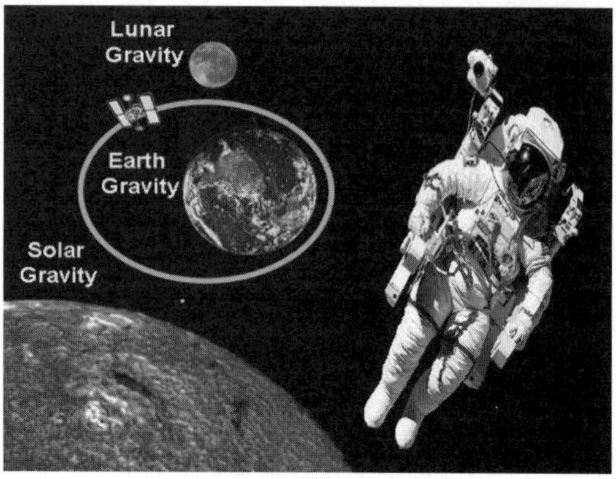

[그림 3-15] 무중력 상태의 우주인

① 체액의 이동 및 재배치

체액은 무중력에 의하여 하지에서 두부로 이동하는 현상이 있다. 이로 인하여 얼굴이 붓고, 비 충혈현상을 보인다. 결국은 체액의 재분포를 보이게 된다.

② 체액 소실

인간의 뇌는 무중력에 노출되어 체액이 두부로 이동함에 따라 총 체액량이 증가된 것으로 인지한다. 이러한 변화는 분비기전이 자극되어 약 10% 정도의 체액을 체외로 내보내게 되며 이로 인해 심혈관 실조가 발생된다. 따라서 우주인은 탈수에 주의를 하여야 한다.

③ 이온 불균형

체액 분포의 변화는 칼륨과 나트륨의 불균형을 이끌게 되어 자동 조절 기전을 혼란스럽게 한다.

④ 심혈관계 변화

흉부로 체액이 증가되어 초기 좌심실 혈액량과 심박출량의 증가를 보인다. 인체가 새로운 균형 상태를 유지함에 따라 체액이 배출되며, 좌심실 크기와 심박출량이 감소하게 된다. 지구로 귀환하게 되면 하지로 체액이 이동해서 심박출량은 정상 이하로 감소하게 된다. 정상적인 상태로 회복하는 데는 여러 주가 걸리는 것으로 알려져 있다.

⑤ 적혈구의 손실

우주비행 전과 후에 변화되는 적혈구의 소실은 0.5리터를 보이는 것으로 보고되었다. 이는 비장기능이 변화되어 적혈구의 파괴 증가와 요구도 감소에 의한 적혈구 생성이 감소하는 것으로 알려져 있다.

⑥ 근육의 손상

무중력 하에서는 근육 사용을 하지 않아 근 위축이 온다. 동물 실험에서 보면 근 섬유의 4~7%에 심각한 손상이 있으며, 혈관의 파괴가 있다. 또한 백혈구 및 적혈구가 근육에서 관찰되고, 근육을 지배하는 신경의 반 정도가 손상받는 것으로 알려져 있다. 이는 단순히 무중력에 의한 근육의 미사용뿐 아니라, 스트레스, 영양 부족 및 방사선에 의한 손상들로 설명되고 있다.

⑦ 골 손상

무중력 환경에서 골 생성에 대한 요구도는 감소된다. 일차적으로는 분해되는 경향이며 이러한 골 소실은 체중 부하가 많은 척추나 하지 골격 부위에서 흔히 일어나고 두개골 및 수부골은 영향을 받지 않는다.

현재까지 인정되고 있는 대응책은 식이와 운동만이 이러한 골격계의 소실을 부분적으로 예방한다고 알려져 있다. 트레드밀이나 자전거를 이용하여 장시간 인내력이 요구되는 운동보다는 짧은 기간에 강도가 높은 운동을 하는 것이 효율적이라 알려져 있다.

⑧ 고칼슘 혈증

체액의 감소와 골격의 광물질 소실은 혈중 칼슘의 농도를 증가시키며 이로 인해 요로결석의 위험도가 증가된다.

⑨ 면역 체계 변화

장기간 무중력의 노출은 인체 면역 상태 변화를 초래한다. 혈중 중성구의 감소, 호산구 및 단핵구의 증가, B세포의 증가, 스테로이드 호르몬의 증가, T세포의 손상 등을 볼 수 있다. T세포 기능의 소실은 인체가 종양에 대한 저항력이 감소됨은 물론 우주방사선 환경에 의해 건강이 악화될 수 있다.

⑩ 의료 시술의 제한

체액의 재분포는 우주에서 약물 흡수에 영향을 준다. 박테리아 세포막은 두꺼워지며 흡수도가 감소하여 항생제의 약효가 감소하게 된다. 또한 우주에서의 수술은 인체 각 기관이 공간으로 떠다니게 되고 혈액이 한곳에 머무르지 않으며 수혈은 기계적인 보조가 필요하기 때문에 많은 제한을 받게 된다.

⑪ 공간 정위 및 현기증

우주에서는 중력에 대한 안정된 기준이 없기 때문에 우주 승무원들은 수직 방향에 대한 예기치 않은 감각을 경험한다. 특히 대뇌는 운동과 위치에 대한 판단을 위해 다른 감각기 사용보다는 시각신호에 더욱 의존하게 된다.

⑫ 자세와 신장의 변화

인간의 중립자세는 태아가 취하고 있는 편안한 자세이다. 척추는 늘어나게 되어 신장이 증가되는 것을 볼 수 있다. 신장의 증가로 우주복이 잘 맞지 않는 불편함이 있다.

위에서 언급된 무중력에 의한 생리적 변화들은 우주에 체류하는 동안에는 그리 큰 문제가 아니지만 우주에서 지구로 귀환하게 될 때 중력의 영향을 다시 받게 되는데 이러한 환경의 변화가 인체에 강한 스트레스를 주게 된다.

(2) 비행피로

피로는 업무 수행능력이 현저히 감소되거나 응급 상황에 민감하게 대처하지 못하는 기량의 쇠퇴를 일으키는 상태를 말하며, 피로는 항공기 운항 중 여러 예기치 못한 상황에 적절하고 기민한 대처를 방해하여 항고기 사고를 일으킬 수 있다.

실제로 조종사의 비행피로는 예방 가능한 항공사고의 가장 큰 원인으로 지목되고 있고, 여러 조치에 의해 조종사의 비행피로를 예방할 경우 15~20%의 항고기 사고를 방지할 수 있다고 연구자들은 말한다. 또한 공군항공우주의료원 김상섭, 정기영의 "고고도 비행 조종사들의 업무량과 직무 스트레스, 피로도에 대한 연구"에서 고고도 비행 조종사들이 피로도와 사회심리건강 상태에서 좋지 않은 것으로 보고 된 바와 같이 장기간 우주비행을 하는 우주인에 대한 피로와 관련된 건강문제를 고려해야 한다.

(3) 우주비행과 면역

우주비행을 하게 되면 고립된 환경에 처하게 되고 그 속에서 만나게 되는 다양한 인자들로 인해 신체에 여러 가지 변화가 일어난다. 이러한 인자들로는 미소중력(microgravity), 스트레스, 방사능, 생체리듬의 파괴, 음식 섭취의 제약 등이 있다. 우주비행 시 겪게 되는 생리기능의 변화 중 가장 중요한 것 중의 하나가 면역기능의 변화이다.

우주비행의 영향에 대한 인체 연구는 제한적이지만 가장 많이 사용되는 실험 모델은 머리를 아래로 기울인 상태에서 장기간 침상에 누워 있는 모델(Chronic Bed Rest with a Head-down Tilt)이다. 다른 모델들로는 피시험자를 격리시키거나 수면 박탈을 통해 생체리듬을 파괴하는 것 등이 있다. 이런 모든 실험 모델들은 우주비행 시에 일어날 수 있는 환경과 유사한 환경을 만들어 주는 것이지만 실제 상황을 그대로 재현할 수 없다는 제약점을 안고 있다. 격리와 장기간 침상에 누워 있게 한 연구에서는 사이토카인 생성과 백혈구 기능에 변화가 관찰되었다. 수면을 박탈한 사람에게서는 종양괴사인자(Tumor Necrosis Factor)-α 수용체와 인터루킨-6의 혈장농도에 변화가 있었다.

대부분의 인체 연구는 우주비행이 세포 매개 면역에 미치는 영향에 관한 것이었다. 아폴로-소유즈, 스카이랩, 우주왕복선, 소련의 우주비행 등에 참가했던 우주비행사들로부터 얻은 백혈구에서 분열촉진인자로 유발한 배발생이 억제된다는 것을 발견하였다. 소련과 헝가리가 함께한 우주비행 연구에서는 우주비행사에서 착륙 직후 채취한 백혈구에서 인터페론-α/β의 생성능력이 감소해 있었다. 우주비행에서 복귀한 승무원에서 채취한 세포에서 백혈구 아형의 분포, 인터페론 등 사이토카인의 생성, 자연살상 세포의 활성도도 변하였다.

면역 반응의 지표 중 하나인 지연성 과민에 대한 피부 검사를 실시한 결과, 우주비행 중에 이러한 반응이 억제되는 것을 알 수 있었다. 지연성 과민 피부 검사는 세포매개 면역력을 알 수 있는 간단한 검사라고 할 수 있다.

우주비행이 헤르페스 바이러스 재활성화에 미치는 영향에 관한 연구도 진행되었다. 우주왕복선의 승무원들에서 엡스타인-바 바이러스(Epstein-Barr Virus)의 재활성화가 관찰되었다. 이러한 결과는 우주비행이 잠복 바이러스들을 재활성화시킬 수 있음을 보여 준다고 할 수 있다. 지속적인 바이러스 감염은 비호지킨 림프종 등 암과도 연관이 있기 때문에 우주비행 승무원들의 종양 발생 가능성도 시사한다.

2) 인공중력

(1) 항공우주 환경에서 인공중력

인체가 우주에 장기적으로 체류하는 데 있어서 가장 큰 제한 사항은 미소 중력(Microgravity)의 장기간 노출이다. 장기간 미소 중력 노출은 인체 내성에 중대한 제한을 주어 거의 전 기관에 생리적인 변화를 주고 있다.

이러한 한계를 극복하기 위하여 인류는 다양한 대책들을 고안하여 시행하여 왔다. 현재까지 사용된 대책으로는 약물, 근육 전기 자극, 수분 공급, 식이요법, 비행 적응 훈련뿐 아니라 신체적 훈련 등이 우주와 지상에서 다양하게 접근되었다.

현대 과학으로 우주선 내에 인공 중력의 적용을 위한 방법에는 두 가지 방법을 고려할 수 있다. 하나는 우주선 내부에 가속도 장비를 장착하여 가속도를 만들어 내는 방법과 두 번째는 우주선 자체 회전을 통해 중력을 생산하는 방법이 있다. 후자의 경우, 우주선 자체를 회전하는 방법은 우주선 제작과 관련하여 기술적인 면을 포함하여 엄청난 비용이 요구된다. 따라서 우주선 내부에 가속도 장비를 장착하는 방법이 더 현실성 있게 고려되고 있으며 여기에 해당되는 것으로 Self Powered Short Arm Human Centrifuge 또는 우주 자전거(Space Cycle) 등이 있다.

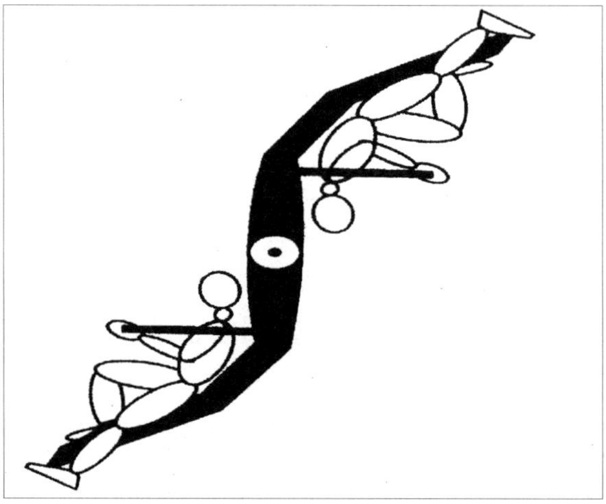

[그림 3-16] 우주자전거(Space Cycle Schematic Configuration)

(2) 신체 중요 기관별 인공중력 적용연구

우주 환경 노출이 인체 전 기관에 다양한 생리적인 변화를 초래하는 것은 이미 알려져 있다. 이러한 변화를 근본적으로 해결하기 위한 방법으로 인공 중력이 대두되고 있으며 그 동안 인공 중력에 대한 연구들이 진행되어 왔다.

① 심혈관계 실조현상(Cardiovascular Deconditioning)에 대한 연구

Iwase는 건강한 12명을 대상으로 지상에서 모의 무중력 상태인 -6 Degrees Head-down Tilt Bed를 14일간 적용 후 +1.2Gz 가속도에 노출된 집단 6명과 노출되지 않은 6명, 두 집단으로 분류하여 가속도 노출 후 혈장량, 체액량, 심박수, 교감신경 활성도 그리고 Head-up Tilt Response들에 대한 결과를 연구하였다.

대조군과 비교했을 때 심혈관계 실조를 예방할 수 있다는 의미 있는 연구 결과를 보고하였다. 한편 Iwasaki 등은 건강한 성인 20명을 대상으로 지상에서 모의 무중력 상태인 Head-down Tilt Bed를 4일간 적용 후 +2.Gz 가속도에 노출된 집단 10명과 노출되지 않은 집단 10명, 두 집단으로 분류하여 심혈관계 실조에 대한 연구를 하였다. 대조군과 비교하였을 때 하루 1시간 가속도 노출된 집단에서 무중력에 의한 자율 신경 변화를 방지한다는 연구 결과를 보고하였다.

또한 Sasaki와 동료들은 건강한 성인 12명을 대상으로 지상에서 단기간 모의 중력 환경인 Head-down Bed Rest를 4일간 적용하였다. 가속도에 의한 영향을 평가하기 위하여 +2.Gz 가속도를 하루 30분간 시행한 가속도 집단 8명과 대조군 4명으로 분류하여 부교감 신경 활동성, 압 반사 활동성(Baroreflex Activity)을 측정하였다. 대조군과 비교하여 가속도 집단은 단기간 무중력 환경 노출 후 심혈관계의 자율 신경기능을 유지할 수 있다는 의미 있는 결과를 보여 주었다.

② 골 소실에 대한 연구

인간과 동물에서 무중력으로 인해 골격계의 Stress가 없어지며 결국 골 밀도가 감소하는 것은 알려진 사실이다. 동물 실험에서 보면 10일 동안 우주비행을 시행한 쥐에서 뼈를 생성하는 조골세포의 수와 활동성이 의미 있게 감소한다는 연구를 보고하였다.

또한 인간의 체중 부하와 밀접한 관련이 있는 중골(Oscalcis)에서 골 질량이 감소하며 이는 임무의 기간과 비례하여 지속되고 비가역적일 수도 있다는 보고가 있었다. 골다공증 예방과 치료에 대한 학계의 다양한 역학 조사에 의하면 폐경 후 골격계의 항상성에 중요한 역할을 하는 것은 충격 부하로 알려져 있다. 물론 지구상에서와 같은 중력 환경이 인체의 골격계를 유지하는 데 중요하나 무중력 상황에서 충격 부하를 부여하는 것 또한 골 소실을 유지하는 데 중요한 것이다. 따라서 Space Cycle과 같은 자가 동력 장비는 충격 부하를 우주인에게 적용함으로써 골 소실 방지에 중요한 역할을 할 것이다.

③ 근육 위축에 대한 연구

우주비행이 근육계에 미치는 영향은 동물과 인간 모두에게서 근육의 위축, 근섬유의 변환(지근섬유에서 속근섬유로의 변환) 및 근섬유의 손상 등이다. 지상에서 연구들은 등장성 및 등속성 운동을 통해 골격근의 기능 소실을 예방하는 효과가 있다는 연구 보고가 있다.

인공중력은 근육의 질량을 유지하는 것으로 여러 관찰을 통하여 밝혀져 있으며 또한 무중력에 의하여 발생되는 근육의 구조적 · 기능적 소실을 예방하는 데 유용할 것으로 학자들은 믿고 있다.

④ 기타 연구

심장 기능 변화에 대해 [그림 3-17]과 같이 Centrifuge를 이용, 인공중력을 적용한 연구에서는 건강한 성인 9명을 대상으로 하루에 5분, 분당 30~34 회전 속도를 7일간 적용한 후 심장 기능을 관찰한 결과 가속도 전후 비교 시 가속도를 적용한 집단 이심박동수(Heart Rate), 좌심실 박출시간(Left Ventricular Ejection Time), 일회 박출량(Stroke Volme)이 증가하였다.

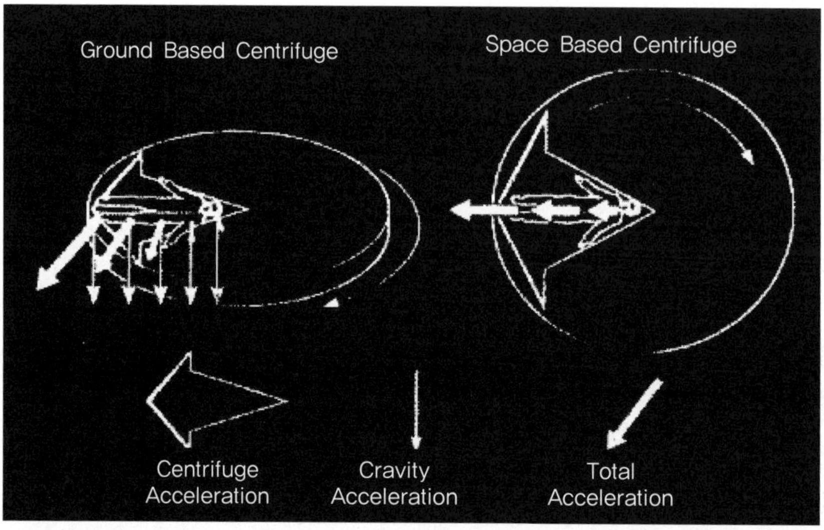

[그림 3-17] 우주 환경에서의 가속도 발생 차이

지상에서 가속도 장비를 이용하여 가속도 부하를 적용할 때는 지구의 중력 방향과 가속도에 의한 방향이 합방향으로 중력이 부과되나 우주환경에서는 지구 중력이 없어 순수 가속력에 의해서만 중력이 발생되는 것을 고려해야 한다.

제4장 공항 및 항공기의 이해

1. 공항시설과 이용

1) 공항

'비행장'이란 항공기의 이륙[이수(離水) 포함]·착륙[착수(着水) 포함]을 위하여 사용되는 육지 또는 수면(水面)의 일정한 구역이며 '공항'이란 공항시설을 갖춘 공공용 비행장으로서 국토해양부장관이 그 명칭·위치 및 구역을 지정·고시한 것을 말한다(항공법 2조 6-7항).

즉, 공항은 육상비행장 가운데 민간 항공용으로 여객이나 화물의 항공운송에 필요한 시설과 기능을 갖추고, 현재 사용 중인 민간 항공운송용 항공기가 이·착륙이 가능한 비행장을 말하는데 '공항시설'이란 항공기의 이륙·착륙 및 여객·화물의 운송을 위한 시설과 그 부대시설 및 지원시설로서 공항구역에 있는 시설과 공항구역 밖에 있는 시설 중 대통령령으로 정하고 국토해양부장관이 지정한 시설로 육상비행장, 육상헬기장, 수상비행장, 수상헬기장, 옥상헬기장(선상헬기장 포함), 해상구조물 헬기장을 말한다(항공법 2조 8항 및 시행령 제9조의3).

공항의 발달은 상업운송 및 항공기의 발달과 밀접한 관련을 맺고 있다. 최초의 상업 비행은 미국에서 우편물의 수송을 위해 이루어졌고 1925년에는 로스앤젤레스와 샌디에이고를 연결하는 여객 노선을 개선하면서 상업운송이 본격화되었다. 초기의 공항들은 기본적인 시설과 가건물 형태의 여객 청사만으로 극소수의 여객을 수송하였으나 새로운 항공기종의 등장과 함께 항공운송능력이 기하급수적으로 증가함에 따라 장거리 수송, 대량 수송, 신속한 수송 체계가 확립되자 공항의 시설도 근대화의 길로 접어들게 된다.

항공운송이 안전성, 쾌적성과 신속성을 기반으로 일반 교통수단으로서의 지위를 확고히 함에 따라 항공운송 기술의 비약적인 혁신이 이루어지고 공항 내에 여행객의 편의 도모를 위한 각종 편의시설과 면세점의 설치 운영, 여객이 지상을 거치지 않고 항공기에 직접 탑승하는 탑승교(搭乘橋)의 설치가 전 세계적으로 보편화되었다.

항공기의 대형화, 고속화 및 세계경제의 성장에 맞추어 항공교통은 대중화의 길에 접어들면서 하늘길을 이용한 대량·고속 수송시대를 맞이하게 되었다. 이에 따라 공항의 기능과 역할 또한 다양화되어 공항은 거대한 종합 서비스 센터로서의 역할까지도 담당하게 되었고 항공운송 규모의 증대에 따라 공항의 규모도 커지고 최첨단 과학기술에 의한 항공기 및 항행 시스템의 발달로 항공운송의 안전성뿐만 아니라 여객과 화물의 원활한 운송기능까지 가능하게 되었다. 또한 각국의 경제발전과 국제교류 증대에 따라 항공여객 및 화물의 수송량이 지속적으로 증가할 것이므로 세계 각국의 주요 공항들은 공항의 기능을 재정비하고 최첨단시설을 도입하고 있다.

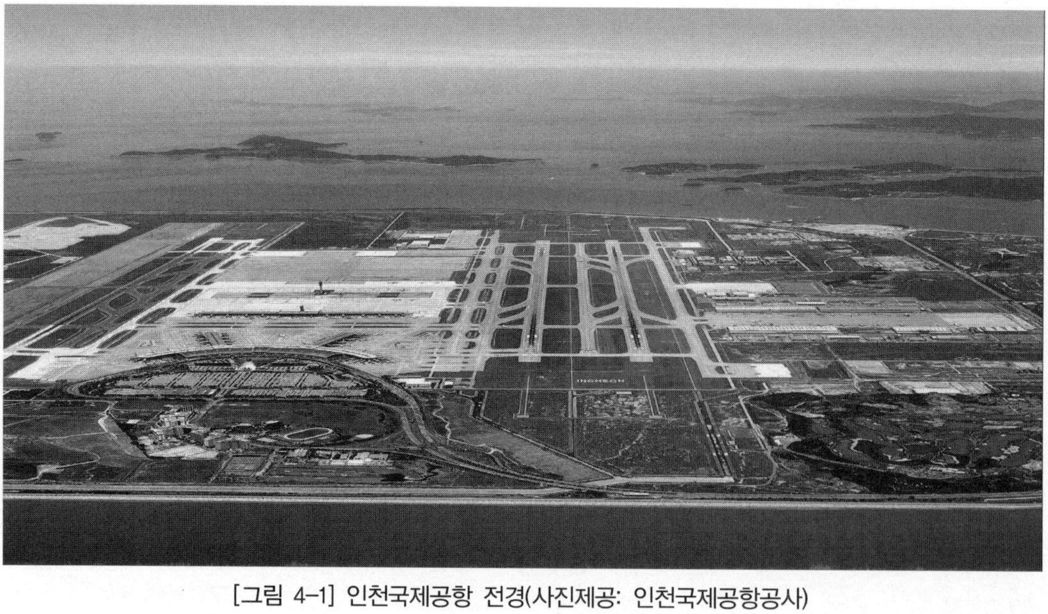

[그림 4-1] 인천국제공항 전경(사진제공: 인천국제공항공사)

2) 공항 관련 기본 시설 및 지원시설

공항 관련 기본 시설은

가. 활주로, 유도로, 계류장, 착륙대 등 항공기의 이착륙시설

나. 여객터미널, 화물터미널 등 여객시설 및 화물처리시설

다. 항행안전시설

라. 관제소, 송수신소, 통신소 등의 통신시설

마. 기상관측시설

바. 공항 이용객을 위한 주차시설 및 경비 · 보안시설

사. 이용객에 대한 홍보시설 및 안내시설 등이 있다.

공항 관련 지원시설은

가. 항공기 및 지상조업장비의 점검 · 정비 등을 위한 시설

나. 운항관리시설, 의료시설, 교육훈련시설, 소방시설 및 기내식 제조 · 공급 등을 위한 시설

다. 공항의 운영 및 유지 · 보수를 위한 공항 운영 · 관리시설

라. 공항 이용객 편의시설 및 공항 근무자 후생복지시설

마. 공항 이용객을 위한 업무 · 숙박 · 판매 · 위락 · 운동 · 전시 및 관람집회시설

바. 공항교통시설 및 조경시설, 방음벽, 공해배출 방지시설 등 환경보호시설

사. 상 · 하수도 시설 및 전력 · 통신 · 냉난방시설

아. 항공기 급유시설 및 유류의 저장 · 관리시설

자. 항공화물을 보관하기 위한 창고시설

차. 공항의 운영 · 관리와 항공운송사업 및 이와 관련된 사업에 필요한 건축물에 부속되는 시설 등이 있다(항공법 시행령 제10조).

* 국제공항은 위의 기능 외에도 출입국관리의 3대 업무(CIQ: 세관 · 출입국관리 · 검역)를 위한 시설과 기능이 추가되어야 한다.

(1) 활주로(Runway)

활주로는 항공기가 이착륙할 때 부양(浮揚)하는 데 필요한 양력을 얻거나 감속하여 정지하기 위해 활주하는 노면(路面)으로 공항시설 중 가장 중요한 시설이다. 활주로의 수는 항

공 수요와 기상조건을 고려하여 결정되는데 일반적으로 그 공항지역에서 바람이 가장 많이 부는 방향으로 설정하여 바람의 영향을 최소화한다. 활주로는 길이뿐만 아니라 강도가 중요한데 이착륙하는 항공기의 하중 및 교통량에 견딜 수 있도록 포장되어야 하며 각 공항의 활주로에는 강도가 표시되어 있다. 일반적으로 공항의 규모는 활주로의 수와 길이에 의해 결정된다.

항공기가 착륙을 잘못하여 다시 착륙하거나(진입복행), 활주로를 이탈할 경우에 그 안전을 확보하기 위해 설치된 지역을 '과주대'라고 한다. 일반적으로 항공기는 착륙 시 활주로 길이의 60% 이내의 거리에서 정지하도록 되어 있는데 접지점이 틀렸거나 브레이크에 고장이 발생하거나 활주로 표면이 미끄러운 경우 항공기가 활주로 말단(Runway Threshold)에서도 정지하지 못하고 이를 넘어가서(Overrun) 정지하는 경우가 발생할 수 있다. 이런 경우에 대비하여 활주로 양 바깥쪽으로 항공기의 중량을 견딜 수 있는 강도를 가진 구역을 연장 설치하고 있는데 이것을 '과주대'라고 한다.

(2) 유도로(Taxiway)

유도로는 항공기가 공항의 활주로와 주기장 및 정비지역을 왕복하는 데 이용하는 통로이다. 착륙 횟수가 적은 공항에서는 활주로와 주기장을 연결하는 유도로가 많이 필요하지 않으나 이착륙 횟수가 많은 공항에서는 선회유도로, 평행유도로, 고속탈출유도로 등 여러 종류의 유도로가 필요하다.

(3) 계류장(주기장, Apron)

공항의 격납고나 터미널 앞의 포장된 구역으로 승객의 항공기 탑승, 화물의 적재 및 하기, 연료보급 및 정비 등을 하기 위해 항공기가 주기하는 장소를 주기장이라고 한다. 터미널 건물과 정비시설에 인접해서 위치한다. 그 목적에 따라 탑승주기장(Loading Apron), 정비주기장(Maintenance Apron), 야간주기장(Night-stay Apron) 등으로 나뉘며 주기장의 수를 나타내는 단위로 '스팟(Spot)'을 사용한다. 인천국제공항의 경우 총 103개(여객터미널 44개/원격주기장 16개/화물터미널 24개/기타 19개)의 주기장을 보유하고 있다.

(4) 착륙대(Runway Strips)

착륙대는 항공기가 활주로를 이탈하는 경우 항공기와 탑승자의 피해를 줄이기 위하여 활주로 주변에 설치하는 안전지대로서 국토해양부령으로 정하는 길이와 폭으로 이루어지는 활주로 중심선에 중심을 두는 직사각형의 지표면 또는 수면을 말한다(항공법 2조 11항). 공항은 착륙대의 크기에 따라 그 등급이 정해지는데 항공법에서는 착륙대의 규모를 9등급으로 구분하여 비행장의 규격을 정하고 있다.

(5) 항행안전시설 및 관제시설

항행안전시설(NAVAID)은 유선통신 · 무선통신 · 불빛 · 색채 또는 형상에 의하여 항공기의 항행을 보조하고 원조하기 위하여 설치되는 시설을 총칭하는 것으로 조종사로 하여금 기상상태와 관계없이 안전하게 비행하고 공항에서 이륙과 착륙이 가능하도록 지원해 주는 시설이다(항공법 제2조 및 항공법시행규칙 제10조).

① 항행안전무선시설

전파를 이용하여 항공기에 활주로의 착륙 정보를 제공함으로써 항공기의 항행을 돕는 시설로 위성항법시설, 레이더시설, 계기착륙시설, 위성항법신호모니터시설, 전방향표지시설, 거리측정시설 등이 있다.

② 항공등화시설

등화시설(ALS, Airfield Lighting System)은 불빛을 이용하여 항공기의 안전한 항행을 돕는 시설로 비행장등대, 선회등, 진입등, 진입각지시등, 활주로등, 비상용활주로등, 경계등안내등, 주기장식별표시등, 탑승교유도접현등 등이 있다.

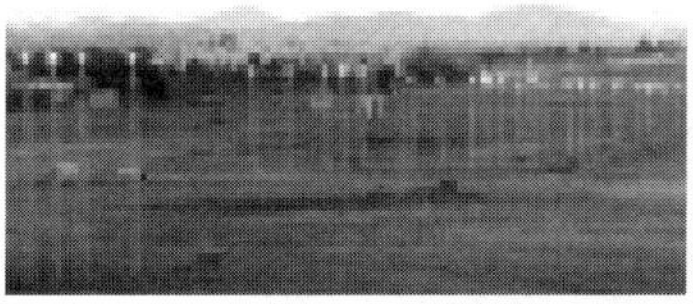
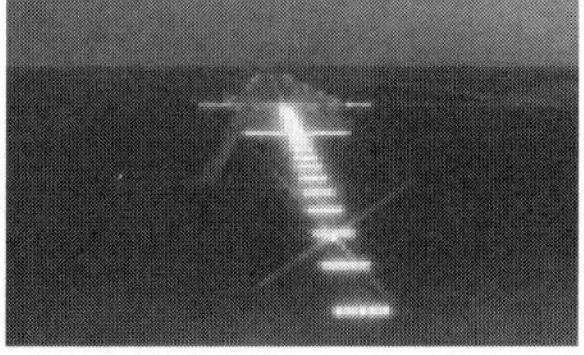

[그림 4-2] 항공등화시설

③ 항공정보통신시설

전기통신에 의하여 항공교통업무에 필요한 정보를 제공 · 교환하기 위한 시설로 단거리이동통신시설, 단파이동통신시설, 초단파디지털이동통신시설, 항공이동위성통신시설, 관제사 · 조종사 간 데이터링크통신시설, 항공정보교환망, 항공관제정보교환망, 항공직통전화망,

항공종합통신망과 공항정보방송시설 및 디지털공항정보방송시설 등의 항공정보방송시설이 있다.

④ 관제시설

항공교통관제업무(Air Traffic Control Service)는 항공기간 충돌방지, 항공기와 장애물 간 충돌방지, 항공교통흐름의 조절 및 촉진을 위하여 관제탑(Control Tower), 접근관제소(Approach Control), 지역관제소(Area Control)가 수행하는 항공기간 분리(Seperation), 레이다 유도(Radar Vectoring), 항공교통관제허가 발부(Air Traffic Control Clearance Issuance) 등의 업무로 항공기가 안전하고 경제적이고 효율적으로 운항할 수 있도록 지원하는 것이다. 이는 주로 관제탑과 관제소에서 이루어지는데 이곳을 관제시설이라고 한다.

인천국제공항은 지상 22층 높이의 100m의 관제탑이 설치되어 있으며, 활주로의 시정거리가 50m인 상태에서도 항공기의 착륙이 가능하도록 계기 착륙시설과 표지시설을 갖추고 있다.

(6) 여객터미널

여객터미널에는 출입국 승객 관련 편의시설이 밀집한 공간으로 항공사 사무실, 탑승수속카운터, 수하물인도장 등의 항공사 업무시설과 수화물 및 화물보안검색시설, 여객보안검색시설 등의 보안시설이 위치해 있다. 그 외에 세관, 법무부 출입국관리사무소, 여행자 검역소, 병무신고사무소 등 정부 관련 시설과 종합안내데스크, 영사민원서비스센터, 의료센터, 면세품인도장, 휴게실, 식당, 은행 등 각종 편의시설이 있다.

21세기 수도권 항공운송의 수요를 분담하고 동북아시아의 허브(Hub)공항으로서의 역할을 담당하기 위해, 영종도와 용유도 사이를 매립하여 1992년 착공하여 8년 4개월 만에 총 공사비 7조 8,000여 억 원이 투입되어 2001년 3월 29일 개항한 인천국제공항의 여객터미널은 체크인카운터가 270개, 여권심사대 120개, 보안검색대 28개가 있으며 출발여객 처리용량은 시간당 6,400명을 자랑한다.

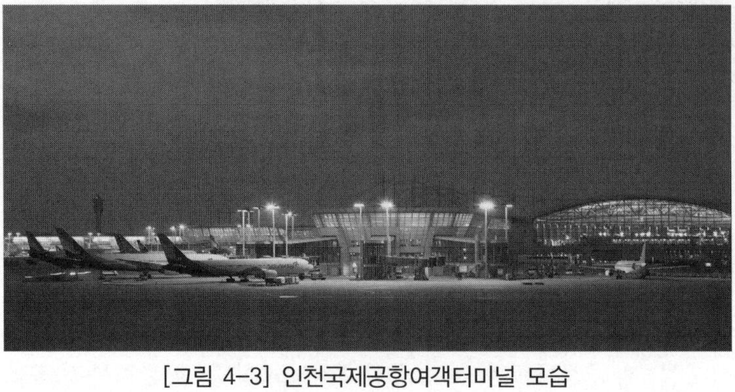

[그림 4-3] 인천국제공항여객터미널 모습

(7) 화물터미널

화물터미널은 공항에 근접한 시설에서 항공화물을 모아 처리하는 시설로 각 항공사 및 화물대리점들이 수출입화물 및 통과화물에 대한 업무를 수행하는 곳이다. 인천국제공항 화물터미널은 항공기 24대를 동시에 세울 수 있는 시설을 갖추고 있으며, 연간 화물처리능력은 170만 톤이고 계류장 시설은 33만 평으로 항공기 60대를 동시에 계류할 수 있는 능력을 갖추고 있다.

(8) 정비시설

항공기에 대한 정비 · 점검 등의 작업과 검사를 수행하는 시설이다.

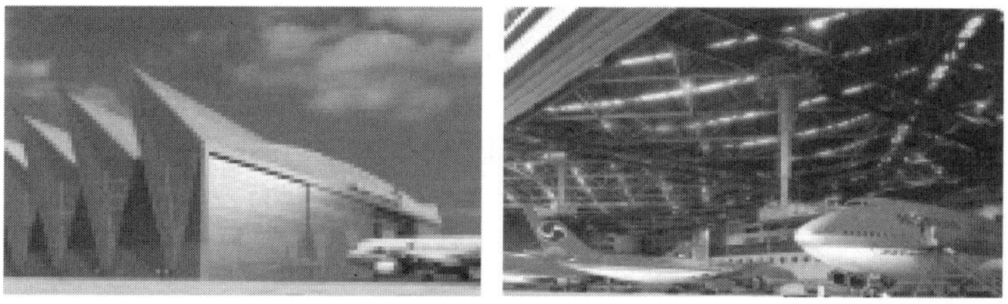

[그림 4-4] 항공기 정비시설

(9) 지상조업시설

지상조업 활동은 지상에서 도착, 출발, 통과하는 모든 항공기의 운항에 필요한 제반 업무를 지원해 주는 활동으로 항공기 유도, 항공기 견인, 항공기 전원공급 등의 업무와 수하물 탑재 및 하역, 항공기 객실청소 및 정리정돈, 기내 소모품 교환 등과 같은 대 고객 서비스와 식수공급, 기내식 탑재, 항공기 외부 청소, 제설 및 방빙, 화장실 서비스 등에 이르기까지 항공기의 원활한 운항을 위한 지상에서의 전반적인 지원 업무가 수행된다.

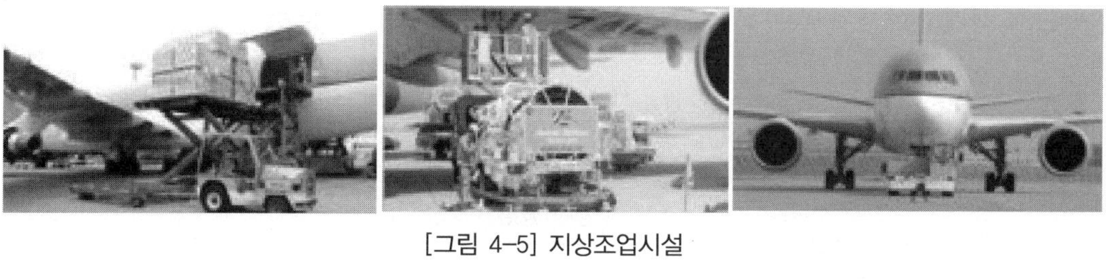

[그림 4-5] 지상조업시설

(10) 항공기 급유시설

탱크에 저장된 항공유를 땅속으로 연결된 파이프를 통해 펌프카를 이용하여 계류 중인 항공기에 급유하는 시설이다. 항공기가 급유를 받아야 할 경우에는 대개 주기장 내의 급유전을 통해 연료를 공급받게 되는데 이때 하이드랜트(Hydrant) 펌프트럭이 지하배관과 연결된 지상 급유전의 밸브와 항공기 연료탱크의 밸브를 중간에서 연결한 후 펌프기를 가동하여 급유한다. 종종 급유전이 없는 공항이나 급유전으로부터 먼 곳에 주기한 항공기는 연료를 실은 탱크트럭이 이동하여 급유를 하는 경우도 있다.

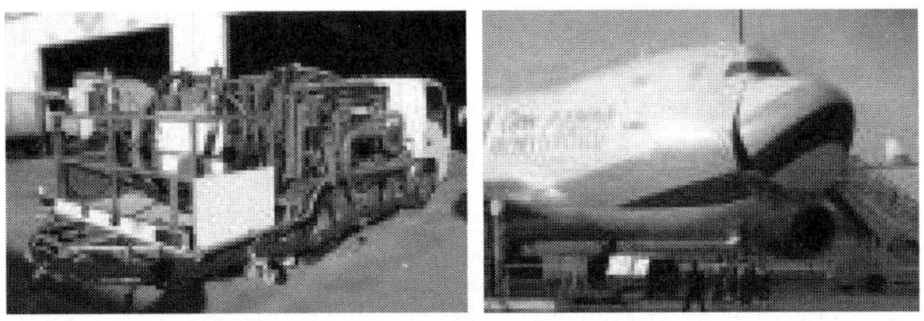

[그림 4-6] 항공기 급유시설

3) 출입국 절차

(1) 출국(Departures) 절차

탑승수속(수하물 위탁 및 좌석배정)

▼

출국장 입장

▼

세관신고(Customs Clearance)

▼

보안검색

▼

출국심사(Immigration Clearance)

▼

항공기 탑승

① 공항 도착

출발 전 항공권과 여권 유효 기간을 재확인하고, 세관신고와 출국심사에 관한 정확한 정보를 확인한 후 항공기 출발시간으로부터 충분한 여유시간을 가지고 공항에 도착한다.

• 병무신고

병역 의무자가 국외를 여행하고자 할 때는 병무청에 국외여행허가를 받고 출국 당일 법무부 출입국에서 출국심사 시 국외여행허가증명서를 제출하여야 한다.

〈병무신고 대상〉

- 25세 이상 병역미필 병역의무자(영주권사유 병역연기 및 면제자 포함)
- 연령제한 없이 현재 공익근무요원 복무중인 자, 공중보건의사, 징병전담의사, 국제협력의사, 공익법무관, 공익수의사, 국제협력요원, 전문연구요원/산업기능요원으로 편입되어 의무종사 기간을 마치지 아니한 자

• 검역신고

검역소에서 외국여행자, 동물, 식물에 대한 검역 및 증명서 발급 업무를 하고 있으므로 도착지 국가에서 검역증명서를 요구하는지는 사전에 확인하고 출국 전에 필요한 검역 및 증명서를 준비한다.

〈황열〉

아프리카 및 중남미의 황열 감염 위험지역으로 입국하고자 하는 사람은 입국 10일 전에 황열 예방접종을 받고 국제공인예방접종증명서를 휴대하여야 한다. 접종유효 기간은 접종 10일 후부터 10년이며, 국제공인예방접종증명서를 분실하였을 때는 재발급이 가능하다.

〈콜레라〉

입국 시 콜레라 백신을 요구하는 나라는 없으나 고위험지역 여행자 또는 장기체류자는 콜레라 백신의 접종을 고려할 수 있다. 경구용 콜레라 백신은 2회(1~6주 간격) 복용할 경우 85~90% 예방효과를 얻을 수 있다. 가장 기본적이고 효과적인 예방법은 오염된 음식과 음료수를 피하고 개인위생을 잘 지키는 것이다.

② 항공사 탑승 수속(수화물 위탁 및 좌석배정)

항공사별로 탑승 수속 운영 방법이 다를 수 있으므로 사전에 미리 확인할 필요가 있다. 또한 항공기의 안전운항을 위하여 기내로 반입할 수 있는 수하물의 크기를 제한하므로 각 항공사별, 좌석등급별 기내 반입 가능 수하물의 크기 및 무게를 확인하여야 한다.

• 항공기 내 반입 수하물

통상적으로 일반석에 허용되는 수하물의 크기와 무게는 개당 55×40×20(cm) 3면의 합 115(cm) 이하로서 10～12kg까지(1개)이다.

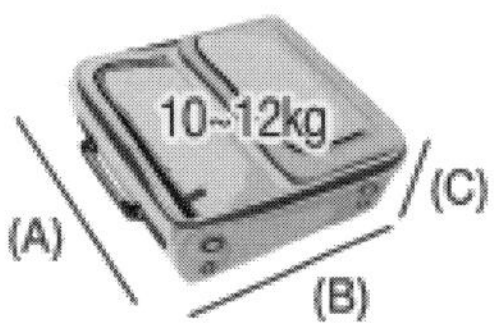

A+B+C=115cm 이하(1개)

• 위탁 수하물

수하물로 위탁(화물칸으로 운반)하는 경우에는 가로+세로+높이의 합이 158cm 이하이며 무게는 23kg 이하인 짐을 2개까지 위탁할 수 있다(미주 노선, 일반석 기준).

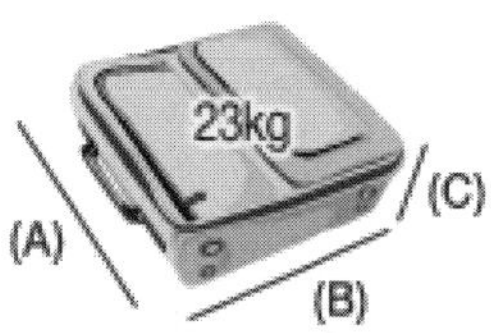

A+B+C=158cm 이하

각 항공사별, 노선별, 좌석 등급별로 무료 수하물 위탁 가능 기준 또한 차이가 있으므로 이용할 항공사로 직접 확인하고 준비하여야 한다.

• 대형 수하물

대형 수하물은 항공사 탑승수속카운터에서 요금을 지불한 후 세관신고카운터에 신고하고 대형 수하물카운터에 위탁한다.

• 기내반입 금지물품

기내반입 금지물품(Restricted Items)은 항공기의 안전운항 및 여객의 생명과 재산을 보호하기 위하여 비행기에 탑승하는 모든 승객이 휴대하는 물품 중 휴대 및 탑재가 금지되는 물품을 말한다. 기내반입금지물품을 휴대 또는 탑재할 경우 해당 물품은 기내반입이 금지된다.

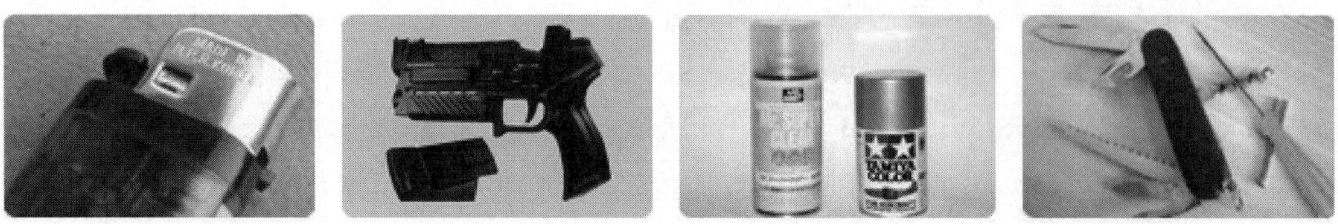

[그림 4-7] 기내반입금지물품

- 발화, 인화성 물질: 다량의 라이터 혹은 성냥, 딱성냥, 라이터 연료, 페인트, 시너 석유 버너 램프, 캠핑장비
- 고압가스 용기: 휴대용 부탄가스, 각종 스프레이, 스쿠버 다이빙 공기통, 산소통
- 무기 및 폭발물: 총기, 도검류, 폭죽, 탄약, 화약, 호신용 최루가스 분사기 등
- 기타: 독극물, 부식성 물질, 방사능 물질, 자기성 물질, 유해 물질, 자극성이 강한 물질
- 개인용 화장품목(향수, 헤어스프레이, 에어로졸): 용기당 0.5리터, 1인당 2개까지 가능
- 승객 본인이 소지한 라이터 혹은 성냥: 1개 이하
- 포장 용기에 들어 있는 드라이아이스: 2kg 이하(항공사의 사전 승인 필요함)
- 의료용 산소통과 체온계, 온도계: 의료용 소형 산소통은 항공사의 사전 승인 필요함

③ 출국장 입장

공항 보안요원에게 여권과 탑승권을 제시하고 출국장으로 입장한다.

④ 세관신고(Customs Clearance)

고가의 물품을 휴대하고 출국할 경우 휴대물품 반출신고서를 작성하여 세관공무원의 확인을 받아야 한다.

⑤ 보안검색

탑승수속 및 세관신고를 완료한 후 출국장으로 이동하여 보안검색을 받아야 한다. 휴대물품에 대한 X-레이 검색 및 필요 시 신발, 촉수 등 추가검색이 있을 수 있다. 문형 탐지기 통과 후 검색요원의 검색을 받는다.

⑥ 출국심사(Immigration Clearance)

여행객은 유효한 여권을 소지하고 도착국가 또는 경유하는 국가의 유효한 입국사증 소지 여부를 확인받아야 한다. 출국심사 후 면세지역에서는 현금출금 및 휴대폰로밍(일부 통신사 가능)이 불가능하므로 출국심사 전에 여행에 필요하신 준비를 완료하여야 한다.

⑦ 항공기 탑승

출국심사를 마친 후 지정된 탑승구로 이동하여 항공기에 탑승한다. 통상적으로 항공기 탑승은 항공기 출발 30분 전에 시작하여 10분 전에 탑승이 마감되므로 늦지 않도록 주의하여야 한다(*인천국제공항에서는 출국 승객 개개인에 대해 안내 방송을 하지 않으므로 각별한 주의가 필요하다).

(2) 입국(Arrivals) 절차

도착

▼

검역(Quarantine)

▼

입국심사(Immigration Clearance)

▼

수하물 회수

▼

세관검사(Customs Clearance)

▼

입국장

[그림 4-8] 입국 절차 흐름도

① 입국 서류 작성(항공기 내)

항공기 내에서 입국에 필요한 서류를 미리 작성해두면 편리하다. 입국 서류는 검역질문서, 여행자 휴대품신고서이다.

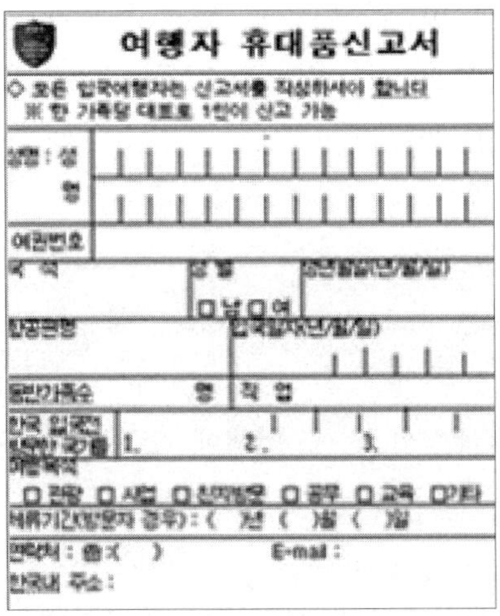
여행자 휴대품신고서

○ 모든 입국여행자는 신고서를 작성하셔야 합니다
※ 한 가족당 대표로 1인이 신고 가능

성명 : 성
명

여권번호

국 적 | 성 별 □남 □여 | 생년월일(년/월/일)

항공편명 | 입국일자(년/월/일)

동반가족수 명 | 직 업

한국 입국전 방문한 국가들 1. 2. 3.

여행목적
□관광 □사업 □친지방문 □공무 □교육 □기타

체류기간(방문자 경우): ( )년 ( )월 ( )일

연락처 : ☎( ) E-mail :

한국내 주소 :

[그림 4-9] 여행자 휴대품신고서식

② 검역신고(Quarantine)

검역 전염병(황열, 콜레라, 페스트, SARS, 조류 인플루엔자 등) 오염지역인 동남아시아, 중남미에서 입국하는 모든 여행자와 발열, 설사, 구토 등의 증상이 있는 경우는 검역질문서를 작성하여 검역관에게 제출하여야 한다. 또한 귀가 후에 설사 등의 증세가 계속될 때에는 검역소나 보건소에 신고하여야 한다.

③ 입국심사(Immigration Clearance)

내국인은 입국신고서를 작성하지 않고 외국인만 입국신고서를 작성한다. 내국인과 외국인 심사대로 분리되어 있는 입국심사대에서 여권, 입국신고서(내국인 제외) 등의 서류를 심사관에게 제출하고 입국심사를 받는다.

④ 수하물 회수

⑤ 세관신고(Customs Clearance)

모든 입국자는 여행자 휴대품신고서를 작성하여 세관 직원에게 제출하여야 한다. 대리 운반하는 물품이 있을 경우 그 물품이 테러 물품, 마약 및 반입이 통제되는 밀수품일 수 있으므로 반드시 세관에 신고하여야 한다.

Tip

세계에서 가장 큰 공항은?
사우디아라비아 킹파드 국제공항. 총면적이 780㎢로 인천공항의 14배이다.

세계에서 가장 오래된 공항은?
미국의 칼리지 파크 공항으로 1909년 설립되었다. 라이트형제가 비행에 성공한 1903년으로부터 6년 후에 건립되었다.

세계에서 가장 긴 활주로를 가진 공항은?
러시아의 우라노프스크-보스토치니 공항으로 활주로 길이가 5,003.22m에 달한다.

세계 최고의 공항은?
미국의 여행 잡지인 글로벌 트래블러지는 2006년과 2007년 세계 최고의 공항으로 인천국제공항을 선정하였다. 영국의 권위 있는 컨설팅 업체인 스카이트랙스는 세계 최고의 공항 1위에 홍콩 첵랍콕 공항을, 2위에 인천국제공항을 선정하였다. 홍콩 첵랍콕 공항은 2006년을 제외하고 6번이나 세계 최고의 공항에 선정되는 영광을 안았다.

2. 항공기의 발달과 구조

1) 항공기의 발달

새처럼 자유롭게 하늘을 날고 싶은 인간의 욕망은 아득한 옛날부터 시작되었다. 고대 그리스 신화에도 날개를 만들어 태양을 향해 날아올랐다는 다이달로스(Daedalus)와 이카루스(Icarus)의 이야기가 있듯이 아마도 인류는 기원전부터 하늘을 나는 꿈을 꾸며 비행의 실현을 위해 끊임없이 노력하였을 것이다. 기원전 500년경 중국에서는 소리 나는 연을 이용하여 전쟁 중 심리전에 이용하였는가 하면 일본에서는 거대한 연을 만들어 사람을 태우고 공중정찰에 활용한 일도 있었다고 한다.

비행에 대한 혁신적인 기초이론과 형태는 레오나르도 다빈치(Leonardo Da Vinci, 1452~1519)로부터 시작되었다. 그는 새가 자기의 중량을 지지할 정도로 충분한 공기의 밀도층 위에서는 뜨게 된다는 것을 발견하고 박쥐의 날개를 모델로 한 '오너솝터'를 설계하였다. 레오나르도 다빈치는 인간이 기계적인 날개를 퍼덕임으로써 인간의 체중을 지지해 줄 수만 있다면 하늘을 날 수 있을 것으로 믿었던 것이다. 실제 기계를 만들어 하늘을 나는 실험을 하였는지는 알 수 없지만 그의 연구는 항공학에 있어 비행 원리를 이해하는 데 비약적인 진보를 이룩한 것임에 틀림이 없다.

그 후 사람을 태운 열기구, 비행선과 글라이더로 점차 구체화되면서 마침내 발동기 엔진을 이용한 본격적인 비행에 대한 착상이 20세기에 이르러 실현되었다. 1903년 12월 17일, 라이트 형제(Wilbur & Orville Wright)가 제작한 15마력 4기통 엔진을 장착한 'Flyer 1'이 인류의 역사가 시작된 이래 최초로 인간이 동력에 의한 비행에 성공하였다.

라이트 형제가 최초의 동력 비행에 성공한 후 미국 및 유럽 국가들에서 동력 비행기 개발에 많은 노력을 한 결과 비행기 제작 기술은 지속적으로 발전을 하였으며, 제1차 세계대전은 항공기 개발에 획기적인 계기로 작용하였다. 항공기의 최대 수요처였던 전쟁이 끝나면서 항공기 제작국들은 항공기의 상업화를 모색하게 된다. 제2차 세계대전을 전후하여 제트(jet) 엔진이 개발되면서 속도, 항속성, 쾌속성, 경제성, 정시성 그리고 신뢰성 등 민간 항공기가 갖추어야 할 모든 조건을 갖춘 제트기에 세계는 매혹되었고 이러한 제트기의 출현은 본격적인 제트 여객기 시대의 개막으로 이어졌다.

2) 항공기의 정의

항공기(Aircraft)는 공기에 대해서 상대적인 운동을 하는 날개에서 발생하는 부력, 즉 양력(揚力)을 이용해 비행하는 모든 기기를 뜻하는데 통상적으로 비행기 · 글라이더 · 헬리콥터 · 비행선 · 기구(氣球) 등 사람이 탑승하는 모든 비행체를 말한다. 우리나라 항공법에 의하면 '항공기'란 비행기, 비행선, 활공기(滑空機), 회전익(回轉翼) 항공기, 그 밖에 대통령령으로 정하는 것으로서 항공에 사용할 수 있는 기기(機器)를 말한다. 항공에 사용할 수 있는 기기란 최대이륙중량, 속도, 좌석 수 등이 국토해양부령으로 정하는 범위를 초과하는 동력비행 장치(動力飛行裝置)와 지구 대기권 내외를 비행할 수 있는 항공우주선으로 규정하고 있다(항공법 제2조).

우리가 흔히 항공기와 유사한 개념으로 사용하는 비행기(Airplane)는 추진 장치를 갖추고 고정날개에 생기는 양력을 이용해 비행하는 항공기를 뜻한다. 비행기는 추진 장치에 따라 프로펠러기와 제트기로 구별한다.

3) 항공기의 분류

국내 항공기는 ① 항공기 ② 초경량 비행 장치 ③ 무인 비행 장치로 분류한다.

항공기는 활공기(Glider), 비행선(Airship), 비행기(Airplane), 회전익항공기(Helicopter), 항공우주선 등이 있고, 초경량 비행 장치는 '비행 성능을 제한받는 비행체로서, 레저스포츠 등의 한정된 용도로 사용되며 비교적 자유롭게 운항할 수 있는 하위 개념의 비행 장치'로 동력비행 장치, 회전익 비행 장치(초경량 헬리콥터, 자이로플레인), 패러플레인, 기구 등이 있다.

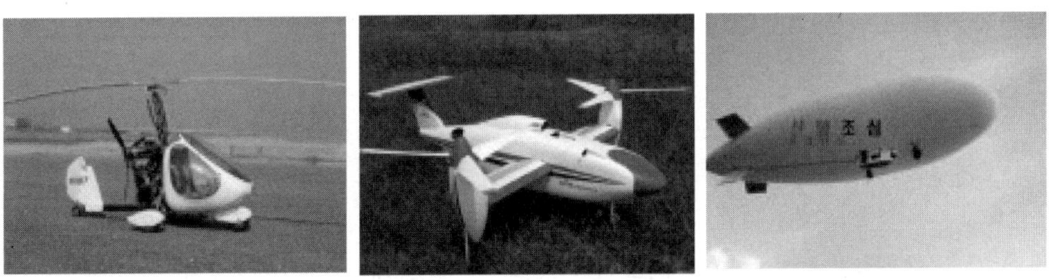

[그림 4-10] 자이로플레인(좌), 무인 비행기(중), 무인 비행선(우)

무인 비행 장치(Unmanned Aerial Vehicles, UAV)는 사람이 타지 않고, 원격조종 또는 스스로 조종되는 비행체를 말한다. 사용 용도에 따라 카메라, 센서, 통신장비 또는 다른 장비를 탑재하기도 하는데 무인 비행기, 무인 회전익 비행 장치, 무인 비행선 등이 해당된다.

4) 비행기 외부 구조

(1) 동체(Fuselage)

비행기 동체에는 주날개, 꼬리날개, 조종 장치, 착륙 장치 및 추진기관 등이 장착되어 있으며, 마루를 기준으로 위, 아래로 구분되어 있어 위쪽에는 조종실과 객실이 있고 아래쪽에는 착륙 장치가 접혀 들어가는 방, 전자제어 장치 공간, 화물탑재 공간 등이 있다. 즉, 동체(Fuselage)는 비행기의 기본 몸체로 조종실과 객실, 화물실로 구성되어 있으며 승객, 승무원, 화물, 연료 등을 탑재하는 공간이다. 승객이 탑승하는 객실은 점보비행기의 경우 Upper Deck과 Main Deck으로 구분되어 있으며 Lower Deck에는 화물실이 있다.

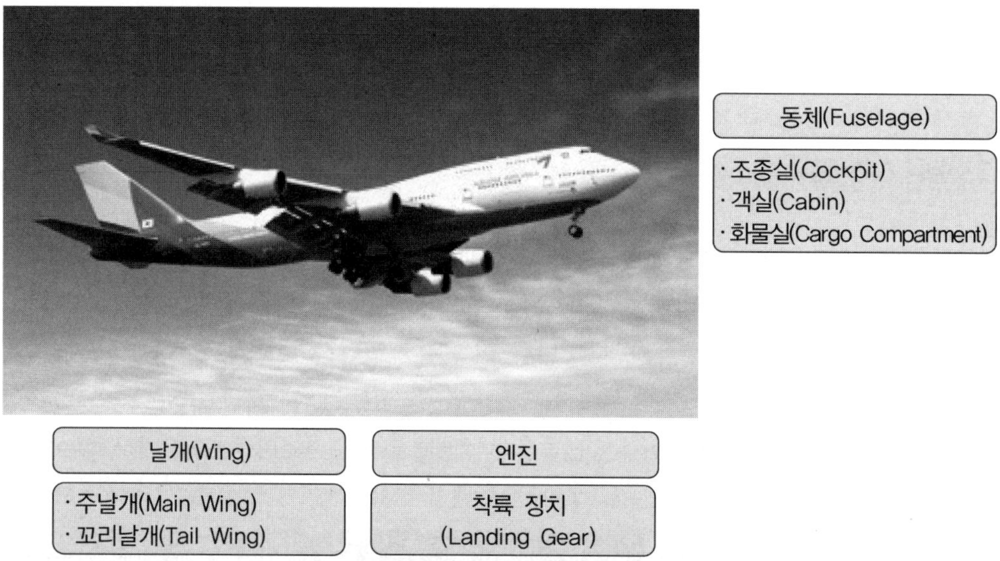

[그림 4-11] 비행기 동체 구조

(2) 날개(Wing)

날개는 주날개(Main Wing)와 꼬리날개(Tail Wing)로 구성되며 비행기가 비행하기 위한 각종 조종 장치들이 부착되어 있다.

① 주날개(Main Wing)

비행기 날개 중 앞에 위치한 커다란 날개로, 비행기를 공중에 뜨게 하는 힘(양력)을 발생시켜 비행기를 뜨게 하는 역할을 담당한다. 즉, 비행기가 공기 속을 빠른 속도로 전진하게 되면 주날개 주위에는 공기력이 작용하게 되는데, 날개 위쪽은 공기압력이 낮아지고 아래쪽은 공기압력이 높아져 비행기가 공중에 떠 있게 되는 것이다. 일반 여객기와 화물기에서 주날개는 동체의 결합부에 연결되어 있으며 왼쪽 날개와 오른쪽 날개로 구분되고 각 날개에는 도움날개(Aileron), 플랩(Flap), 스포일러(Spoiler) 등이 부착되어 있고 연료 탱크(Feul Tank)가 있다.

도움날개(Aileron)는 주날개 후부에 장착되어 있는 장치로 서로 반대방향으로 작동하여 공기력의 불균형을 유발함으로써 비행기를 왼쪽 또는 오른쪽으로 기울이거나 선회운동을 할 수 있도록 돕는 역할을 하며, 플랩(Flap)은 고양력 장치의 일종으로 비행기가 이착륙할 때 양력을 증가시켜 비행기가 이착륙하기 위한 활주거리를 줄여주는 역할을 한다.

□ 항공유

항공유는 비행기에 맞게 만들어진 특수한 기름이다. 등유에 휘발유, 산화방지제, 부식방지제, 빙결방지제 및 미생물 살균제를 혼합한 것으로 JET A-1이라는 항공유를 가장 많이 사용한다. 비행기는 순항고도가 높아 기온이 매우 낮고 기압 또한 낮아진다. 기압이 낮아지면 액체가 많이 증발하게 되는데 항공유는 빙점이 영하 40도로 낮고 휘발성이 적어 높은 고도에서 비행하여도 문제가 생기지 않는다.

비행기에 탑재하는 항공유의 양은

- 출발지에서 목적지까지 가는 데 필요한 연료
- 목적지 공항에 문제가 발생하였을 경우 착륙하게 될 대체공항까지 가는 데 필요한 연료
- 대체공항에서 즉시 착륙하지 못하고 공중 대기할 경우에 필요한 연료
- 마지막으로 예기치 못한 상황에 대비하여 예상비행시간의 10%에 해당하는 연료를 추가하여 탑재한다.

② 꼬리날개(Tail Wing)

비행기가 안정된 상태에서 비행을 유지하기 위하여 꼬리날개가 필요하다. 즉, 꼬리날개는 비행기의 기수 및 방향을 조종하는 장치로 수평안정판(Horizontal Stabilizer)과 수직안정판(Vertical Stabilizer)으로 구성되어 있다.

수평안정판의 뒤쪽에는 승강기(Elevator)가 장착되어 있는데 이는 상하로 작동하여 기수를 위, 아래로 움직이게 하는 장치이다. 또한 수직안정판의 뒤쪽에 장착된 방향키(Rudder)는 좌우로 작동하여 기체의 좌우선회를 돕는 장치로서 배의 방향키와 같은 역할을 한다.

(3) 엔진(Engine)

비행기의 추력을 발생시키는 장치로서 비행기의 이착륙, 상승, 순항 및 기내의 여압, 냉난방을 위한 공기를 제공하는 핵심 장치이다. B747 기종은 4개, B767, B737 기종은 2개의 엔진을 장착하고 있다.

① APU(Auxiliary Power Unit)

비행기의 주엔진이 정지된 상태를 대처하기 위하여 장착된 비행기의 예비동력 장치이다. 지상과 상공에서 모두 작동시킬 수 있는데 주로 비행기의 꼬리날개 안쪽에 장착되어 있다. 지상에서 엔진을 꺼둔 상태에서도 비행기의 시스템 작동 및 기내점검을 위하여 전기동력이 필요할 때 사용하며 비행기의 여압 장치 작동에도 동력을 제공해 준다.

ㅁ **여압 장치**(Cabin Pressurization System)

비행기는 고공(高空)을 비행하기 때문에 기온과 대기압이 낮고 산소량이 부족하게 되며, 급속한 상승 및 하강 시 기내 압력의 급격한 변화가 발생할 수 있기 때문에 이러한 충격을 조절하여 지상과 비슷한 수준의 기압을 유지함으로써 승객 및 승무원에게 쾌적성을 유지시켜 주고 기내의 안전을 도모하기 위하여 설치하는 장비이다.

기내로 들여보내는 공기는 대개 엔진의 공기압축기에서 빼낸 고온 · 고압의 공기를 조절하여 외부로부터 직접 끌어들인 공기와 섞어서 사용한다. 실내의 압력조절은 기내공기가 배출되는 장소에 설치한 밸브(아웃플로밸브)를 조절하여 열어서 한다. 대형 제트여객기에서 비행고도가 7,500m이면 기내고도는 지상(地上)의 압력과 같으며, 1만 2,000m이면 약 2,000m의 해발고도와 비슷한 기압을 유지하게 된다.

② GPU(Ground Power Unit)

비행기의 주엔진과 APU를 사용하고 있지 않을 때 비행기에 필요한 전기동력을 공급하는 지상장비이다.

(4) 착륙 장치(Landing Gear)

착륙 장치는 비행기가 이착륙을 하거나 지상 활주 또는 계류(繫留)하기 위하여 필요한 장치이다. 착륙 장치는 유압에 의해 작동되며, 고속으로 비행하는 중에는 공기저항을 줄이기 위하여 착륙 장치를 동체 안으로 접어서 넣는다. 착륙 장치는 조행 장치, 차륜 장치, 제동 장치 및 충격흡수 장치로 구성된다. 동체와 연결시켜 주는 축으로서 Nose 부분의 Nose

Gear와 동체중앙 부분의 Main Gear로 비행기의 이착륙 시 활주와 제동 그리고 충격흡수를 담당한다.

□ 항공기 등록번호

항공기는 자국의 항공기 등록 원부에 식별기호를 등록하게 되는데 이를 항공기 등록번호라고 한다. 국제민간항공기구(ICAO, International Civil Aviation Organization)에서 국가별로 정한 로마자 대문자(대한민국; HL)로 표기되는 국적기호 뒤에 아라비아 숫자 4개로 구성되며 수직 꼬리날개, 주날개, 착륙 장치(Landing Gear)에 표기한다. 우리나라 항공기 종류별 등록기호 부여 방식은 아래와 같다.

〈표 4-1〉 항공기 종류별 등록기호 부여 방식

<table>
<tr><th colspan="3">항공기의 종류
Category of Aircraft</th><th>등록기호
Registration Mark</th></tr>
<tr><td>활공기(Glider)</td><td colspan="2"></td><td>HL0000-0599</td></tr>
<tr><td>비행선(Airship)</td><td colspan="2"></td><td>HL0600-0799</td></tr>
<tr><td rowspan="16">비행기
Airplane</td><td rowspan="2">피스톤 발동기
Piston Engine</td><td>단발기</td><td>HL1000-1799</td></tr>
<tr><td>다발기</td><td>HL2000-2799</td></tr>
<tr><td rowspan="4">터보프롭 발동기
Turbo-Prop Engine</td><td>단발기</td><td>HL5100-5199</td></tr>
<tr><td>쌍발기</td><td>HK5200-5299</td></tr>
<tr><td>삼발기</td><td>HL5300-5399</td></tr>
<tr><td>사발기</td><td>HL5400-5499</td></tr>
<tr><td rowspan="10">터보제트 발동기
Turbo-Jet Engine</td><td>단발기</td><td>HL7100-7199</td></tr>
<tr><td rowspan="4">쌍발기</td><td>HL7200-7299</td></tr>
<tr><td>HL7500-7599</td></tr>
<tr><td>HL7700-7799</td></tr>
<tr><td>HL8200-8299</td></tr>
<tr><td>삼발기</td><td>HL7300-7399</td></tr>
<tr><td rowspan="4">사발기</td><td>HL7400-7499</td></tr>
<tr><td>HL7600-7699</td></tr>
<tr><td>HL8400-8499</td></tr>
<tr><td>HL8600-8699</td></tr>
<tr><td rowspan="8">회전익 항공기
Helicopter</td><td rowspan="2">피스톤 발동기
Piston Engine</td><td>단발기</td><td>HL6400-6199</td></tr>
<tr><td>쌍발기</td><td>HL6200-6299</td></tr>
<tr><td rowspan="6">터보 발동기
Turbo Engine</td><td rowspan="3">단발기</td><td>HL9100-9199</td></tr>
<tr><td>HL9300-9399</td></tr>
<tr><td>HL9500-9599</td></tr>
<tr><td rowspan="3">다발기</td><td>HL9200-9299</td></tr>
<tr><td>HL9400-9499</td></tr>
<tr><td>HL9600-9699</td></tr>
</table>

5) 비행기 내부 구조

(1) 조종실(Cockpit)

운항승무원이 탑승하여 비행기를 조종하는 곳으로, 비행기 최전방에 위치해 있으며 기종에 따라 운항승무원용 좌석 2~3석, 비행 중 휴식을 위한 공간인 침대형식의 Bunker가 있다. 조종실은 허가를 받은 자 이외에는 출입이 불가능하다.

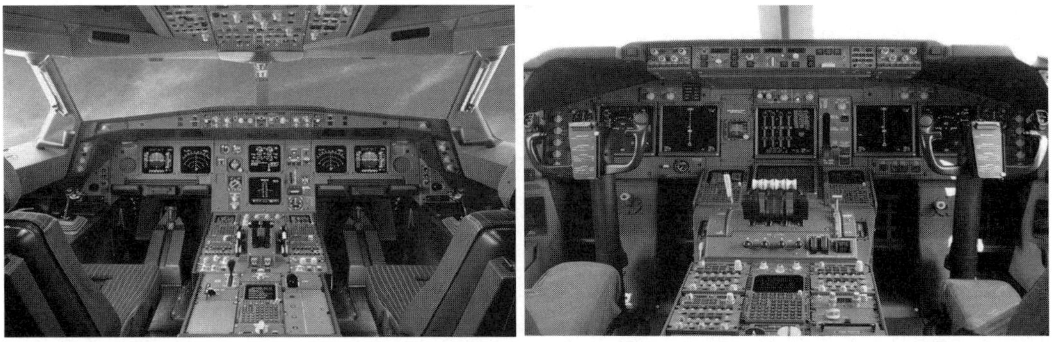

[그림 4-12] 조종실 내부

(2) 객실(Cabin)

① 승객용 좌석

항공사에 따라 다르지만 보통 일등석(First Class), 비즈니스석(Business Class), 일반석(Economy Class)으로 구성되어 있으며, 등급에 따라 서비스, 좌석의 너비, 좌석 간 간격 등이 다르다. 모든 승객의 좌석 밑에는 비행기가 바다에 비상착륙하였을 때 사용할 수 있는 비상용 구명복이 구비되어 있다.

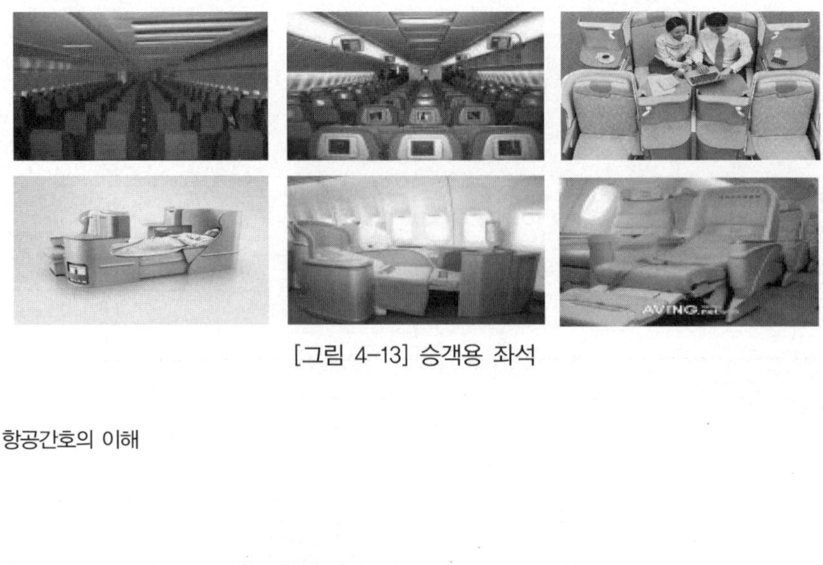

[그림 4-13] 승객용 좌석

② 승무원용 좌석

승무원용 좌석은 비상시 주요 업무를 수행하는 승무원의 업무 특성상 통상적으로 비행기 출입문 옆에 장착되어 있다. 승무원 좌석 주변에는 객실 내 각 구역의 승무원 및 조종실의 운항승무원과 상호간 연락을 취하고 필요시 기내방송을 실시할 수 있는 인터폰과 비상장비 등이 구비되어 있다.

③ 주방(Galley)

비행 중 승객에게 제공할 식음료를 저장하거나 서비스할 준비를 하는 곳으로서 이를 위하여 Oven, Coffee Maker, Water Boiler 등의 시설이 장치되어 있다. 지상에서부터 탑재된 식사 카트와 음료 카트 및 각종 서비스물품 등이 각 수납칸(Compartment)에 보관되어 있다.

④ 선반(Overhead Bin)

승객의 좌석 머리 위쪽에 부착되어 있는 선반으로 승객의 가벼운 짐이나 코트 및 베개, 담요 등을 넣을 수 있는 선반을 말한다.

⑤ 승객 서비스 장치(PSU, Passenger Service Unit)

승객이 좌석에 앉아서 이용할 수 있는 독서등, 승무원 호출 버튼, 좌석벨트 및 금연표시 등, 내장된 산소마스크 등으로 승객 좌석의 팔걸이 혹은 머리 위 선반 부분에 장착되어 있다.

□ 산소 공급 장치

비행기가 비행하는 높은 고도에서의 대기조건은 산소가 부족한 상태이므로 비행기 객실 내부는 산소의 압력을 지상과 비슷한 수준으로 유지하기 위하여 여압 장치를 가동하게 된다. 비행기가 높은 고도로 비행하는 중 여압 장치가 고장이 나게 되면 산소 공급 장치에서 탑승자 전원에게 산소를 공급하게 되는데, 이와 같은 경우 산소를 공급하지 않아도 정상적인 호흡이 가능한 안전한 고도까지 항공기를 즉시 하강시키게 되므로 비행기가 하강하는데 필요한 시간만큼의 비상용 산소가 탑재된다. 산소마스크는 승객 머리 위에서 자동으로 떨어져 흡입할 수 있으며, 통상적으로 조종실 승무원용, 승객 및 객실 승무원용으로 구별된다.

⑥ 창(Window)

비행기의 창(Window)은 유리, 아크릴계 수지, 비닐 등을 겹쳐 제작된다. 조종실 전면의 윈드쉴드(Windsield)와 옆면의 창들은 새의 충돌, 내부로부터의 여압에 충분히 견딜 수 있도록 설계되며 비행 중 조종사의 시계가 방해받지 않도록 서리제거 열선, 방빙 열선 등을 포함한 방풍창으로 설계된다.

⑦ 기타

그 외에도 비행기 객실 내에는 화장실(Lavatory), 승객의 외투나 가방 등을 보관할 수 있는 옷장(Coat Room) 등의 시설이 있다.

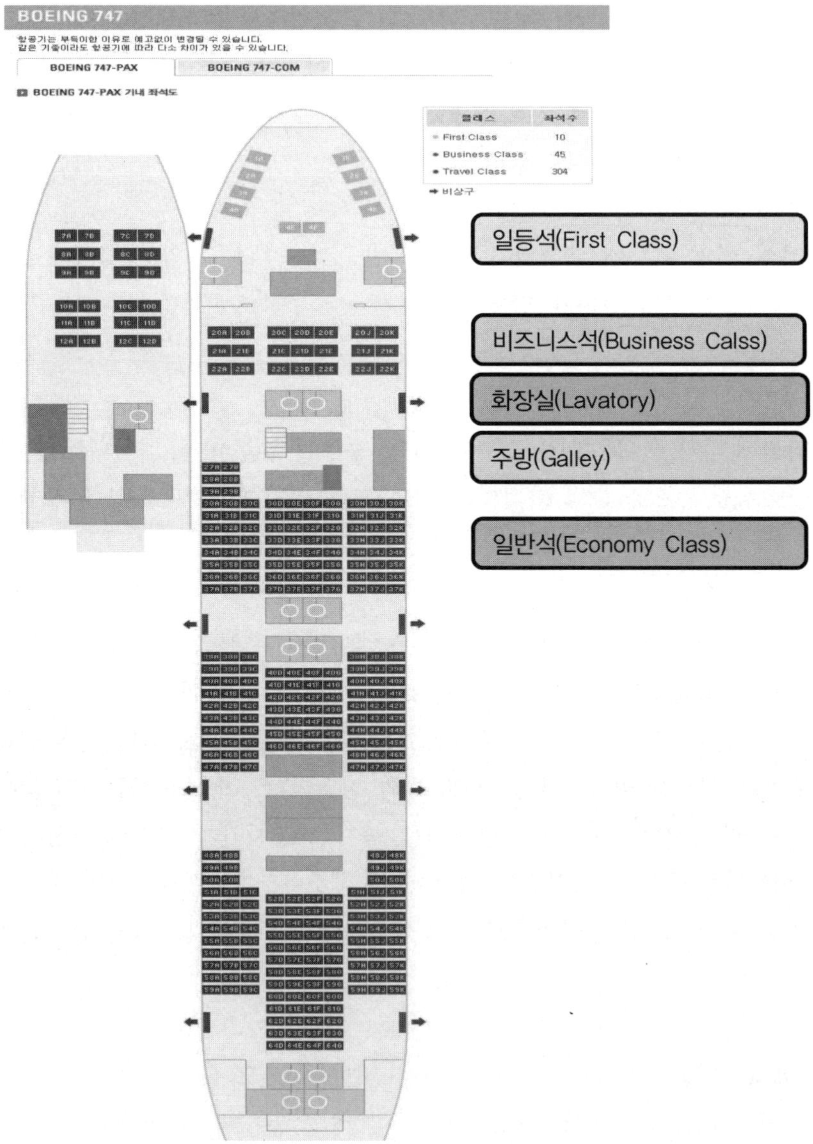

[그림 4-14] 보잉 747 PAX기 기내 좌석 배치도

□ 비행기 기종별 세부 내역

• 소형기(B737 / A320 / A321 기종)

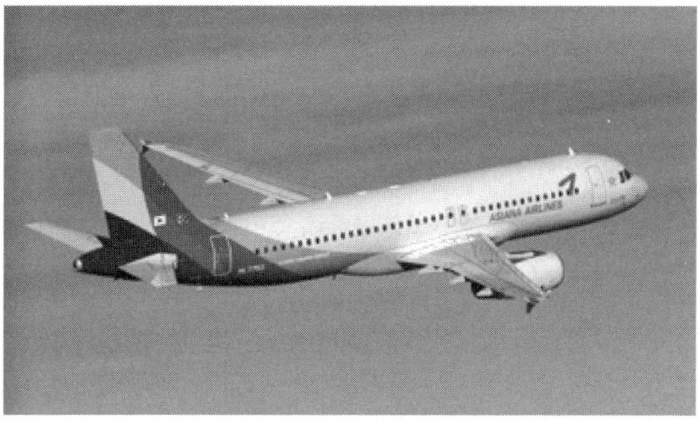

[그림 4-15] 소형기

- 좌석수: 143~200석
- 평균 운항속도: 790~833km/h
- 최대 이륙무게: 58~78톤
- 최대 운항거리: 4,630~5,908km
- 최대 운항고도: 11,278~12,131m
- 날개폭: 22.88~34.10m

• 중형기(B767/A330기종)

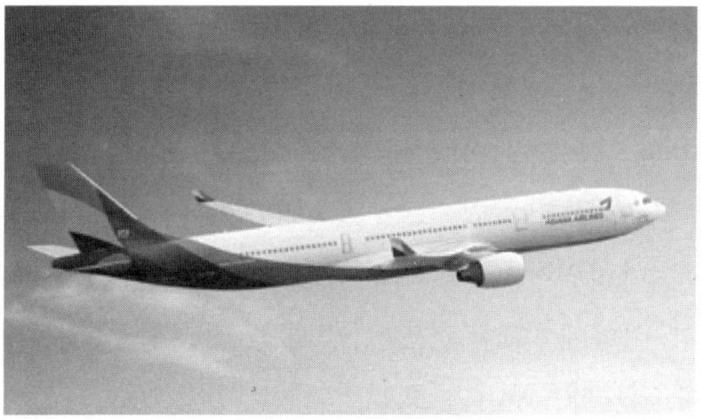

[그림 4-16] 중형기

- 좌석수: 250~290석
- 평균 운항속도: 853~876km/h
- 최대 이륙무게: 15~23톤
- 최대 운항거리: 9,074~11,518km
- 최대 운항고도: 12,572~13,137m
- 날개폭: 47.57~60.30m

• 대형기(B777/B747기종)

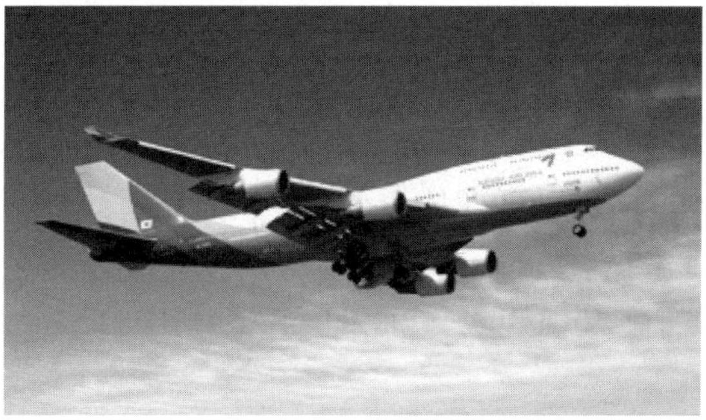

[그림 4-17] 대형기

- 좌석수: 303~359석
- 평균 운항속도: 896~907km/h
- 최대 이륙무게: 28~40톤
- 최대 운항거리: 14,816km
- 최대 운항고도: 13,137~13,746m
- 날개폭: 60.9~64.44m

6) 비행기 운항 개요

비행기는 터미널과 연결되는 주기장(Apron)에서 연료를 탑재하고 화물을 싣고 승객을 탑승시킨 후 유도로를 따라 이동 후 활주로에 진입한다. 유도로는 활주로와 길이가 같고 나란히 있는 길이나 폭이 활주로의 절반으로 좁다. 비행기는 자력으로 후진하는 것이 어려워 주기장에서 유도로까지는 견인차에 의해 이동된다. 비행기가 자력출발지점에 도착하면 유도로에서 활주로까지는 비행기가 자력으로 이동하면서 비행기의 결함 및 정상 작동 여부를 재확인한다. 활주로에서 이륙대기 상태 완료 후 관제탑의 이륙허가를 득하면 엔진 출력을 최대로 높여 이륙하게 된다.

(1) 이륙(Take-off)

관제탑의 이륙허가를 득한 비행기는 이륙 활주를 시작하여 이륙중량에서 정해진 이륙속도에 도달하게 되면 기수를 일으켜 세워 지면을 박차고 올라 공중으로 떠오르고 가속을 하여 초기 상승단계에 진입하게 된다. 비행기가 이륙하는 순간이 가장 무거운 중량 상태이므로 엔진도 최대의 출력으로 운항하게 된다.

비행기의 비행원리를 알기 위해서는 공기의 물리적인 성질에 대한 이해가 필요하다. 공기는 유체 중에서 기체에 속하며 모든 유체는 압력을 가하면 그 흐름이나 모양이 쉽게 변한다. 또한 모든 유체는 점성을 가지고 있어 내부 마찰력이 있으나 기체가 액체보다 점성이 약하다. 즉, 공기는 점성을 가지고 있고 압력의 변화에 따라 밀도가 변하는 압축성 유체이다.

물체는 공기 흐름 속에서 공기력을 받게 되는데, 공기의 흐름과 수직 방향으로 작용하는 공기력을 양력(Lift)이라 한다. 비행기가 빠른 속도로 달릴 때 날개골 윗부분의 공기흐름이 아랫부분의 공기흐름보다 빨라진다. 즉, 공기의 흐름에 있어 속도차가 발생하여 주날개의 아랫면에 작용하는 압력이 윗면에 작용하는 압력보다 상대적으로 크기 때문에 위로 떠받치는 힘, 즉 양력이 발생하게 된다. 따라서 양력은 비행기가 날아오르기 위한 가장 중요한 힘이다.

비행기가 이륙할 때 필요한 활주거리는 상황에 따라 매우 다른데, 추운 날은 공기의 밀도가 높아 양력이 많이 발생하므로 활주거리가 짧아지고 더운 날은 활주거리가 길어진다. 또한 바람이 비행기의 뒤에서 부는 것보다 앞에서 불 때 날개에 흐르는 공기의 흐름이 커져 양력이 커지므로 비행기가 더 날기 쉽다. 따라서 비행기의 이륙을 위해서는 활주로 주변 환경을 잘 고려하여야 한다.

□ 후풍와류

비행기가 이륙한 후 주변의 공기가 흐트러지고 1~2분 경과 후 재배치가 이루어진다. 따라서 비행기가 앞서 이륙한 비행기와 일정 간격을 두지 않고 이륙할 경우 후풍와류에 의한 예기치 못한 공기의 흐름으로 인해 사고의 가능성이 있으므로 반드시 관제탑의 이륙허가를 받고 이륙하여야 한다.

(2) 상승(Climb)

비행기는 상승률, 상승각, 상승속도, 엔진출력 등을 조정하여 가장 효과적으로 순항고도까지 상승한다.

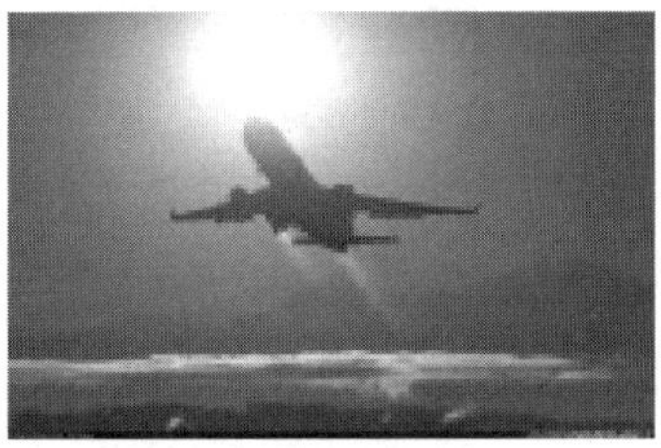

[그림 4-18] 상승하는 비행기

(3) 순항(Cruise)

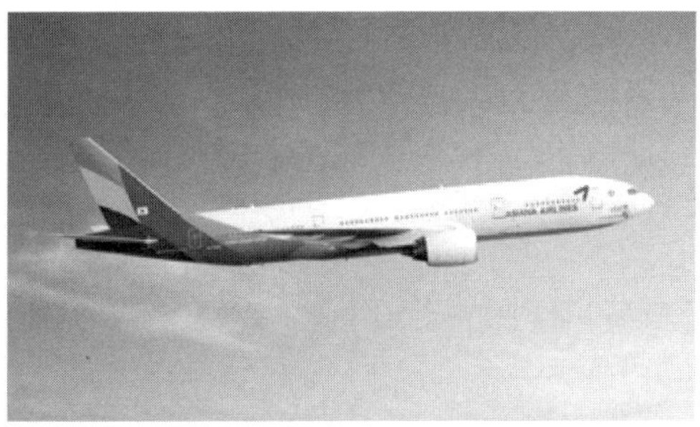

[그림 4-19] 순항 중인 비행기

비행기가 이륙 후 상승하여 순항고도까지 도달한 후 수평비행을 하는 것을 순항이라고 한다. 적정한 순항고도와 비행속도는 연료소모량에 영향을 미치는 결정적인 인자이므로 가장 효율적인 순항고도와 비행속도를 결정하는 것이 매우 중요하다. 비행기는 통상적으로 고도 10,000m에서 시속 1,000km로 비행하게 된다. 비행기의 비행에 영향을 미치는 4개의 힘은 비행기를 날게 하는 양력, 엔진을 통해 비행기를 앞으로 나가게 하는 추진력, 지구의 중력, 비행기에 발생하는 저항력이 있는데 고도 5,000m에서는 공기분자가 많아 저항력이 커지고 고도 10,000m에서는 공기분자가 적어 저항력을 적게 받는다. 더 높은 고도를 순항하게 되면 공기분자로 인한 저항력은 줄일 수 있으나 공기를 이용하여 추진력을 얻는 제트엔진의 특성 상 저항력을 줄이면서도 적정한 추진력을 얻을 수 있는 고도

10,000m를 주로 비행하게 되는데 이를 경제고도라고 한다.

비행 중인 비행기는 방향을 바꾸기 위하여 보조날개를 이용한다. 수직 꼬리날개에 있는 러더를 이용하여 비행기를 좌 · 우로 움직이고, 수평 꼬리날개에 있는 엘리베이터를 이용하여 위 · 아래로 움직일 수 있다. 또한 주날개의 에일러론(Aileron)을 아래로 내리면 에일러론을 내린 쪽의 양력이 커지고 올린 쪽의 양력이 낮아져 비행기를 한쪽으로 기울일 수도 있다.

비행기는 보통 구름 위를 날게 되므로 비와 번개로부터 안전하다. 비행기가 구름 속을 날게 되면 구름 속의 습기가 비행기 동체와 날개에 얼음을 형성하여 양력이 감소하게 되고, 구름 속에서 우박을 맞을 가능성도 있어 주의가 필요하다. 적운, 적란운, 탑상적운은 대기가 불안정하여 발생하는 구름으로 난기류, 우박의 확률이 높아 위험한 구름이다.

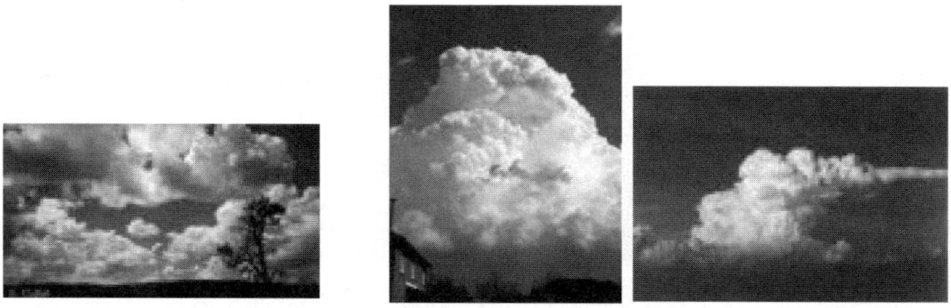

[그림 4-20] 적운(좌), 적란운(중, 우)

또한 미연방항공청(FAA) 자료에 따르면 비행기 1대당 1년에 평균 1회 정도 번개를 맞을 가능성이 있다고 하나 비행기 동체는 알루미늄 재질로 전기가 잘 통하므로 번개가 비행기 동체를 타고 흐르다가 날개 끝부분의 정전기 방지 장치를 통하여 빠져나가므로 비행기 표면에만 전기가 흐를 뿐 비행기 내부는 안전하다.

(4) 강하(Descent) 및 접근(Approach)

비행기가 순항 후 목적지 공항에 도착하기 위하여 고도를 낮추는 단계로 최종 접근 단계인 2,500피트(624.84m) 상공에서 착륙 장치인 랜딩기어를 내리고 관제탑의 허가를 받고 활주로와 일직선으로 진입하여 활주로에 접근하는 착륙 직전까지의 과정이다.

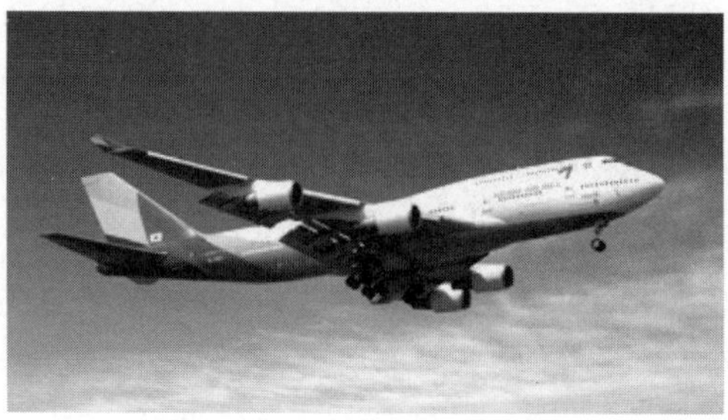

[그림 4-21] 강하하는 비행기

비행기가 고도를 낮추고 엔진 출력을 줄

여 활주로에 접근하여도 비행기는 계속 날 수 있는데 이것은 날개 밑의 공기가 쿠션 역할을 하는 지면효과에 의한 것으로 속도가 느려도 비행기는 계속 날 수 있다.

(5) 착륙(Landing)

비행기가 활주로에 끝에 진입하여 지면에 내린 후 완전히 멈출 때까지의 과정을 착륙이라고 한다. 비행기는 착륙 시 머리를 들어 랜딩기어의 뒷바퀴부터 착륙한 후 제동 장치(스포일러, 역추진 장치,. 브레이크)를 모두 사용하여 정지하게 된다.

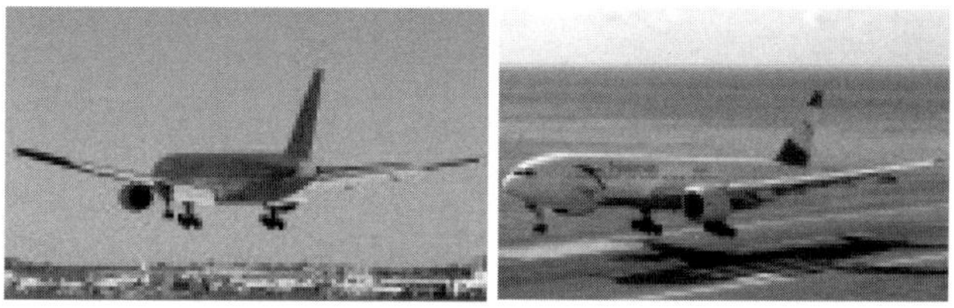

[그림 4-22] 착륙 중인 비행기

제2부 항공종사자의 건강관리

제5장 항공기승무원의 건강관리

항공기승무원은 승객을 목적지까지 안전하고 편하게 운송해야 하는 책임을 가지고 있으므로 운항승무원은 비행과 관련된 전문적인 기술과 지식의 습득과 더불어 최적의 심신 상태를 유지하여 안전운항에 최선을 다해야 하며 기장(Pilot in Command, PIC)은 임무를 수행하는 동안 항공기 운항에 대하여 최종적인 권한을 가지고 항공기승무원 간의 원활한 협조체계를 위해서도 노력하여야 한다. 또한 객실승무원도 전문적인 훈련을 통해 승객의 안전업무를 수행하고 승객 서비스에 최선을 다해야 하는 직종이다. 즉, 항공기승무원은 비행안전에 있어 가장 핵심적인 역할을 수행하는 직종이므로 항공간호사에게 있어 이들에 대한 건강관리는 매우 중요한 업무 역할 분야이다.

일반적으로 임상의학의 건강관리자는 정상 환경에서 생길 수 있는 비정상적인 상태(질병)에 대한 예방, 진단 그 치료를 목적으로 하지만 항공의학의 경우는 비정상적인 환경인 고공에서 정상인이 경험하게 되는 생리 변화와 작업 수행능력에 초점을 두고 건강문제를 예방하고 건강을 유지, 증진하기 위해 노력한다. 또한 항공기승무원은 부여된 임무를 완수하기 위해 전문적인 지식과 기술의 습득, 비행 경험, 훈련 과정을 통해 최적의 기량을 유지할 뿐 아니라 심신의 상태를 최고조로 하기 위해 건강 상태를 유지 증진하는 노력을 필요로 한다. 따라서 항공간호사는 항공기승무원의 작업 환경, 업무에 대한 명확한 이해와 지식을 가지고 항공기승무원의 건강유지와 증진을 위해 힘쓰고 건강유해인자를 조기에 찾아내고 이를 미연에 예방할 수 있는 대책도 강구해야 한다.

1. 항공기승무원의 업무

1) 운항승무원의 업무

'운항승무원(Flight Crew Member)'이라 함은 비행 근무시간(Flight Duty Period) 동안 항공기 운항에 필수적인 임무를 수행하기 위하여 책임이 부여된 자격을 갖춘 승무원을 말한다.

운항승무원은 기장, 부기장으로 나뉘는데 비행 업무단계에서는 기장은 PF(Pilot Flying)로, 부기장은 PM(Pilot Monitoring)으로 구분된다. 항공기의 기장(Pilot in Command, PIC)은 이륙을 목적으로 이동을 시작한 시점부터 비행의 최종 종료단계에서 엔진의 작동이 멈출 때까지 비행기의 안전과 운항에 대하여 책임을 갖는다(운항기술기준 8.1.8). 기장은 임무를 수행하는 동안 항공기 운항에 대하여 최종적인 권한을 가지고 부기장은 모든 교신 업무를 담당하고 기장의 요구 사항을 수행해야 한다. 그러므로 기장과 부기장은 비행 중 상호 연결된 고리처럼 협력 관계에 있어야 하며 기장은 부기장이 수행한 결과를 반드시 확인할 책임이 있다. 또한 부기장은 항상 진행 상황을 모니터링하고 필요시 기장에게 적극적인 조언을 하여야 한다.

운항승무원은 순항비행을 제외한 지상 활주, 이륙 및 착륙을 포함한 '비행중요단계(Critical Phases of Flight)'에서 운항승무원의 임무 수행을 산만하게 하거나 방해가 되는 어떤 행위도 하여서는 아니 되며 단계별 운항승무원의 주요 임무는 아래와 같다.

(1) 비행계획 확인 및 비행자료 준비

운항승무원은 회사의 시스템 등을 통해 당월 및 해당 비행계획을 확인하고 운항승무원은 출발예정시각 전 회사가 정한 대로 지정한 장소에 나타나야 하며 비행계획서, 출발지·목적지 및 예비공항 기상, 운항 관련 자료를 준비하여야 한다.

(2) 브리핑(Briefing) 및 항공기 점검

운항 전 운항승무원, 객실승무원 등에게 비행임무와 관련된 전반적인 내용을 브리핑함으로써 상호 협력적인 안전운항이 될 수 있도록 한다. 항공기 점검에는 외부 점검, 내부 점검, 객실 점검 등이 있으며 항공기 결함 여부 및 운항 관련 자료, 장비에 대한 확인을 실시하여야 한다.

(3) 항공교통관제 허가(ATC Clearance) 및 이륙 브리핑 · 데이터 입력

관제비행(Controlled Flight)으로 항공기를 운항하고자 하는 자는 해당 항공교통관제기관과의 주파수를 지속적으로 청취하고 양방향 통신을 유지하여야 한다. 또한 기장은 비상사태를 제외하고 항공교통관제기관으로부터 허가를 득한 사항에 대해 수정허가를 득하지 아니하고는 이를 벗어나서는 안 되며 허가를 득한 후 브리핑 및 이륙 데이터를 입력해야 한다.

항공교통관제 허가 시 기장과 부기장이 함께 수신하여야 하고 상호 확인을 하여야 한다.

(4) 지상이동(Pushback)과 지상활주(Taxi)

기장은 지상이동 전 준비사항을 확인하여야 하며 지상요원과 통신을 유지해야 하고 객실승무원은 승객탑승이 완료된 후 기내 상황을 확인하여야 한다. 지상 활주 중 장애물에 대한 경계를 철저히 하여야 하고 항공기 주위의 안전을 확보하고 모든 지상 장비가 항공기로부터 완전하게 분리되었는지에 대한 여부도 확인해야 한다.

(5) 이륙(Takeoff) 및 출항(Departure)

이륙 전 공항의 제한사항, 객실의 준비 상태, 지정된 활주로의 숫자를 확인해야 하며 이때는 불필요한 조작을 가능한 줄이고 경계 활동을 철저히 해야 한다.

(6) 순항(Cruise)

순항 중 운항승무원이 수행하여야 할 임무는 항공기 상태 점검, 통신 절차 준수, 항법장치확인, 비정상 상황에 대한 적극적인 조치 등이다. 또한 순항 중에는 기장이 기내 안내방송을 실시하고 연료 상태를 확인하여야 한다.

(7) 하강(Descent), 접근(Approach) 및 착륙(Landing)

시스템 등을 통한 목적지 공항의 정보를 확인 후 데이터를 입력하고 기장 안내 방송을 실시하고 기종별 하강 절차를 수행한다. 운항승무원은 체크리스트를 확인하면서 각 단계별 절차를 수행하고 착륙을 결정하여야 하는 시점에서는 PF(Pilot Flying)는 PM(Pilot Monitoring)이 명확하게 인지할 수 있도록 구두로 표현해 주어야 한다.

2) 객실승무원의 업무

객실승무원은 '항공기에 탑승하여 비상시 승객의 비상 탈출 진행 및 안전 업무를 수행하는 사람'을 뜻한다. 항공기의 객실승무원은 1928년 독일 항공사 루프트한자 항공사(Lufthansa Airlines, LH)가 베를린에서 파리까지의 구간에 처음으로 남승무원을 근무하도록 한 것이 효시가 되었다. 그 후 1930년 보잉 에어트랜스포트 항공사(United Airlines의 전신)가 운항승무원을 지원하였던 25세의 간호사인 '엘렌 처치'를 1개월 조건부 승무원으로 채용하여 샌프란시스코에서 시카고 노선에 커피와 샌드위치를 제공하는 서비스를 시행하여 승객들로부터 호평을 받았다. 이 후 다른 미 항공사와 유럽의 항공사가 기내 서비스를 담당하는 객실 여승무원을 채용하게 되었으며 현재는 항공업의 발전으로 객실 서비스가 중요한 경쟁의 초점이 되면서 객실승무원의 역할의 중요성도 부각되고 있다.

객실승무원의 임무는 항공기에 탑승하여 비상 탈출 상황 발생 시 신속하고 안전한 탈출을 진행하고 평상 시 기내 안전 업무를 수행하여 탑승객을 목적지까지 안전하게 운송함에 있으며, 승객을 출발지에서 목적지까지 안전하게 모시는 안전의 책임과 쾌적하고 편안한 분위기의 서비스 제공 책임과 같은 두개의 대표적인 책임을 가진다.

이를 기본으로 하여 객실승무원 업무는 다음의 우선순위에 의거하여 수행하여야 한다.

(a) 비상탈출 및 탈출 상황 대비 업무(Emergency Evacuation)

(b) 항공 안전 및 보안 업무(In-flight Safety and Security)

(c) 승객지원(Assist Passengers)

(d) 기내 서비스(Hospitality and In-flight Service)

비행 중 객실승무원이 수행해야 하는 구체적인 업무는 다음과 같다.

(1) 비행 준비

객실승무원이 비행기 탑승 전에 수행해야 할 모든 준비 업무로서 출근, 용모 복장 점검, Show-up, 브리핑 준비, 객실 브리핑, 운항 브리핑 등의 절차가 있다. 또한 비행 전 비행 정보를 비롯하여 해당 노선의 서비스 순서, 도착지 정보, 기내식 메뉴 등을 사전에 파악하여야 한다. 객실 브리핑 시 다음의 내용을 확인 후 공유한다(〈표 5-1〉).

〈표 5-1〉 비행 준비 시 객실승무원의 확인 내용

객실승무원 Duty Assign, 각 Door 담당
비상탈출 및 비상 처리 절차
항공기 기종과 등록번호
항공기 비상구 위치 및 새로운 기내 장비, 시스템 등
비상 시 각 개인별 행동 절차
특별한 주의가 요구되는 승객 정보

(2) 이륙 전 지상 업무

비행 안전 점검, 기내 서비스를 위한 각종 물품 점검 등의 비행 전 점검(Pre-flight Check)을 포함한 승객 탑승 후 이륙 전까지 이루어지는 서비스를 말한다. 객실승무원은 비행기 탑승 후 각 담당 구역에서 비행 전 점검을 실시하고 점검 결과를 선임 승무원과 기장에게 보고하여 객실 내 시설물 및 장비에 이상이 있는 경우 즉시 조치를 취해 안전운항에 지장이 없도록 하여야 한다.

승객의 탑승 중에는 승객 탑승 상황, 휴대 수하물 규격, 수하물 보관 장소 및 상태 등을 확인하고 승객 착석 상태를 점검한다. 거동이 불편한 승객이나 비행 중 의료 도움이 필요해 보이는 환자 승객, 임산부, 장애우 등이 있을 때는 비행기 안전운항 및 승객의 안전에 영향을 미칠 수 있는지 확인하고 필요한 조치를 취해야 한다.

항공기가 지상 이동을 실시하기 전 안전운항을 위해 카트를 포함한 모든 기물, 서비스 물품이 정 위치에 보관되어 있는지 여부와 휴대 수하물 보관, 머리 위 선반(Overhead Bin) 닫힘, 카트(Cart) 고정, 승객 좌석벨트 착용 상태 등을 확인한다.

(3) 이륙 후 업무

비행 중 기내식과 음료 서비스, 면세품 판매 업무를 수행하며 객실 주방(Galley), 화장실, 통로 및 좌석 주변을 수시로 정리한다. 착륙 전 승객의 입국서류 준비 및 작성 협조 및 서류 작성 업무를 수행한 후 착륙을 준비한다.

요동현상(Turbulence)에 의한 기체 요동이 발생하여 안전 및 서비스에 영향을 미칠 수 있다고 파악될 경우 서비스를 중단한 후 전 승객 및 승무원이 좌석에 착석하여 안전사고를 예방한다.

착륙 전에는 승객의 좌석 착석 및 좌석벨트 착용 상태를 재확인하고 좌석에 착석하지 않은 승객의 경우 착석할 수 있도록 안내한다. 또한 서비스 기물 및 머리 위 선반(Overhead Bin)의 잠금 상태를 확인하여 착륙 중 기물이 이동하거나 낙하하는 사고가 발생하지 않도록 주의한다.

(4) 착륙 후 업무

착륙 후 비행기 출입문을 열기 전에 출입문 주변 이상 유무 및 외부 안전 상태를 확인한 후 출입문을 열고 승객이 하기할 수 있도록 돕는다. 승객 하기 후 기내 점검 및 지상 직원과의 인수, 인계 업무를 수행한 후 입국 세관심사를 거쳐 입국한다. 도착 후엔 비행 중 발생한 이례 상황 등에 대해 보고한다.

2. 항공기승무원의 작업환경

1) 비행 환경

(1) 저산소증(Hypoxia)

비행기는 여압 장치에 의해 기내 대기압을 조절하지만 지상과 동일한 수준으로 압력이 유지되지는 않는다(여압 장치의 원리에 대해서는 제1부의 2장 "항공우주 환경과 항공생리" 참조). 건강한 승무원은 경미한 저산소 상태의 환경에 적응할 수 있지만 심장이나 폐 질환과 같이 산소를 운반하는 능력이 감소되어 있는 경우에는 저산소 환경으로 인한 문제가 야기될 수 있다. 저산소증에 영향을 미치는 요인으로는 식이, 영양 상태 같은 개인적 내성능력과 신체 활동, 흡연, 알코올 등의 생활 습관 등이 있으며 이는 저산소 상황에서의 유효 의식시간에도 영향을 미친다.

(2) 온도와 습도

민항 비행기의 조종실 내부 온도는 전투기와는 달리 비교적 넓은 온도범위 내에서 편안하게 조절할 수 있으나 비행기 내부 습도는 외부에서 유입된 공기를 엔진을 통해 압축하여 객실 내부로 제공하므로 비행기 내부 공기에 적절한 습도를 제공하는 것은 쉽지 않고 보통 10~20% 정도의 습도를 유지한다. 그러므로 승무원은 비행 전 그리고 비행 중에 적절한 수분공급을 통해 탈수 상태가 생기지 않도록 해야 한다. 또한 카페인 사용은 탈수를 유발하고 탈수 시 피로가 발생하므로 비행 중 카페인 섭취를 자제하는 것이 좋다.

(3) 서캐디안 리듬의 부조화(Circadian Dysrhythmia)

일반적으로 인간의 신체적 · 정신적 개별 행동양식은 주기적인 규칙성을 가지는데 이를 생체시계라고 한다. 수면과 각성은 환경적인 낮과 밤 주기의 영향을 받으며 내분비선의 기능, 신진대사 과정, 체온 등도 수면주기에 관여하여 기민함, 작업 수행능력 등에 영향을 미친다.

시간대를 넘나드는 비행은 규칙적인 수면 · 각성 주기를 방해할 수 있고 신체가 바뀌는 낮과 밤 시간에 적응하려고 지속적으로 노력할 때 생체리듬의 붕괴나 환경적인 시간 또는 지역적인 시간과 신체 시간과의 충돌이 발생할 수 있기 때문에 수면과 생체리듬의 문제를 유발할 수 있다. 또한 지속적으로 깨어 있는 시간이 길어지면 수면부족을 더 심하게 할 수 있으므로 근무시간이 연장되면 길어진 각성 상태에 의해 피로가 유발되고 감소된 수면에 의한 생체리듬 붕괴가 발생할 수 있다.

(4) 기압 변화(Air Pressure Changes)

비행과 관련되어 고도가 높아지거나 낮아지면 대기압이 변화하므로 기압 변화에 따른 불편감은 비행 중 가장 빈발하는 건강문제이다. 고도 상승에 따른 기압 감소에 의해 신체 내부 공간(Cavity)에 존재하는 공기가 팽창하면서 발생하는 체강통과 체액 속의 질소와 외기의 질소 분압차이에 의해 체액 내 질소가 기포화 되는 감압증이 대표적인 기압 변화에 의한 건강문제이다(기압 변화와 관련된 항공기승무원의 작업 환경은 제1부 항공우주 환경과 건강 참조).

(5) 소음과 진동(Noise and Vibration)

운항 중인 비행기는 엔진, 제트기류, 공기역학 등의 요인에 의해 소음과 진동을 발생시킨다. 그러나 최신 비행기는 엔진 소음 차단기능이나 청각 보호 장치 등을 통해 기내에서 인지되는 소음의 정도를 크게 감소시켜 작업 환경으로 인한 소음성 난청의 발생 가능성은 매우 낮다. 승무원이나 승객들이 인지하는 소음의 수준은 정상적인 대화를 할 수 있는 정도로 매우 줄어들었지만 청력손실, 수면장애, 정신적 피로와 스트레스 등의 증상을 유발할 수 있으므로 항공기의 기종과 기령별로 소음수준을 관리할 필요가 있다.

또한 진동은 어떤 물체가 전후, 좌우, 상하로 신속하고도 율동적으로 움직이는 것을 말하며 소음처럼 주파수, 강도, 폭로 시간이 매개 변수로 작용한다. 진동과 관련된 문제는 민항에서는 많이 발생하지는 않지만 유해한 진동에 노출 시 식욕의 저하, 무력감, 발한, 오심, 구토 등의 증상을 보인다. 심한 진동은 피로, 불편감, 급성통증을 유발할 수 있고 장기간 진동에 노출될 경우에는 관절 강직 증상도 초래할 수 있다. 따라서 한 자세로 오랫동안 앉아 있는 것은 피하고 스트레칭으로 근육을 움직임으로써 진동의 영향을 감소시키는 노력이 필요하다.

(6) 방사선(Radiation)

방사선 노출은 우리가 생존하는 환경 내에서 매우 자연스러운 현상 중의 하나이다. 태양과 은하계로부터도 방사선은 쏟아져 내리고 흙, 돌, 벽돌, 타일, 음식과 공기에도 방사선은 존재하며 의료적 방사선 촬영 등을 통해서도 많은 방사선에 노출될 수 있다. 그러나 비행으로 인해 고도가 높아지면 우주방사선에 대한 노출량이 증가할 수 있는데 우주방사선은 적도 부분보다는 극지방의 대기에서 자기장의 영향을 더 받아 강하며, 대기에 의해 어느 정도 흡수되므로 고도가 낮아짐에 따라 방사선도 약해진다. 따라서 우주방사선 노출량은 비행기가 비행하는 위도, 경도 그리고 노출되는 시간에 따라 다르다.

전리방사선 노출과 관련되어 가장 우려되는 건강문제는 인간이 노출되었을 때 발생 가능한 악성 질병과 후대에 발생 가능한 유전적 결함 측면이다. 방사선 보호기구인 ICRP (International Commission on Radiological Protection)에서는 직업적인 우주방사선 노출 제한치를 5년 동안 연 평균 20mSv로 제한하고 있으며, 임신 기간에는 1mSv를 초과하지 않을 것을 추천하고 있다. 우주방사선은 소프트웨어 프로그램 또는 실측정 장비를 이용해서 측정할 수 있으며 많은 연구에서 두 결과의 유의한 차이는 없었다. 또한 많은 항공사들은 비행으로 인해 노출된 우주방사선의 양을 측정하기 위해 자체적으로 고안된 방법이나 미 연방항공청의 우주 방사선 노출량 측정 시스템(CARI System) 등을 이용하여 비행으로 인해 노출되는 방사선 노출 정도를 관리하고 있다.

(7) 레이저(Lasers)

레이저에 대한 문제는 주로 공군에서 거론되었으며 레이저는 망막에 상해를 입힐 수 있으므로 항공사에서는 규정을 통해 레이저 방사체와 비행안전에 대해 교육을 하고 있다.

(8) 기내 공기의 질(Cabin Air Quality)

기내 환기 체계는 외부에서 엔진을 통해 유입한 신선한 공기와 객실에서 순환되었던 공기를 일정 비율로 조절하여 제공하며 재순환되는 공기는 특정한 여과기를 통과한 후 섞이게 되는데 최근 대부분의 항공기에는 HEPA 필터(High Efficiency Particulate Filter)가 장착되어 있어 오염물질을 여과하는 능력이 매우 뛰어나다. 이러한 환기 시스템에 의해 기내 공기는 3~4분마다 교환되므로 기내 공기의 질은 매우 깨끗하여 승무원이나 승객들의 건강을 위협하지 않는다.

(9) 감염성 질환(Transmission of Infectious Disease)

기내 환기 시스템과 객실 공기 흐름의 수직적 패턴으로 인해 객실 내 감염성 질환의 전파 가능성은 낮다. 그러나 목적지에서 음식과 물에 의한 질병이나 곤충 매개에 의한 질병 등이 발생할 수 있으므로 승무원들은 현지에서 음식과 물의 안전성에 대해 생각해야 하며 평소 객실 내에서의 전염성 질환 관리법과 개인위생 등에 대해 교육받아야 하고, 건강관리자는 필요 시 감염성 질환에 대한 백신의 사용이나 원인 제거, 기타 대처법 등을 강구할 필요가 있다.

2) 업무 환경

(1) 운항승무원의 업무 환경

운항승무원은 비행 중 Cockpit이라 불리는 조종석에서 운항 업무를 수행하는데 조종석은 기종별로 구조가 매우 다양하다([그림 5-1, 5-2, 5-3]). 비행기의 발달과 더불어 조종석을 더욱 인체공학적으로 설계하고 있으나 조종석 내에서 운항승무원의 업무가 교신이나 상호점검을 위해 주로 앉아 있는 근무 패턴을 유지하기 때문에 운동제한으로 인해 발생 가능한 불편감을 완전히 해소하지는 못하고 있다.

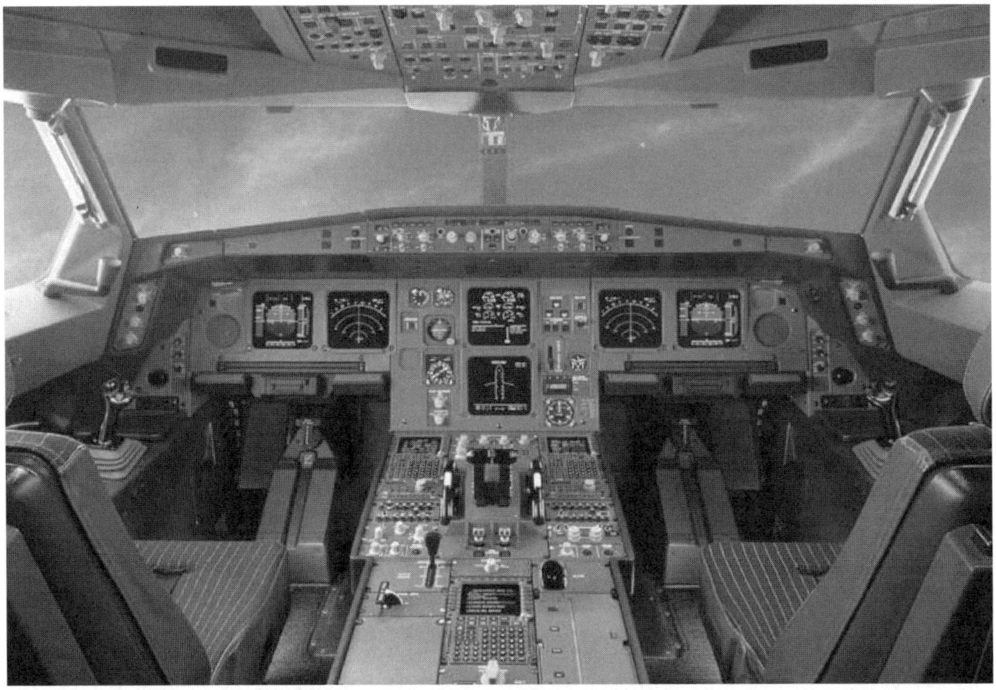

[그림 5-1] A320(Airbus 320) 기종의 조종석 내부

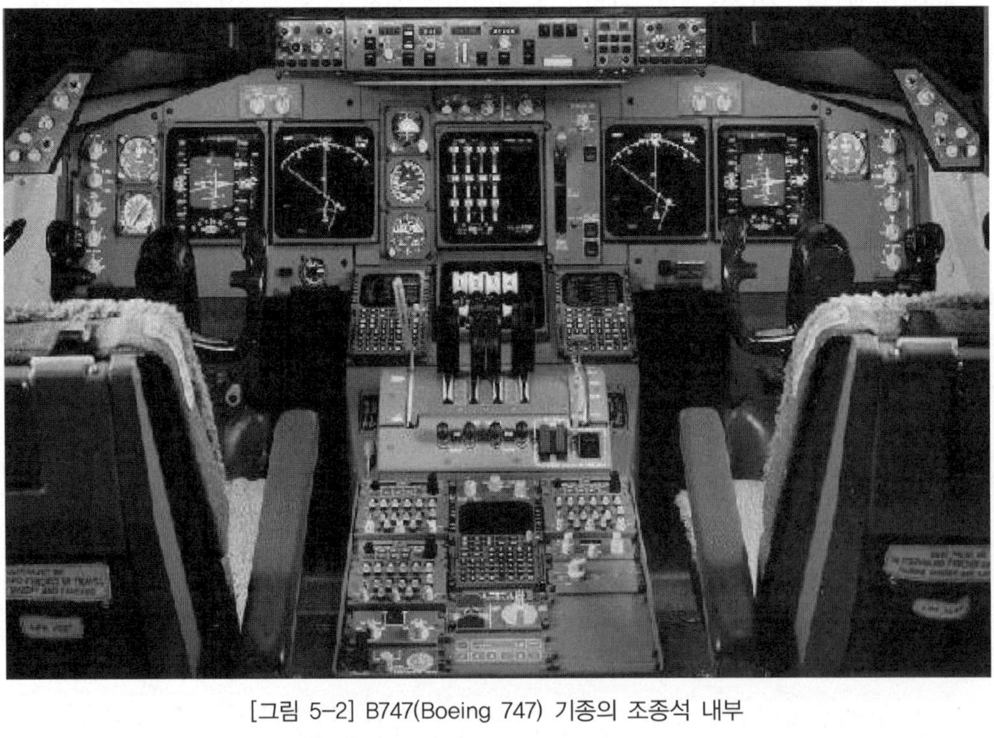

[그림 5-2] B747(Boeing 747) 기종의 조종석 내부

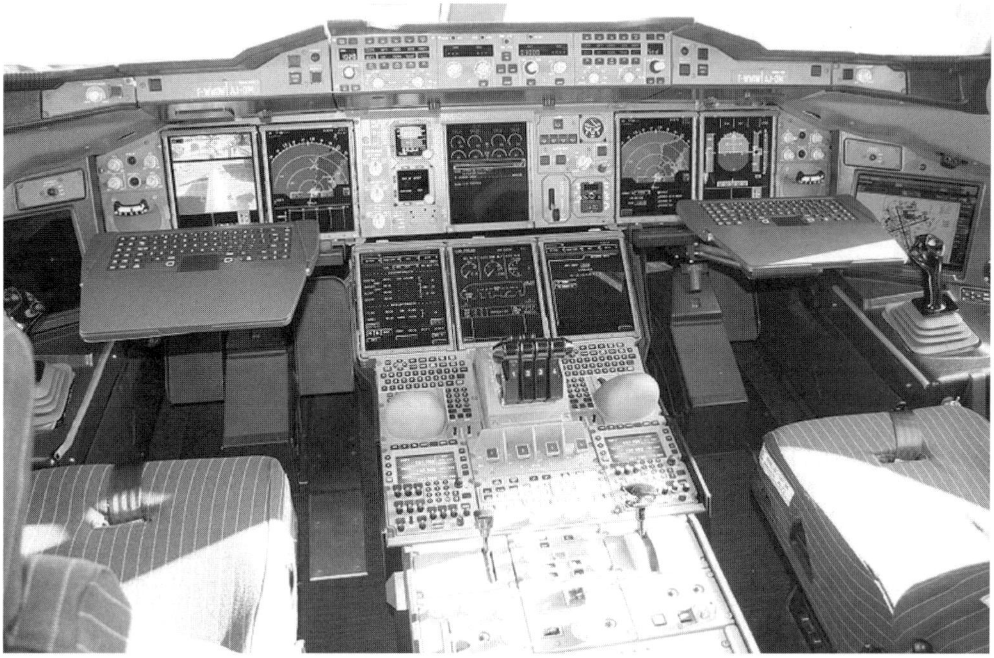

[그림 5-3] A380(Airbus 380) 기종의 조종석 내부

또한 앞에서 언급한 바와 같이 운항승무원은 비행안전과 관련되어 집중력을 요하는 여러 업무를 수행하여야 하므로 일정 시간의 비행 근무 후에는 휴식시간을 보장하여야 한다. 항공사의 운항 스케줄은 점점 복잡해지고 운항승무원의 편조 형태도 다양해짐에 따라 비행 근무시간 및 최대 승무기준도 변하고 있으므로 항공사에서는 운항 스케줄을 계획하는 데 있어 법적인 기준 외에도 비행 방향에 따른 시차와 비행 피로 등도 고려하여야 한다.

법에서 정한 비행 근무 편성기준, 비행 근무시간 및 휴식시간 등은 아래와 같다.

운항기술기준 본문 8.4.9.2 비행 근무 편성기준의 준수(Compliance with Scheduling Requirements)

가. 국토해양부장관은 다음의 경우 규정된 비행 근무시간 제한을 초과하더라도 규정된 비행 근무시간 제한기준을 준수한 것으로 간주한다.

1) 해당 비행이 규정된 제한시간 내에 정상적으로 종료될 것으로 계획되었으나,
2) 운항증명소지자가 통제할 수 없는 상황(악기상, 정비, 항공교통관제, 천재지변, 비상사태, 긴급사태 등)으로 인해 항공기 출발시점에 계획된 시간 내에 목적지 도착을 예상할 수 없을 때

나. 국토해양부장관은 운항증명소지자가 통제할 수 없는 상황으로 인해 비행 근무시간을 초과한 경우 이를 규정된 비행 근무시간 제한을 준수한 것으로 간주한다.

운항기술기준 별표 8.4.9.3 비행 근무 및 지상휴식시간(Duty and Rest Periods)

가. 연속되는 24시간 동안 휴식시간 없이 승무 및 비행 근무시간이 다음을 초과하도록 운항승무원의 승무 및 비행 근무시간을 계획하여서는 아니 된다.

(단위: 시간)

운항승무원 편성	승무시간	비행 근무시간
기장 1명	8	13
기장 1명, 부조종사 1명	8	13
기장 1명, 부조종사 1명, 항공기관사 1명	12	15
기장 1명, 부조종사 2명(1명은 항로기장)	12	16
기장 2명, 부조종사 1명	13	17
기장 2명, 부조종사 2명	16	20
기장 2명, 부조종사 2명, 항공기관사 2명	16	20

주1: 비행임무를 위한 출두시각 및 비행종료시각 기준은 항공운송사업자의 운항규정에 정한다.

주2: 운항 상 지연(Operational Delay)이 발생할 경우 승무시간(Flight Time) 및 비행 근무시간(Flight Duty Periods)을 2시간 연장할 수 있다. 운항 상 지연이란 운항증명소지자가 지정한 장소에 승무원이 출두한 시각부터 지연되는 것으로 악기상, 항공기 고장 및 항공교통관제로 인한 지연 등을 말한다. 승객의 지연도착, 객실 서비스 품목 등의 지연도착 또는 승객의 위탁 수하물 및 화물, 우편물 등으로 인한 지연은 포함되지 아니한다.

주3: 연속되는 24시간 동안 12시간을 초과하여 승무할 경우 항공기에는 휴식시설이 있어야 한다.

나. 운항승무원의 지상휴식은 비행 근무시간에 따라 최소한 다음 시간을 주어야 한다.

비행 근무시간	휴식시간
8시간까지	8시간 이상
8시간 초과 9시간까지	9시간 이상
9시간 초과 10시간까지	10시간 이상
10시간 초과 11시간까지	11시간 이상
11시간 초과 12시간까지	12시간 이상
12시간 초과 13시간까지	13시간 이상
13시간 초과 14시간까지	14시간 이상
14시간 초과 15시간까지	15시간 이상
15시간 초과 16시간까지	16시간 이상
16시간 초과 17시간까지	18시간 이상
17시간 초과 18시간까지	20시간 이상
18시간 초과 19시간까지	22시간 이상
19시간 초과 20시간까지	24시간 이상

주1: 항공운송사업자 및 항공기사용사업자는 운항승무원이 승무를 마치고 마지막으로 취한 지상에서의 휴식 이후의 비행 근무시간에 따라서 위 표에서 정하는 지상에서의 휴식을 부여하여야 한다.

주2: 항공운송사업자 및 항공기사용사업자는 운항승무원이 연속되는 7일에 연속되는 24시간 이상의 휴식을 취할 수 있도록 하여야 한다.

주3: 단, 정규공항 이외에 운항 시 부득이한 경우 1회에 한하여 최소 8시간 휴식을 줄 수 있으며 나머지 휴식시간의 1.5배를 다음 휴식시간에 가산하여야 한다.

주4: 항공운송사업자 및 항공기사용사업자는 운항승무원이 비행임무를 위하여 출두하는 경우 운항규정에 규정된 출두시각 직전에 최소한 연속되는 8시간의 휴식을 취하도록 하여야 하며, 운항승무원 또한 이를 지켜야 한다.

운항기술기준 별표 8.4.9.4 최대 승무시간기준(Maximum Number of Flight Time Hours)

가. 운항승무원의 연속되는 30일 · 90일 및 연간 최대 승무시간기준은 다음과 같다.

(단위: 시간)

운항승무원 편성	연속 30일	연속 90일	1년
기장 1명	100	280	1,000
기장 1명, 기장 외의 조종사 1명	100	280	1,000
기장 1명, 기장 외의 조종사 1명, 항공기관사 1명	120	300	1,000
기장 1명, 기장 외의 조종사 2명	120	300	1,000
기장 2명, 기장 외의 조종사 1명	120	300	1,000
기장 2명, 기장 외의 조종사 2명	120	350	1,000
기장 2명, 기장 외의 조종사 2명, 항공기관사 2명	120	350	1,000
비고: 운항승무원의 편성이 불규칙하게 이루어지는 경우 해당 기간 중 가장 많은 시간편성 항목의 최대 승무시간기준을 적용한다.			

(2) 객실승무원의 업무 환경

객실승무원은 비행기 운항 중 승객의 안전과 서비스를 책임지는 업무를 하게 되므로 객실승무원이 업무 상 활동하는 공간은 주로 항공기 내 승객이 착석한 객실과 주방(Galley) 등으로 다음과 같은 특성이 있다.

① 승객용 좌석

승객의 좌석은 열의 형태로 배치되어 있으며, 각 항공사별로 자사의 특성에 맞게 좌석을 배치하므로 좌석 간격과 너비의 차이가 있다. 각 좌석에는 Armrest, Footrest, Seatbelt, Tray Table, Seat Pocket, Seat Restraint Bar 및 비상 착수 상황을 대비한 비상용 구명복(Life Vest)이 구비되어 있다.

② 승무원용 좌석(Jump Seat)

승무원의 좌석 주변을 Duty Station이라고 하며, 비상 시 승객의 탈출을 위해 비상구 옆에 전향 또는 후향으로 위치하며 1~2명이 앉을 수 있도록 설치되어 있다. 사용하지 않을 때는 자동으로 접히며, 착석 시 좌석 벨트와 Shoulder Harness Type Belt로 고정할 수 있게 되어 있다.

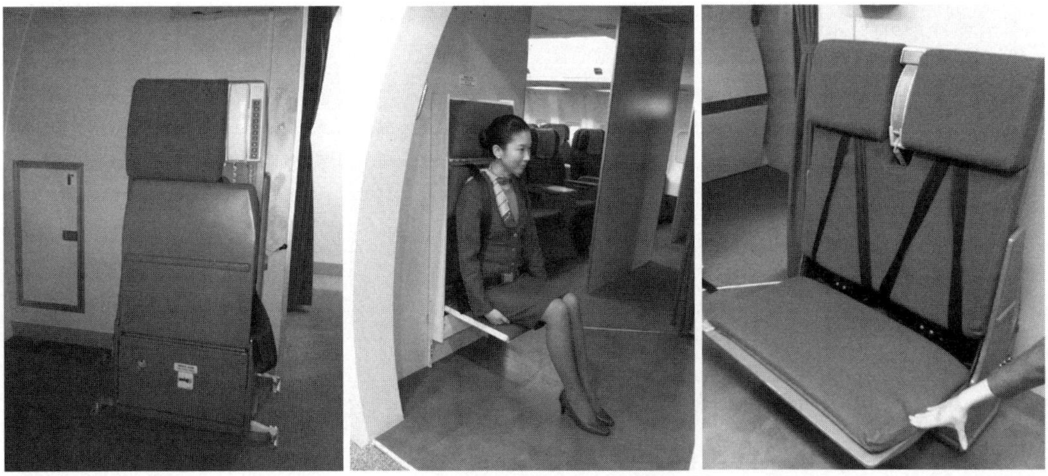

[그림 5-4] 승무원용 좌석(Jump Seat)

③ 선반(Overhead Bin)

승객의 휴대 수하물을 보관하는 곳으로 위쪽으로 열리는 것과 아래로 열리는 것이 있다. 바깥쪽에는 수용할 수 있는 최대 허용 무게 표시가 붙어 있다. 승객이 짐을 보관하는 것을 도와주는 과정에서 낙하 사고가 간혹 발생하므로 주의가 필요하다.

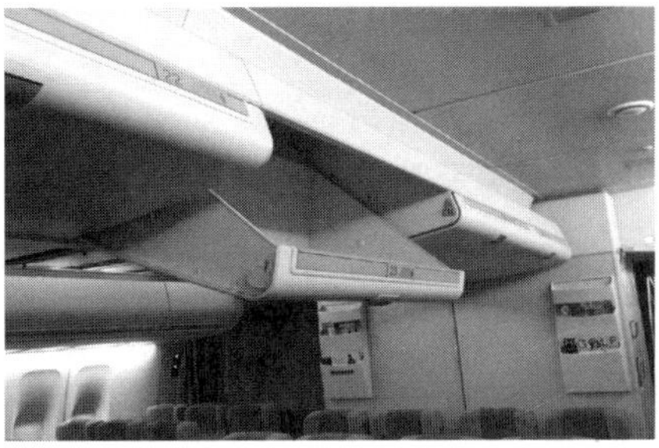

[그림 5-5] 선반(Overhead Bin)

④ 주방(Galley)

비행 중 승객에게 제공하여야 할 각종 기내식과 음료를 보관하고 준비하는 곳을 Galley라 한다. 그 위치는 항공기종에 따라 다소의 차이는 있으나 항공기의 전방, 중앙, 후방에 있으며, Oven, Coffee Maker, Water Boiler, 냉장고, Meal Cart, 음료 Cart, 각종 서비스용품 등을 보관할 수 있는 Compartment가 있다. 승객에게 식사와 음료를 준비하는 과정에서 화상 및 부상을 당하는 경우가 간혹 있어 주의가 필요한 공간이다.

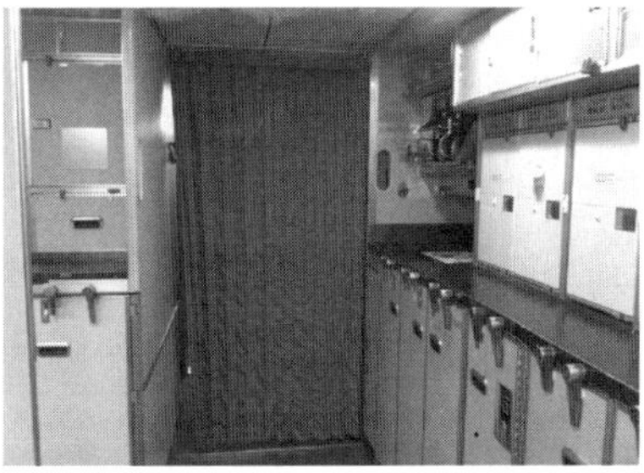

[그림 5-6] 주방(Galley)

⑤ 승무원 휴식 공간(Bunk)

장거리 비행(보통 10시간 이상) 시 승무원이 교대로 휴식할 수 있는 공간으로, 기종 별로 객실 후방이나 항공기 중간 하단에 위치하고 있으며 6~8개의 침대가 놓여 있어 승무원이 휴식을 취할 수 있다.

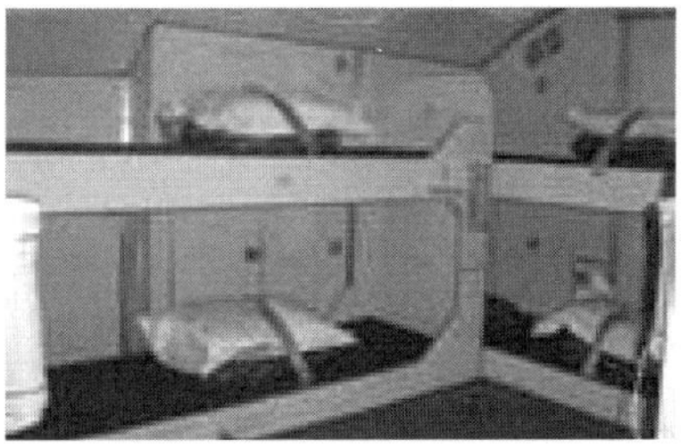

[그림 5-7] 승무원 휴식 공간

객실승무원의 근무시간은 비행 임무를 위해 회사가 정한 장소에 출두한 시간부터 해당 임무가 종료된 시간을 말하며 최대 승무시간은 1개월 간 120시간, 3개월간 350시간, 연간 1,200시간을 초과해서는 안 되도록 규정되어 있다. 또한 24시간 중 연속해서 비행 근무에 임할 수 있는 시간과 휴식시간에 대해 규정되어 있어 비행 소요 예정시간이 8시간을 초과할 경우 기내 승무원 휴식 공간(Bunk)이나 좌석을 이용하여 휴식을 취할 수 있다.

3. 항공기승무원의 건강문제

1) 운항승무원의 건강문제

국제민간항공운송협회(ICAO), 미연방항공청(FAA), 유럽연합항공청(JAA, European Joint Aviation Authorities) 그리고 여러 나라의 정부에서는 정밀 검사를 통한 운항승무원의 신체검사증 발급에 대한 표준을 정하고 있다. 운항승무원의 신체검사증 발급 기준은 의학적 원인에 의한 운항승무원의 자격상실이나 기내에서 발생하는 비행불능 상태의 발생 가능성에 초점이 맞춰져 있다. 운항승무원의 질병에 대한 연구를 통해 살펴본 자격상실이나 비행불능 상태의 원인은 초기에는 주로 정신과적 문제와 심혈관계 문제였다. 이후의 연구에서는 심혈관계 질환이 가장 빈발하는 운항승무원 자격상실 혹은 비행불능 상태의 원인이었다. 그러나 이는 일반인과 비교하였을 때 낮은 수준의 발병률이었으며 이후의 연구에서도 그 경향은 비슷하였다. 결론적으로 일반적인 생각과는 달리 운항승무원은 일반인들에 비해 낮은 사망률을 보이는데 이는 운항승무원으로서의 직업적 요구와 관련되어 지속적으로 생활습관을 교정하고 건강관리 행위를 실천하기 때문이다.

아래 〈표 5-2〉는 미국연방항공청(FAA)에서 밝힌 운항승무원의 비행불능 상태와 기능장애 분석표이다. 1990년도부터 1998년까지의 중대한 사고 2,696건에 대한 사고조사위원회(National Transportation Safety Board, NTSB)의 자료를 토대로 의료적인 원인으로 규명된 216건을 분석한 자료이다.

〈표 5-2〉 운항승무원 기능상실 및 기능장애 분석(NTSB, 1990~1998)

원인	사고건수	%
약물	88	40.7
알코올	68	31.5
심장마비/심혈관 질환	26	12.03
원인불명	17	7.87
저산소증	9	4.17
기타	8	3.74

출처: Taneja, N. & Wiegmann, D. A.(2002), An analysis of In-flight impairment and in capacitation in fatal general aviation accident(1990~1998), p.2.

또한 1987년부터 1988년의 미국연방항공청(Federal Aviation Administration, FAA)의 신체검사 증명서 관련 자료에 따른 신체검사증 부적합 발급 사례는 아래와 같다(〈표 5-3, 5-4〉, [그림 5-8, 5-9, 5-10]).

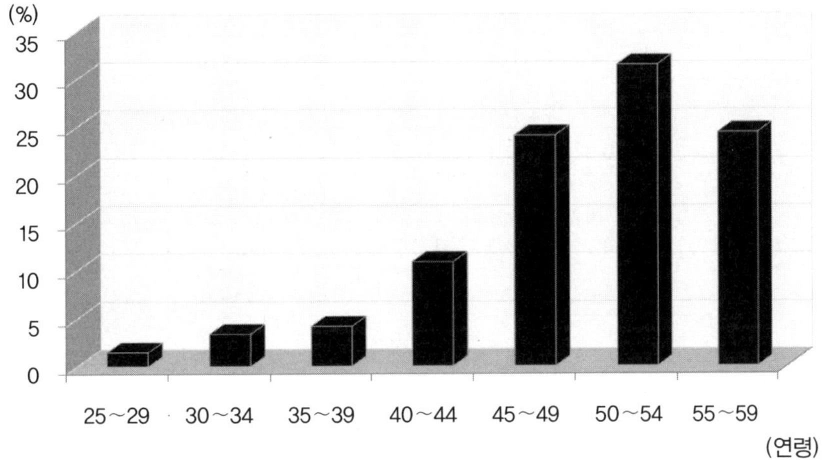

[그림 5-8] 연령별 항공사 운항승무원 신체검사증 미발급 사례

출처: Downey, L. E. & Pak, S. J.(1992). Survey reveals Age and pathology trends for medically disqualified airline pilots. p.3.

〈표 5-3〉 항공사 승무원의 연령 분포(Distribution of Airline Pilots)

연령 그룹	항공사에서 실제 비행하는 운항승무원	항공사에서 실제 비행하는 운항승무원 비율	신체검사증 미발급된 운항승무원 수	총 미발급 퍼센트	연간 연령별 미발급 비율*
25-29	5,678	10.2	7	1.5	1.0
30-34	8,809	15.8	16	3.4	1.0
35-39	10,005	18.0	20	4.2	1.0
40-44	9,544	17.2	52	10.9	2.7
45-49	10,288	18.5	115	24.1	5.6
50-54	7,760	13.9	150	31.5	9.7
55-59	3,576	6.4	116	24.4	16.2
Total	55,680	100.0	476	100.0	4.3

* Annual rates per 1,000 active airline pilots(실비행 운항승무원 1,000명당 년간 비율)

출처: Downey, L. E. & Pak, S. J.(1992). Survey reveals Age and pathology trends for medically disqualified airline pilots. p.3.

〈표 5-4〉 의학적인 상태와 연령별 항공사 운항승무원 미발급률
(Denial Rates of Airline Pilots by Medical Condition and Age)

Denial Rates of Airline Pilots by Medical Condition and Age(의학적인 상태와 연령별 항공사 운항승무원 미발급률)								
미발급 원인	25-39	30-34	35-39	40-44	45-49	50-54	55-59	총 연간 비율*
안과	-	-	-	0.1	0.3	0.9	0.8	0.3
이비인후과	-	-	0.1	0.3	0.5	1.2	1.3	0.4
호흡기계	-	-	-	0.1	0.2	10.2	1.1	0.2
심혈관계	0.1	0.1	0.1	0.9	2.7	5.2	11.9	2.2
복부	0.1	-	-	0.1	0.2	0.6	1.1	0.2
신경정신과	0.5	0.7	0.7	1.4	2.9	3.5	4.6	1.8
뼈 & 관절	-	-	0.0	0.3	0.6	0.8	1.0	0.3
근육	-	-	-	0.0	0.0	0.2	-	0.0
기타	0.2	0.4	0.6	0.8	1.5	1.6	3.8	1.1
Total	0.9	1.2	1.5	4.0	8.9	14.2	25.6	6.5

*Annual rates per 1,000 active airline pilots(실 비행 운항승무원 1,000명당 연간 비율)

출처: Downey, L. E. & Pak, S. J.(1992). Survey reveals Age and pathology trends for medically disqualified airline pilots. p.4.

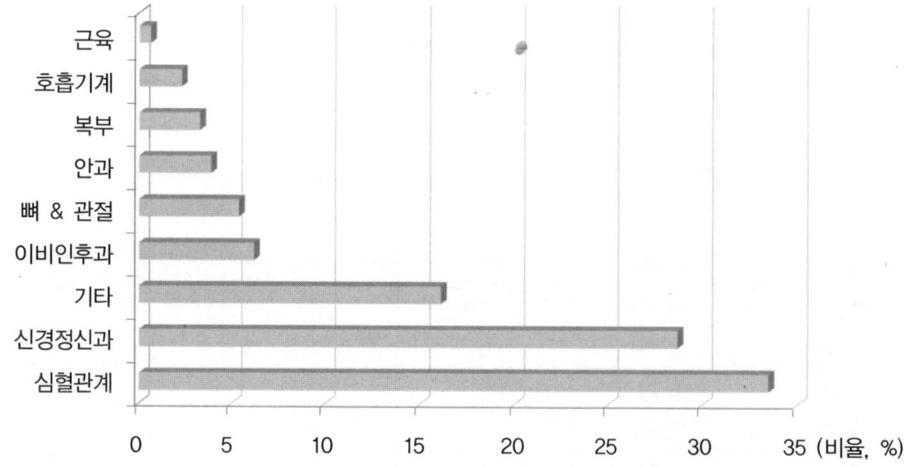

[그림 5-9] 신체기관별 미발급 사례 원인(Cause for Denial/Body System)

출처: Downey, L. E. & Pak, S. J.(1992). Survey reveals Age and pathology trends for medically disqualified airline pilots. p.5.

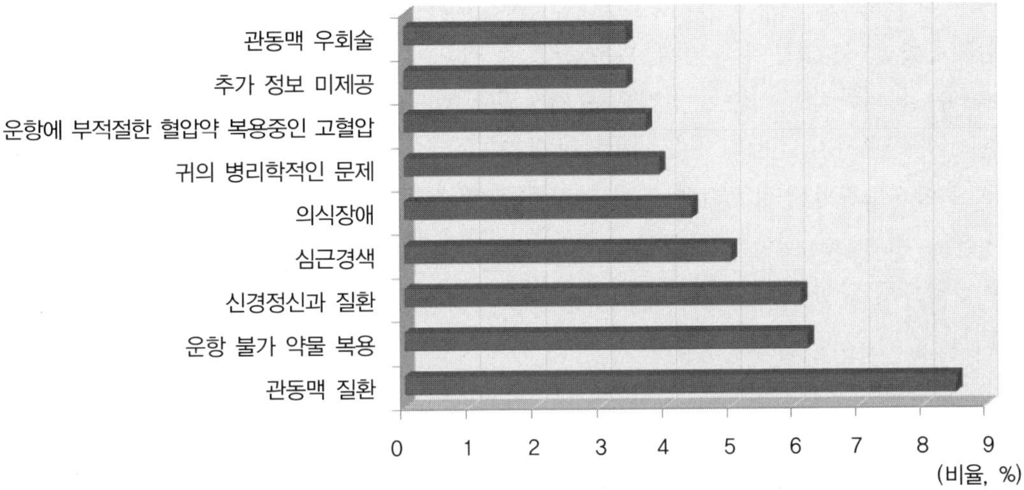

[그림 5-10] 미발급 사례의 주요 원인(Most Frequent Causes of Denial)

출처: Downey, L. E. & Pak, S. J.(1992). Survey reveals Age and pathology trends for medically disqualified airline pilots. p.5.

2) 객실승무원의 건강문제

객실승무원의 비행이 불가한 의학적 상황에 대한 Pombal 등(2005)의 연구에 따르면 이비인후과적 문제가 30.1%로 가장 많이 발생하였고, 다음으로 근골격계 문제가 21.3%, 정신심리학적 문제가 12.5%를 차지하였다. 이는 항공 생리적 측면에서 기압차로 인해 발생할 수 있는 이비인후과의 문제에 대한 예방적 조치가 중요함을 의미한다. 그 외에도 서비스와 안전, 보안을 책임지는 승무원의 업무 상 요통이나 염좌 등 근골격계 질환이 간헐적으로 발생하므로 이에 대한 중재와 예방적 접근이 중요하다.

4. 항공기승무원의 건강관리

1) 운항승무원 건강관리

운항승무원의 의학적 관리 기준을 정립하는 데 있어 가장 중요한 요소는 비행안전이며 운항승무원의 작업 환경과 임무책임을 고려할 때 그들은 특수하고 세심한 의학적 기준 하에 관리되어야 한다. 의학적으로 반드시 고려해야 할 사항은 급성 비행불능 상태(Incapacitation)

의 야기 가능성으로 비행불능 상태의 위험인자를 사전에 철저히 관리하여야 하며 비행불능 상태를 유발할 수 있는 급·만성 혹은 간헐적 질환이 없어야 한다. 따라서 운항승무원이 갖추어야 할 의학적인 기준이 법적으로 제시되고 있으며 운항승무원은 주기적인 건강검진을 통해 항공종사자 신체검사증을 발급받게 된다.

즉, 운항승무원의 건강관리에 있어 가장 중요한 목표는 비행 중 발생 가능한 의학적 원인에 의한 비행불능 상태와 관련된 비행안전 측면의 문제를 미연에 방지하고 고도의 전문기술 인력으로 양성된 운항승무원의 조종 수명을 최대한 연장하는 것으로 정의를 내릴 수 있다.

따라서 항공간호사는 운항승무원 건강관리의 초점을 비행불능 상태(Incapacitation)를 야기할 수 있는 질환의 위험요인을 조기에 찾아내어 사전에 예방할 수 있도록 관리하고 기능장애(Impairment)를 일으킬 수 있는 알코올 섭취, 약물 남용 등에 대해서도 지속적으로 교육하고 관리하며 건강 관련 위험 요인을 지속적으로 관리함으로써 조종수명을 최대한 연장하는 데 두어야 한다.

그러므로 항공간호사는 효율적인 운항승무원 건강관리를 위하여 운항승무원의 업무 및 환경 그리고 심신의 건강문제에 대한 종합적인 이해를 통해 질병을 예방하고 건강을 유지 증진하는 전인간호를 실천해야 한다. 그러기 위해서 항공간호사는 운항승무원 건강관리에 있어 가장 기본적인 업무 영역인 상담이나 교육을 위해 운항승무원과의 라포(Rapport)를 잘 형성하여야 함은 물론이고 다양한 교육과 전문적인 훈련 과정을 거쳐 항공간호 전문가가 되어야 한다.

(1) 건강진단

건강진단은 가장 기본적인 건강관리 활동으로 운항승무원의 건강진단은 기본적으로 채용 건강진단과 정기 건강진단이 있고 비행휴 및 비행적부 판단 시나 승격과 기종 전환 및 정년 연장 시에도 실시된다.

① 채용 건강진단

운항승무원은 비행안전에 있어 가장 핵심적인 인적 자원이며 전문적으로 훈련된 기량을 바탕으로 정년까지 건강하고 안전하게 비행 근무에 임할 수 있어야 하므로 운항승무원 선발의 중요성은 아무리 강조해도 지나침이 없다. 운항승무원 선발은 기본적으로 법적 신체검사 기준에 의해 평가된 현재의 건강 상태에 전문적이고 오래된 경험을 가진 검사자에 의해 도출된 잠재적인 건강문제와 지원자의 조종 경험 및 경력 등을 종합적으로 고려하여 판단하여야 한다. 또한 신체검사 외에 적성 및 인성 검사 등을 통해 정신, 심리 건강도 함께 확인하여 비행불능 상태(Incapacitation)나 기능장애(Impairment)를 유발할 수 있는 건강문제를 조기에 확인하는 노력이 필요하다.

따라서 항공간호사는 운항승무원의 특수한 작업 환경 및 임무책임 등에 대해 명확하게 인지한 상태에서 채용 건강진단을 실시하여야 하고 기준에 적합한 대상자를 선별하여야 하며, 지원자 역시 운항승무원의 임무특성 및 책임에 대한 명확한 인식을 가지고 신체검사 등 전 과정에 성실하게 임하여야 한다.

운항승무원 채용은 민간 교육훈련기관을 거친 인력과 군 경력 조종요원, 민간 항공사에서 비행 경험을 갖춘 외국인 등 다양한 영역에서 선발 과정에 참여하므로 운항승무원 채용 관련된 항공사 내 모든 부서는 가장 적정한 운항승무원을 채용하기 위하여 서로 긴밀히 협조하고 선발 전체 과정에 걸쳐 체계적인 선발 시스템을 갖추어야 한다.

운항승무원 채용 건강진단의 구체적인 건강진단 항목 및 기준은 정기 건강진단을 참고한다.

② 정기 건강진단

정기 건강진단은 채용 건강진단 선발 과정을 거친 후 운항승무원 자격으로 정기적으로 실시하는 신체검사로 각 나라마다 운항승무원의 연령 및 자격 종류에 따라 신체검사의 종류 및 실시빈도가 다를 수 있으나 우리나라의 경우 항공법의 항공종사자 신체검사기준을 준용하고 있다.

항공간호사는 운항승무원의 정기 건강진단을 실시함에 있어 대상자별 건강문제 및 특성에 대해서 충분히 고찰하고 운항승무원의 특수한 작업 환경 및 임무책임 등에 대해 명확하게 인지하고 건강진단을 실시한 후, 항공신체검사증명서 발급과 건강진단 관련 제반 기록의 유지·보관, 필요 시 정밀 검사·추후 검사 실시 및 건강 교육 등을 진행하여야 한다.

운항승무원의 정신적, 신체적 조건이 안전운항에 지장을 초래할 가능성이 있는 것으로 평가될 경우 비행 근무에서 제외하는 등의 필요한 조치를 취하고 항공신체검사증명서를 발급하지 않아야 한다.

□ 항공신체검사증명

항공법에서는 항공종사자 신체검사기준을 1종, 2종, 3종으로 구분하고 있는데, 사업용 및 운송용 조종사는 1종, 항공기관사, 항공사, 자가용 조종사, 사업용 활공기 조종사, 조종 연습생, 경량항공기 조종사는 2종, 항공교통관제사는 3종에 해당한다. 운항승무원은 정기 건강진단을 통해 항공신체검사증명을 발급받아야 하며 자격증명별 항공신체검사증명을 효율적이고 전문적으로 하기 위하여 항공의학에 관한 전문교육을 받은 전문의사(항공전문의사)를 지정하여 항공신체검사증명에 관한 업무를 수행하게 할 수 있고 항공전문의사는 자격증명별로 항공신체검사기준에 일부 미달한다고 진단되는 부분이 있는 경우에는 부록: 항공법 시행규칙 제95조 1항 관련 별표 14에 따른 유효 기간을 단축하여 항공신체검사를 발급할 수 있으며 단축되는 유효 기간은 정해진 기간의 2분의 1을 초과할 수 없다.

항공전문의사는 신체검사 결과 및 병력 등을 고려하여 신체검사기준(부록: 항공법 시행규칙 제95조 제7항 별표 15)에 적합할 경우 해당 항공신체검사증명서를 발급할 수 있다. 다만, 검사항목 중 일부 항목이 신체검사기준에 적합하지 아니하더라도 신청자의 능력, 기술, 비행 경험과 운항조건을 충분히 고려하여 해당 업무를 행함에 있어 비행안전을 위협하지 않는다고 판정되면 조건부 적합으로 항공신체검사증명서를 발급할 수 있다.

항공신체검사증명서 신청자는 항공전문의사에게 과거 및 현재의 개인병력, 가족병력 및 유전병력에 대한 정보를 알려 주어야 한다. 또한 과거 항공신체검사 수검 여부 및 수검 일시, 장소, 사유, 검사 결과, 부적합 판정, 취소, 정지의 경험 여부를 알려 주어야 하며 거짓 진술하는 신청자에 대해 국토해양부장관에게 보고하여야 한다.

또한 항공전문의사는 신청자에게 추가적인 의학 정보와 병력이 필요하다고 판단될 경우 관련 정보의 제공을 요구할 수 있으며 요청한 의학적 정보나 병력을 제공하지 않는 신청자의 신체검사증명서 발급을 거부할 수 있다.

항공전문의사는 매월 신청자의 항공신체검사 결과를 항공우주의학협회에 통보하여야 하고 항공우주의학협회는 항공전문의사가 발급한 항공신체검사서를 재심사 할 수 있으며 재심사 결과 항공신체검사증명서가 부적합하게 발급된 경우에는 지체 없이 항공당국에 통지하여야 한다.

또한 항공우주의학협회는 항공전문의사의 요청이 있는 경우에는 지체 없이 자문위원회에 상정하여야 하며 자문위원회는 신청자의 항공신체검사 결과에 대한 항공신체검사증명서의 발급 및 거부에 대한 최종 결정을 할 수 있다.

법에서 정하는 항공신체검사 증명 관련 내용과 양식은 [참고 5-1, 5-2]와 같다.

(2) 유소견자 관리

앞서 언급한 바와 같이 운항승무원은 지식과 경험을 고도로 습득한 전문적인 인력으로 안전운항에 있어 핵심적인 인적 자원이므로 의학적인 원인으로 인하여 업무 수행에 지장을 줄 경우 많은 손실이 발생된다. 그러므로 법적 기준에 의한 항공신체검사증명서 발급뿐만 아니라 사전에 평가된 건강 관련 위험요인에 대하여 적극적이고 지속적으로 관리하여야 하며 이러한 체계적이고 집중적인 유소견 관리는 운항승무원의 비행불능 상태를 예방하고 조종수명을 연장하는 데 반드시 필요한 건강관리 과정이다.

건강위험요인에 대한 관리는 무엇보다도 운항승무원 스스로 운항승무원으로서의 직업적 소명에 의거하여 건강을 유지 증진하고자 하는 자의식과 책임감이 선행될 때 더욱 효과적이다. 따라서 항공간호사는 운항승무원과의 굳건한 라포(Rapport)를 바탕으로 건강 상담 및 교육을 제공하고 건강 활동 이행도를 높일 수 있도록 개인 맞춤형 건강관리 체계를 제공함은 물론 가족과 같은 지지 체계를 제공해 줌으로써 효과적인 유소견자 관리가 되도록 노력하여야 한다.

(3) 교육

항공간호사는 운항승무원 교육 과정 중 기본적인 건강관리 교육, 업무와 연관된 항공생리 교육 및 승무원 자원관리(CRM, Crew Resource Management) 훈련에 참여한다. 최근에는 기내 응급 장치와 응급처치에 대한 영역 또한 교육 내용으로 첨가되고 있으며 인적 요소와 관련된 내용도 점차적으로 중요시 되고 있다.

항공생리 교육은 운항승무원 초기훈련 및 정기훈련 시 실시되며 교육 내용은 대기의 구성, 비행 환경, 호흡과 순환 생리, 저산소증, 과호흡증, 감압증 등의 기본적인 지식과 더불어 비행 환경 관련 개인적인 건강관리 활동 등으로 구성된다. 또한 승무원 자원관리(CRM) 교육 과정을 통해 비행과 연관된 피로와 스트레스 관리 및 인적 요소에 대해 집중적으로 교육함으로써 비행안전에 기여할 수 있다.

(4) 건강증진 활동

건강증진이라 함은 건강관리와 건강을 향상시키는 과정을 지칭하는 것으로 1970년대 이후로 많은 항공사들이 건강증진 프로그램을 도입하였다. 항공 산업에 있어서 건강한 운항승무원이 비행에 부적합한 건강 상태를 가진 사람보다 더 안전하고 생산적이며 더 오래 근무할 수 있다는 것은 자명한 사실이다. 앞에서 살펴본 것과 같이 심혈관계 질환이 운항승무원에게 있어 가장 주요한 비행불능 상태의 원인이므로 심혈관계 질환을 예방하기 위한 건강 활동은 건강증진 프로그램에서 가장 중점적으로 다루어져야 하고, 운항승무원 정기 건강진단 결과 판명된 건강 위해요인에 대해서도 집중적인 건강증진 프로그램 운영이 필요하다. 또한 건강증진 프로그램 실행 후에는 프로그램의 효과를 분석하고 평가하여 다음 프로그램에 반영하는 일련의 과정이 이루어져야 한다.

① 알코올 및 약물남용관리

에틸알코올은 모든 종류의 주류 속에 포함되어 있으며 중추신경계를 억제시키고 위장관계와 혈액을 통해 전신에 흡수된다. 또한 세포의 신진대사를 감소시키므로 조직독성 저산소증에 쉽게 노출되도록 한다. 술에 취한 경우 정신적인 영향으로는 경계심이 저하되고 자제력을 잃게 된다. 특히 뇌세포의 산소이용능력이 떨어져 판단 및 작업 수행능력을 감소시킨다. 신체적 영향으로 감각과 운동기능의 저하, 시력의 감소, 균형감의 상실 등이 있고 육체적, 정신적 피로감을 일으킬 수 있다. 그리고 알코올 섭취는 진정작용과 수면 패턴의 장애를 일으키며 주의력, 비행 스트레스 대처능력 감소도 함께 일으킨다.

알코올의 생리적 영향은 혈액 내의 알코올 농도에 달려 있는데 혈액 내 알코올 농도는 지상에서는 별 증상이 없으나 고공에서의 비행 근무에는 큰 문제가 될 수 있다. 알코올은 정확도, 반응 속도, 판단력, 미세 운동 조절 같은 안전과 관련된 주요한 변수에 대해 장애를 일으키는 잠재적인 위협 요소이기 때문이다.

약물 또한 비행안전에 영향을 미칠 수 있는 부작용 등의 증상으로 비행 전 그리고 비행 중에 신중한 투여가 요구된다. 약물의 경우 전 세계에서 새로운 약물이 끊임없이 생산되고 있기 때문에 이용할 수 있는 약물의 범위와 특성이 지속적으로 변하므로 운항승무원을 위해 약을 처방할 때 매우 신중한 고려가 필요한 실정이다. 운항승무원에게 약을 처방하기 전에는 약물의 부작용 및 반감기 등을 반드시 고려하여야 하며 승무원의 불규칙적인 일상생활, 업무 특성 등에 대해서도 충분한 이해를 가져야 한다.

원칙적으로 말하자면 비행에 도움이 되는 약물은 거의 없으며 특히 비행 시에는 자가 투약 및 OTC(Over-The-Counter) 약물의 투약이 금지되어야 하고 투약이 반드시 필요한 경우는 판단력, 명료함, 시력 등에 대한 영향을 고려한 후 투약해야 한다. 많은 나라에서 의사의 처방 없이 살 수 있는 약물들이 널리 통용되고 있는데 운항승무원은 약물에 대한 충분한 이해, 약물의 작용 기전, 잠재적인 부작용 등에 대해 반드시 알아야 하고 궁금한 점이 있다면 항공전문의사와 상담을 하여야 한다.

대체약물 또한 섭취 전 신중한 고려가 필요한 품목인데 대체약물의 경우 시중에 판매되기 전에 약물과 같은 수준으로 사용 안전성에 대한 평가가 이루어지지 않으므로 좀 더 신중하게 선택하여야 한다. 즉, 대체약품의 경우 작용기전과 부작용에 대한 정보가 잘 알려져 있지 않고 공정 과정에서 상품의 질 관리가 보장되어 있지 않음에도 불구하고 선호도가 높아지는 경향이 있어 운항승무원 대상으로 명확한 정보가 제공되지 않는 약물 복용의 위험성에 대해 지속적으로 교육하고 관리할 필요가 있다. 즉, 운항승무원에게는 비행안전에 영향을 줄 수 있는 알코올과 약물에 대한 복용기준과 관리 프로그램이 필요하다.

운항기술기준에서는 약물과 주정음료 사용에 대하여 다음과 같이 규정하고 있다.

운항기술기준 본문 8.1.8.4 주정음료 등의 사용 등(Use of Narcotics, Drug or Intoxicating Liquor)

가. 국토해양부장관 · 지방항공청장 또는 항공교통센터장은 항공종사자(조종연습을 하는 자를 포함한다) 및 객실승무원이 다음 각 호에 해당하는 경우 항공 업무(조종연습을 포함한다) 또는 객실승무원의 업무를 수행하지 못하도록 하여야 하며, 운항증명소지자 또한 이들에게 임무를 부여하여서는 아니 된다.

1) 알코올 성분의 음료 복용 후 8시간 이내
2) 알코올의 영향 하에 있을 때
3) 항공 업무(조종연습을 포함한다) 또는 객실승무원의 업무에 영향을 미치고 비행안전을 저해하는 약물(마리화나, 모르핀, 펜사이클린, 암페타민, 코케인 등)을 사용 중일 때
4) 혈중 알코올 농도 0.04% 이상일 때
5) 마약, 마리화나, 진정제 또는 자극제를 재배, 가공, 생산, 판매, 처분, 소지, 이송 또는 수입하여 국내법 또는 국제법을 위반한 경우
6) 국토해양부 · 지방항공청 또는 항공교통 센터에 소속된 공무원이 주정음료 등의 섭취 또는 사용 여부를 측정하고자 할 때 이를 거절할 경우

나. 항공종사자(조종연습을 하는 자를 포함한다) 및 객실승무원은 국토해양부 · 지방항공청 또는 항공교통센터에 소속된 공무원의 요청이 있을 시 항공 업무(조종연습을 포함한다) 또는 객실승무원의 업무를 수행하기 직전부터 임무를 수행한 직후까지 주정음료 등의 섭취 또는 사용 여부에 대한 검사를 받아야 한다.

운항기술기준 별표 8.1.8.4 주정음료 등의 사용 등(Use of Narcotics, Drug or Intoxicating Liquor)

가. 항공종사자(조종연습을 하는 자를 포함한다) 및 객실승무원이 주정음료 등의 섭취 또는 사용으로 인한 사고 및 인명 손상을 방지하기 위하여 본 조항을 적용한다.

나. 국토해양부 · 지방항공청 또는 항공교통 센터에 소속된 공무원이 주정음료 등의 섭취 또는 사용 여부를 적발한 경우에는 시행규칙 별지 제40호의3서식을 작성하여 국토해양부장관 · 지방항공청장 또는 항공교통센터장에게 보고하여야 한다.

다. 검사 정보는 나항 및 차항에 의거 관계기관에 제공되어 법적 절차의 증거로 사용할 수 있다.

라. 운항증명소지자는 본 규정 8.1.8.4, 가항에 규정된 해당자 중 운항증명소지자 소속 항공종사자(조종연습을 하는 자를 포함한다) 및 객실승무원에 대하여 무작위로 주정음료 등의 섭취 또는 사용 여부를 검사하여야 한다.

마. 위반자 비율이란 무작위 알코올 검사 시 혈중 알코올 농도가 0.04% 이상인 자와 검사를 거절한 자를 합하여 전체 무작위 검사를 받은 자와 검사를 거절한 자를 합한 수로 나눈 값을 말한다.

바. 운항증명소지자는 항공기 사고 시 가능한 빨리 해당자 중 사고와 직접관련이 있거나 또는 직

접관련이 있음을 확인할 수 없을지라도 생존자에 대하여 주정음료 등의 섭취 또는 사용 여부를 측정하여야 한다.

사. 운항증명소지자는 본 규정 8.1.8.4, 가항에 규정된 해당자 전체 인원 중 매년 각 종사자별로 최소한 5%에 해당하는 자에 대하여 편중되지 않게 연간 고른 분포로 예고 없이 무작위 주정음료 등의 섭취 또는 사용 여부를 측정하여야 한다.

아. 무작위 주정음료 등의 측정은 본 규정 8.1.8.4, 가항에 규정된 해당자가 임무 수행 직전부터 임무 수행 직후까지 실시할 수 있다.

자. 주정음료 등의 측정 결과 기록은 접근이 통제되는 안전한 장소에 3년간 보관하여야 한다.

차. 운항증명소지자는 전년도 주정음료 등의 측정 결과보고서를 매년 3월15일까지 국토해양부장관 또는 지방항공청장에게 보고하고 그 사본을 최소 3년간 보관하여야 한다.

② 금연

흡연으로 인한 문제의 첫째 원인은 타르이며 니코틴과 일산화탄소에 의한 영향도 크다. 니코틴은 중독성이 있으므로 남용할 수 있는 약물로 분류되며 강한 독성을 가지고 있다. 니코틴의 급성효과로는 약에 대한 내성은 저하시키며 혈압, 심박동수를 증가시키고 진전, 오심, 현기증, 시야 및 청각장애, 중추신경 억제효과가 있다. 또한 카페인과 함께 섭취 시 중추신경을 자극하기도 한다. 일산화탄소는 혈액의 산소운반 용적에 영향을 주어 빈혈성 저산소증을 유발할 수 있는데 일산화탄소는 산소보다 적혈구와의 결합률이 매우 높으므로 흡연 시 혈액에 일산화탄소의 양이 증가하며 이로 인해 흡연자는 지상에서도 5,000~7,000 피트의 생리적 고도를 보이며 눈으로의 산소운반능력이 감소되어 시력이 저하된다. 또한 흡연 시 유입된 시아나이드와 적혈구의 일산화탄소 축적으로 인해 저산소증에 대한 내성이 감소하며 니코틴이 말초혈관과 신경조직에 영향을 미치므로 운동능력이 감소된다.

흡연에 의한 장기적 영향으로는 폐의 손상에 따른 호흡기계 기능 감소, 증가된 동맥경화로 인한 심혈관계 질환 증가, 혈종 형성 증가 등이 있으며 비행 스트레스에 대한 내성 감소와 임무 수행능력의 감소도 발생한다. 흡연은 심혈관 질환, 만성 폐쇄성 폐 질환, 암의 주요 원인이 되고 앞서 설명한 바와 같이 흡연 시 혈액에서 일산화탄소 양이 증가하며 생리적인 고도가 상승하고 시력 저하가 발생한다. 결국 저산소증에 대한 내성이 감소하고 임무 수행능력의 감소가 야기될 수 있으므로 공중 근무자는 흡연을 제한하는 것이 바람직하다.

③ 영양 섭취 및 체중관리

비행 근무로 인해 시차가 발생하고 지리학적 환경이 변하게 되므로 승무원은 때때로 식사 시간과 장소가 규칙적이지 않게 된다. 인체는 기능을 유지하기 위해 포도당을 사용하는데 소화 과정에서 포도당은 유리되어 각 기관과 조직으로 운반된다. 신경조직과 망막조직은 혈당수준에 의해 영향을 많이 받으므로 포도당이 부족한 경우는 간에 저장되어 있던 글리코겐이 포도당으로 전환되어 혈류로 보내진다. 간에 저장되어 있던 글리코겐이 고갈되거나 혈류 속의 포도당이 불충분할 때 저혈당이 발생되므로 승무원은 규칙적으로 먹는 것이 매우 중요하다. 또한 비행 전과 비행 중에는 가스를 유발하는 음식과 음료를 제한하는 것이 권고된다.

일반적으로 비행을 하는 동안 운항승무원은 좌식 근무 패턴으로 인해 칼로리 소비가 많지 않다. 또한 정상 체중을 초과하는 운항승무원이 증가하는 추세이고 비만은 고혈압, 당뇨, 불면증 그리고 정형외과적인 문제와 관련이 되므로 운항승무원은 과체중이 되지 않도록 사전에 체중관리에 신경을 써야 하고 과체중시 체중 감소를 위해 노력을 해야 한다.그러므로 장기적인 관점에서 체중관리를 위해 영양적으로 균형 잡힌 식이의 섭취와 규칙적인 운동이 필수적이다.

④ 운동 프로그램

운동은 심신의 피로 회복과 심폐기능의 활성화를 위해 반드시 규칙적으로 이루어져야 하며 30분 정도의 꾸준한 유산소운동이 추천된다. 많은 기업체에서는 근로자들을 위한 운동기구가 구비된 피트니스 시설을 운영하고 있으며 운동 처방이 가능한 전문 인력도 배치하고 있다. 운동 프로그램의 형태를 정할 때 운동의 수준, 강도, 빈도 그리고 운동 경과시간을 고려하여 개인에게 맞는 프로그램을 개발하여야 한다.

⑤ 피로 및 스트레스 관리

항공기 사고는 대부분이 인적 요인에 의해 일어난다는 사실에 주안점을 두어 비행안전을 위해 운항승무원의 복합적인 작업 환경을 이해하여 사고를 미연에 방지하는 대책이 강구되어야 하는데 과학적인 피로관리 체계를 확립하는 것도 매우 중요한 비행안전 대책 중의 하나이므로 현재 세계적으로 매우 활발히 진행되고 있는 관리 분야이다.

미국의 보잉사에서 밝힌 1996년에서 2007년까지의 민간 항공기 사고 주요 원인은 장비나 그 밖의 원인보다 운항승무원에 의한 사고가 더 많이 발생하므로 사고 원인의 철저한 분석과 인적 요소에 대한 관리가 필수적이다. 인적 요인(Human Factor)이라는 개념은 기계를 이용하여 일하는 사람에 대한 연구로서 인적 수행능력의 최적화와 사람의 실수 감소에 노력을 기울이는 전문 분야이다. 인적 요인 관리의 중점 목표는 항공기 운영과 관련된 복합적인 위험요인 속에서 일하는 운항승무원의 역할을 최적화하여 안전운항을 달성하는 데 있다. 운항승무원의 인적 요소 중 의학적으로는 피로, 술과 담배, 영양, 스트레스 등이 관련이 있고 이 부분에서는 피로와 스트레스에 대해 다루고자 한다.

많은 항공기 사고와 준사고의 원인은 사소한 착오이며 이는 사실상 모든 인간이 노력하는 과정에서 자연스럽게 산출되는 부산물이므로 운항승무원의 판단력의 장애, 작업능력 및 자극에 대한 반응속도를 지연시킴으로써 업무 수행능력에 영향을 미치는 인적 요인 중 피로가 주요한 원인이 될 수 있다. 그러므로 항공사의 의료부서는 운항승무원 관리에 있어서 운항승무원의 스케줄 분석과 피로 관리에 대한 프로그램을 개발하여야 한다.

인적 요소에 의한 항공사고를 줄이기 위해 대부분의 항공사에서는 종합훈련인 승무원 자원관리(CRM, Crew Resource Management) 과정을 개설하고 있는데 과정의 주요 항목은 의사소통, 상황인식, 팀워크, TEM(Threat & Error Management), 스트레스 및 피로 관리 등이다. 이 중 의료부서에서는 개인생활 습관의 교정을 통한 스트레스와 피로 관리 교육을 CRM 과정에서 전달하고 Human Factor위원회 위원으로서 참여하여 의견을 개시함으로써 안전운항에 이바지하고 있으며 항공사의 CRM훈련 과정은 일반적으로 운항승무원이 되어 처음 받는 초기 CRM, 승격 CRM, Joint CRM 등이 있다.

이 교육에서는 비행 환경이 지상과 상이하고 시차와 관련하여 생체리듬의 부조화 현상을 겪을 수 있고 이러한 현상 자체는 심각한 것은 아니지만 적절하게 적응하지 못하면 결국 오류를 일으켜 사고를 발생시키는 위험성을 내포하고 있으므로 집중적으로 피로에 대해서 중점적으로 다루고 있다.

가) 피로

피로는 육체적 또는 정신적인 분투로 나타날 수 있는 피곤함 또는 기진맥진 상태라고 정의내릴 수 있다. 단순한 피곤 상태와는 구별되는 피로는 능률성과 효율성에 영향을 미치고 어떠한 자극에 대한 반응 속도를 느리게 만드는 특징을 가지고 있으므로 피로 축적은 생산성의 저하 및 질병 유발에 영향을 미칠 수 있다. 항공의학에 있어 피로가 중요하게 다루어지는 이유는 피로의 원인이 무엇이든지 간에 결과물은 실수를 유발하여 사고를 일으킬 수 있기 때문이다.

피로는 모든 사람들에게 익숙한 문제이지만 실질적으로 다양한 육체적 그리고 주관적인 경험들에 대해 고려해 보아야 한다. 피로의 증상은 개인적으로 매우 다양하게 나타나고 정확한 피로의 단계를 측정하기에 한계가 있으므로 해소 방법도 구체적으로 명시할 수 없는 어려움이 있다. 만약 비행운항과 관련하여 피로의 상태가 긴장 측면에서나 승무원으로서 가장 중요한 책임인 안전이나 효율성 측면에서 문제가 된다면 피로는 매우 중요하게 다루어져야 할 것이다. 피로의 원인은 매우 다양하나 공중 근무자는 수면부족과 수면장애, 신체 생체리듬에 대한 방해가 유발될 수 있으므로 특히 중요하게 관리되어야 한다.

• 수면과 서캐디안 리듬(Circadian Rhythm)

(가) 수면 생리학

일반적으로 수면은 뇌와 신체의 전원이 차단되는 시간으로 알려져 있지만 수면은 매우 복잡한 생리적 과정으로 NREM(Non-rapid Eye Movement) 수면과 REM(Rapid Eye Movement) 수면 두 가지의 특징적인 상태로 이루어진다. NREM(Non-rapid Eye Movement) 수면은 1, 2, 3, 4단계로 나뉘어 있고 그동안 생리적, 정신적인 활동이 느리게 나타난다([그림 5-11]). 3, 4단계에서 가장 깊은 잠을 자고 만약 이때 누군가에 의해 혹은 다른 이유로 잠에서 깨게 되면 잠을 깰 때까지 시간이 걸리고 10~15분간 졸린 느낌과 몽롱한 상태가 지속된다. REM(Rapid Eye Movement) 수면은 눈을 빠르게 움직이기 시작하면서 뇌가 활발한 활동을 하는 단계로 REM 수면 동안 꿈을 꾸게 된다. REM 수면 동안 신체의 주요 수의근들은 마비되고 잠에서 깨더라도 꿈의 내용을 자세하게 설명할 수 있다. 전형적인 수면 과정에서 NREM과 REM 수면은 30분간의 REM 수면 후 대략 60분간의 NREM 수면을 취하는 주기로 나타난다. 대부분의 깊은 잠은 수면의 첫 3분의 1 동안에 나타나고, 일반적으로 REM 수면은 수면 초기에는 짧지만 후기에는 더욱 더 길고 규칙적으로 나타난다([그림 5-12, 5-13, 5-14, 5-15]).

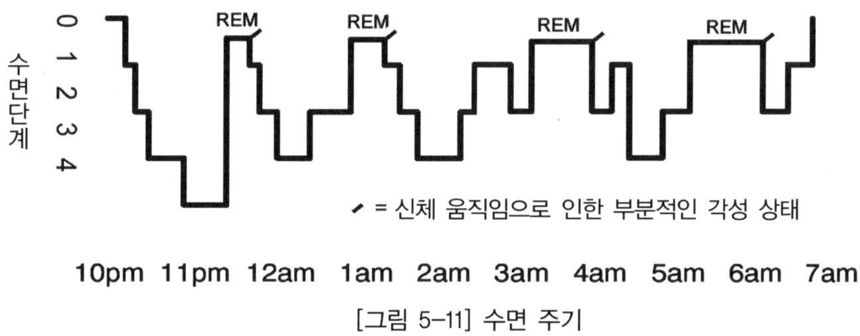

[그림 5-11] 수면 주기

출처: 위키피디아(Wikipedia)

일생 동안 수면의 양과 구조는 상당히 많이 바뀌는데 일반적으로 나이가 들어갈수록 얕은 잠으로 변하고 수면장애가 많아져 중간에 잠을 깨는 상황이 많아진다. 게다가 NREM 3, 4단계가 사라지게 되고 밤에 자는 총 수면시간이 줄어들게 되므로 젊었을 때 적용했던 휴식전략이 나이가 들면서는 적합하지 않을 수 있다. 수면의 질은 양만큼 중요하고 여러 번 잠에서 깨어 수면을 방해 받으면 전체 수면 주기에 상당한 영향을 끼치게 된다. 하지만 수면부족을 보충하기 위해 단순히 길게 자는 게 중요한 게 아니라 깊게 자는 것이 중요하다.

음식과 물처럼 잠은 생리적 요구이자 인간 생활에 필수적인 것이며 인간의 생존에 매우 중요한 부분이다. 수면 부족은 적절히 해소되지 못하면 축적되어 깨어 있다 하더라도 졸린 상태와 같이 수면 부족 상태를 초래할 수 있다. 따라서 수면 부족은 적절히 해소하여야 할 중대한 문제이고 수면 부족으로 인한 졸음 증상은 깨어 있는 동안 작업 수행능력, 기분, 각성 상태, 민첩성에 영향을 미친다는 점에서 심각하게 받아들여야 한다.

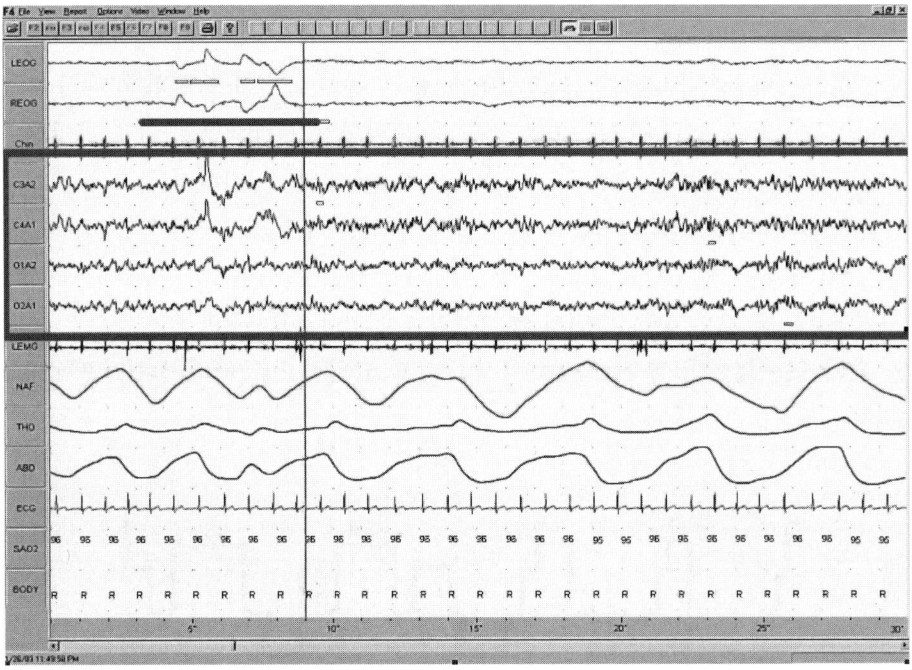

[그림 5-12] 뇌파 그래프(REM)

출처: 위키피디아(Wikipedia)

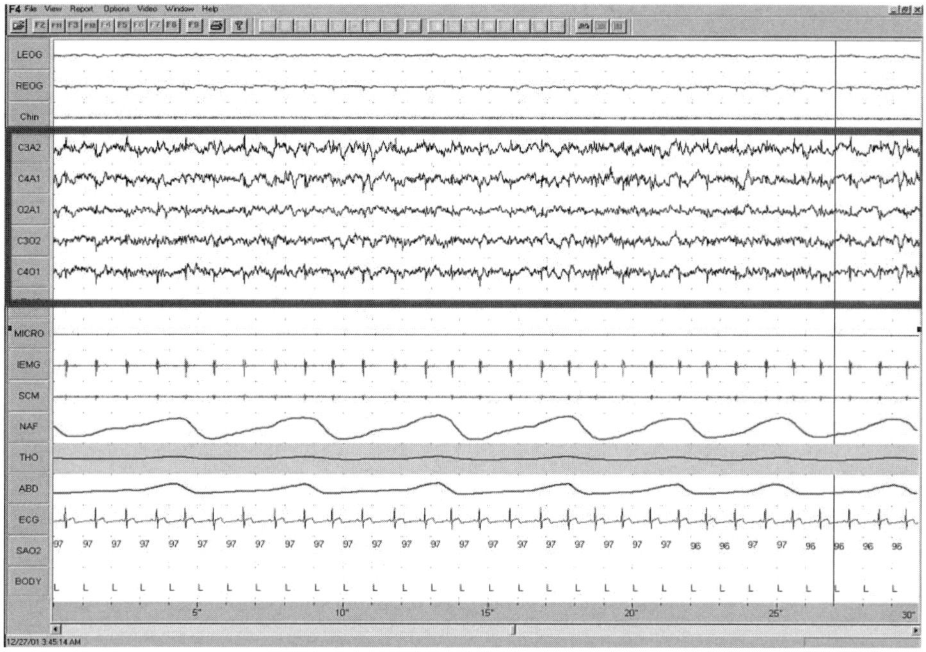

[그림 5-13] 뇌파 그래프(NREM Stage 1)

출처: 위키피디아(Wikipedia)

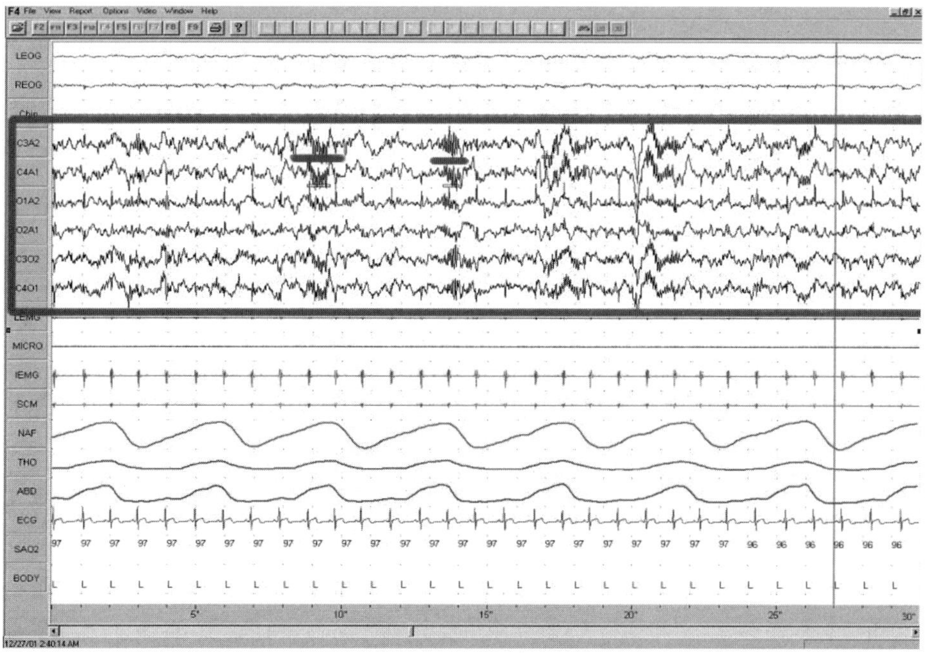

[그림 5-14] 뇌파 그래프(NREM Stage 2)

출처: 위키피디아(Wikipedia)

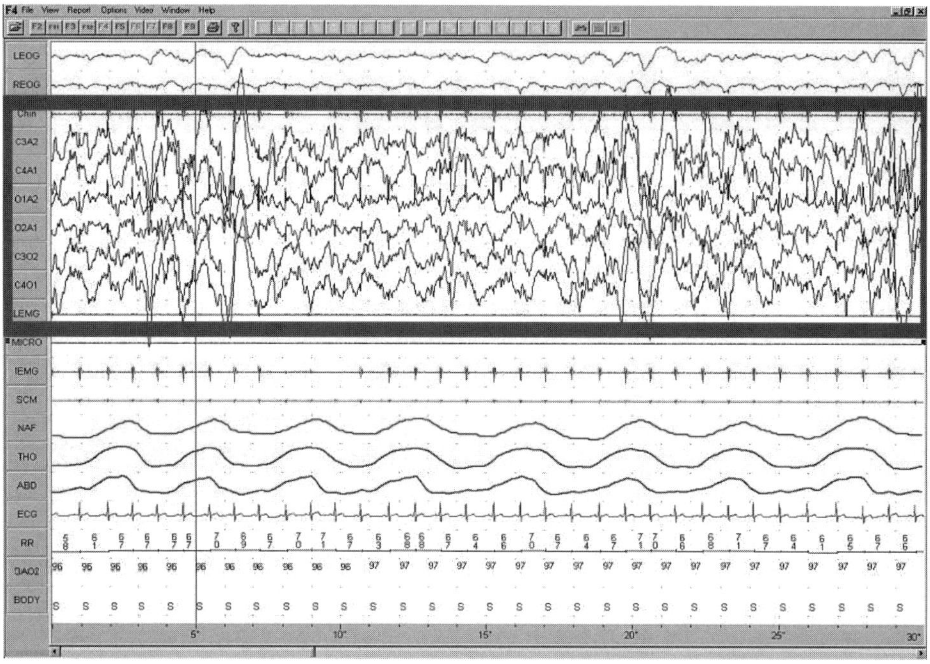

[그림 5-15] 뇌파 그래프(NREM Stage 4)

출처: 위키피디아(Wikipedia)

(나) 알코올과 수면

알코올은 수면 주기에 중요한 영향을 미치는 요인으로 2잔 이상의 와인이나 맥주는 수면 주기에서 앞부분을 차지하는 REM 수면을 모두 제거하게 된다. 이것은 수면분절을 포함해서 수면 주기 중 후반부에 알코올 금단효과를 일으키기도 하므로 종종 이완과 수면 촉진을 위해 사용하는 알코올이 실제로는 휴식을 방해하는 주요 요인으로 작용할 수 있다.

(다) 졸음

생리학적 졸음은 배고픔과 목마름과 같은 다른 주요 생리학적 기능과 유사하다. 신체가 생리적으로 수면이 박탈당했을 때 배고픔이나 목마름을 감소시키는 유일한 방법으로 음식을 먹고 물을 마셔야 하듯이 생리적으로 졸리면 오직 수면만이 이러한 생리적 욕구를 해결할 수 있다.

주관적인 졸음의 증상은 개인의 기분을 스스로 평가하고 그 상태를 자가 보고하는 것이다. 하지만 자기 스스로 평가하는 졸림의 정도는 환경자극을 비롯하여 다른 요소들에 의해 크게 영향을 받기도 하고 잠재되어 있는 생리적인 졸음이 육체적인 활동이나 카페인 섭취 그리고 대화 등에 의해 가려질 수도 있다. 따라서 이미 졸린 상태라면 개인의 민첩성 정도를 타당하게 추정하기가 쉽지 않고 전반적으로 사람들은 생리학적 측정 도구로 추정한 것보다 더 민첩하다고 평가하는 경향이 있기 때문에 이는 다른 말로 표현하자면 사람들이 졸음 상태를 나타내는 자료보다 실제로는 더 졸린 상태일 수 있다는 것을 의미한다. 사람들은 생리적으로 2시간 동안 최고조의 졸음 상태를 경험하도록 되어 있고 새벽 3시에서 5시까지의 시간은 작업 수행 및 각성과 관련된 생체리듬이 가장 저조하고 뇌가 수면과 졸음을 유발하는 시간대이다. 또한 오후 3시에서 5시까지의 시간도 졸음이 증가되는 시간이므로 졸음을 견디기 힘든 상태에 직면할 수 있기 때문에 이러한 시간대를 잘 이해하고 파악하는 것이 작업 수행 및 수면·휴식(낮잠) 스케줄을 짜는 데 있어 유용하게 사용될 수 있을 것이다.

(라) 생체리듬

인류는 진화 과정을 거치는 동안 물리적인 환경 속에서 매일 매일의 생활 주기에 따른 내적 생체시계가 만들어져 반복적으로 작용하는 생체시계를 소유하고 있다([그림 5-16]). 시간과 관련된 생체주기가 환경에 의해 만들어지지만 내적 시계는 24시간보다 더 길게 천천히 가는 경향이 있고 생체시계에 가장 큰 영향을 미치는 환경 요소는 빛의 밝기이다. 그러나 비록 내부 시계에 영향을 주는 특정한 체계가 명확하게 규명되지는 않았지만 사회적 그리고 환경적인 측면들이 시간의 이용에 영향을 미치는 요소이다.

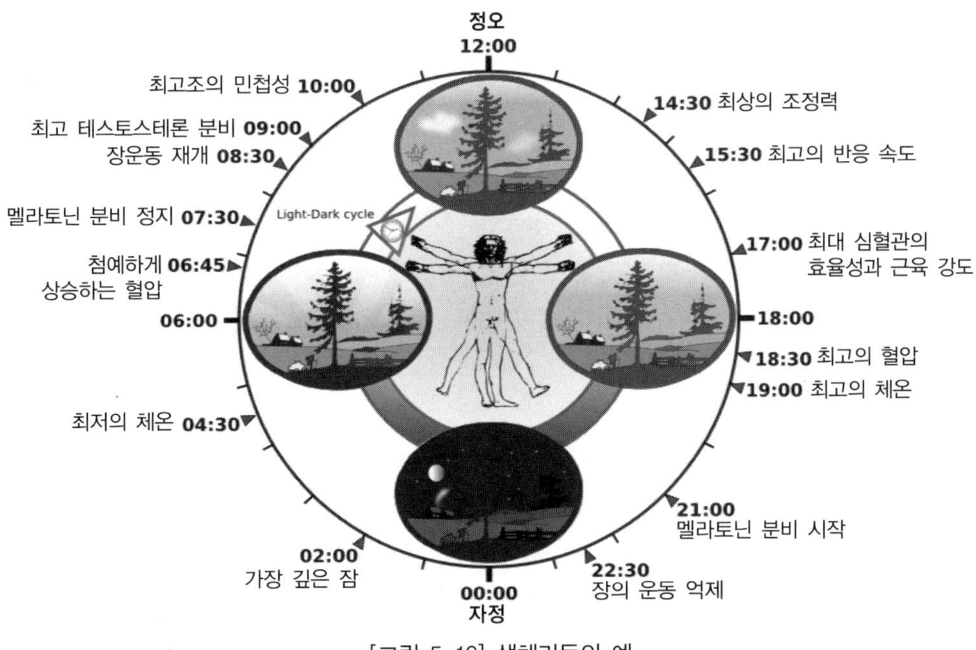

[그림 5-16] 생체리듬의 예

출처: 위키피디아(Wikipedia)

생체시계는 새로운 환경에서의 시간에 즉시 적응할 수 없기 때문에 표준시간대를 넘어서는 것은 생체시계가 도착지점의 새로운 시간대와 맞지 않는 결과를 초래한다. 내부 생체시계가 24시간보다 더 길기 때문에 서쪽 방향으로 비행을 하거나 점진적으로 늦어지는 근무시간일 경우 더 빠른 적응이 가능하다고 알려져 있으나 사람마다 시차에 적응하는 능력은 다르고 일반적으로 나이가 들수록 적응능력이 감소하는 경향이 있다.

(마) 비행운항에 미치는 영향

시간대를 넘나드는 비행운항은 규칙적인 수면/각성 주기를 방해할 수 있고 신체가 바뀌는 낮과 밤 시간에 적응하려고 지속적으로 노력할 때 생체리듬의 붕괴 및 환경적인 시간 또는 지역적인 시간과 신체시간과의 충돌이 발생할 수 있기 때문에 수면과 생체시간의 문제를 유발할 수 있다. 또한 지속적으로 깨어 있는 시간이 길어지면 수면부족을 더 심하게 할 수 있으므로 근무시간이 연장되면 늘어난 각성 상태에 의해 피로가 유발되고 감소된 수면에 의한 생체리듬 붕괴가 발생할 수 있다. 그러므로 수면계획과 휴식계획을 세울 때 이러한 점이 고려되어야 하고 비행 전, 비행 중, 비행 후 졸음과 저하된 작업 수행능력에 의한 영향을 줄이기 위하여 충분한 시간적 여유를 가지는 것이 중요하다. 또한 근무가 끝나고 집에 돌아가는 과정도 고려하여야 하는데, 졸음과 관련된 차량 사고는 모든 육상 교통의 20% 정도를 차지하며 졸음운전은 음주운전과 함께 사고의 중요한 요인이 되기 때문이다. 만약 운항승무원이 자동차로 통근을 한다면 장시간 근무 후 운전을 하는 것에 대해 고려할 필요가 있다.

(바) 각성 전략

광범위한 분야에서 각성 상태를 위한 전략은 두 가지 주제로 나누어 고려할 수 있는데 첫째는 수면 스케줄, 낮잠, 수면 습관을 포함한 예방 전략이고 둘째는 운항 중에 할 수 있는 활동이나 카페인 섭취 같은 조작적 전략이다.

A. 예방 전략

예방 전략은 기착지(Layover)나 출발 전 집에서 승무원들이 직접 사용할 전략이다. 예방 전략을 수립할 때에는 표면적으로 잘 드러나지는 않지만 주요한 생리학적 관점을 무시하지 말아야 하고 비행운항으로 초래되는 피로와 수면부족 그리고 수면주기 방해 등의 부정적인 영향을 감소시키는 데 목적을 두어야 한다.

Ⓐ 수면계획

비행을 가기 전 수면을 잘 취하지 못한 승무원은 조절을 잘 했던 승무원에 비해 더 많은 어려움을 경험할 것이다. 실제로 승무원이 수면이 부족한 채로 근무를 시작하게 된다면 일반적으로 운항 스케줄 동안 상황은 더욱 악화될 것이다. 그러므로 승무원은 비행 근무를 시작하기 전에 가능한 잘 자는 것뿐 아니라 통상적으로 24시간 중 수면을 취했던 시간만큼 수면을 취해야 한다. 또한 승무원은 스스로 느끼는 수면 관련 증상에 대해 수용적인 태도를 취하여야 한다. 즉, 깨어 있으려고 노력할 때 졸음이 온다면 이를 잠을 자라는 신체의 신호로 여겨야 한다. 강제로 일어날 수는 있지만 잠을 이길 수는 없기 때문이다. 반대로 자발적으로 잠에서 깨어 15~30분 이내에 다시 잠들기 어렵다면 더 이상 자려고 노력하지 말고 침대에서 나와야 한다. 뇌가 졸립다는 명확한 신호를 주면 자야 하지만 잠에서 깨어 정신이 멀쩡하고 다시 잠들기가 어렵다면 굳이 억지로 잠들기 위해 노력할 필요가 없다.

Ⓑ 낮잠

낮잠이 각성과 작업 수행능력을 향상시킨다고 과학적으로 증명이 되었으나 근무 전에 취하는 낮잠은 숙면단계에 진입하지 않도록 관리하여 깊은 잠에서 깬 후 지속될 수 있는 무기력한 현상으로 인해 작업 수행능력이 저하되지 않도록 하여야 한다.

Ⓒ 좋은 수면 습관

자신의 신체가 지금은 수면을 취할 시간이라는 것을 인지하는 것을 돕기 위해 자기 전에 취하는 수면 습관을 만들어 놓는 것이 도움이 된다. 이러한 방법들이 조작적인 요소이건 시간적인 요소이건 간에 신체가 수면을 취할 수 있도록 준비하는 데 있어 도움을 줄 것이므로 좋은 수면 습관을 유지하고 지속적으로 개발할 필요가 있다. 수면 환경에 집중하기 위해서는 어둡고 조용해야 하며 무엇보다 침대 또는 잠자리가 편안해야 한다. 호텔에서 머물 경우 이런 환경을 개인이 원하는 대로 조정할 수 있는 범위가 제한적이고 어떤 사람에게는 편안한 분위기가 또 다른 사람에게는 편하지 않을 수도 있으므로 여러 가지 제약점이 발생할 수 있다는 점을 고려하여야 한다.

승무원은 비행 전에 집에서 취하는 수면시간이 보장될 수 있도록 노력하여야 한다. 수면을 취하고자 할 때 너무 배고픈 상태가 되지 않도록 조절을 하는 것이 중요한데 배가 고플 경우 잠들기까지의 시간을 지연시키기 때문이다. 하지만 반대로 자기 전에 음식을 많이 섭취하는 것은 그 자체로 수면을 방해하는 요인이 되기도 한다. 그러므로 수면을 취하는 시간에 배고픔을 느낀다면 가벼운 음식을 섭취할 수 있지만 알코올은 수면에 심각한 영향을 미칠 수 있으므로 반드시 피해야 한다. 카페인은 잠이 드는 것을 방해하고 예민한 사람에게는 잠든 후에도 수면을 방해한다고 알려져 있다. 카페인은 커피, 차 그리고 콜라에 많은 양이 포함되어 있을 뿐만 아니라 초콜릿에도 포함되어 있고 예민한 사람은 초콜릿 디저트로 섭취한 카페인에 의해서도 수면이 방해받을 수 있으므로 승무원의 경우 계획된 수면시간의 몇 시간 전부터는 카페인 섭취에 주의를 기울여야 한다. 또한 수면을 취하기 위해 자리에 누운 후 15~30분 정도 경과하여도 잠이 들지 않는다면 일부러 자려고 노력하지 말고 침대에서 일어나 수면을 촉진시키는 다른 유발 인자를 찾으려고 노력하는 것이 더 도움이 된다.

B. 운항 중 사용 가능한 조작적 전략

운항 중 졸음에 대응할 수 있는 가장 성공적인 기술은 신체적 활동이다. 따라서 운항승무원은 가능할 때마다 단지 스트레칭 정도라도 육체적인 활동을 하는 것이 좋다. 카페인은 각성을 증가시키고 싶을 때 전략적으로 이용하는 자극제이지만 비행 전, 비행 중, 비행 후에 지속적으로 카페인을 섭취하는 것은 좋지 않고 새벽 3~5시나 오후 3~5시와 같이 매우 졸릴 때 잠을 깨기 위해 사용하는 방법이 더 효과적이다. 많은 변수의 영향을 받기는 하지만 카페인은 대개 15~30분 후에 그 효과를 나타내기 시작하여 3~4시간 동안 지속적인 효과를 보인다. 따라서 비행 근무를 하는 동안 지속적으로 카페인을 섭취하게 될 경우 도착 후의 수면에 지장을 줄 수 있으므로 주의하여야 한다.

⑥ 면역

비행기의 목적지는 다양하므로 운항승무원에게 면역에 관련된 정확한 정보를 가지고 적절한 조언을 제공할 수 있어야 하며 회사의 정책과 관련된 각종 예방백신 사업 또한 항공사 의무부서의 사업으로 고려하여야 한다. 그러나 백신이 질병 예방에 효과가 있지만 질병의 원인이 되는 위험 요소를 제거하거나 대체를 하는 것이 더욱 중요하다는 사실을 기억하여야 한다.

여행의학에 있어 위험성을 경감시키는 가장 기본적인 원리는 위험에 대해서 인지를 하는 것이고 이에는 안전하지 않는 행동의 제거, 위험성이 적은 행동으로의 대체, 위험을 최소화하기 위한 변화 방법 고안, 개인적인 보호 방법 그리고 교육의 조합으로 달성될 수 있다. 파상풍, 소아마비, 홍역 등과 같은 아동기 기본 백신 외에 여행과 관련될 수 있는 백신은 A · B형 간염, 콜레라, 장티푸스, 수막염 등이 있고 아프리카 지역을 가는 경우 황열과 같이 의무적으로 접종해야 하는 백신이 있다. 또한 음식과 물, 곤충들에 의해 생기는 질병들이 있는데 이는 여행지역, 여행일정, 계절 등이 중요한 요소로 작용한다.

음식과 물에 의해 발병될 가능성이 있는 질환은 콜레라, 아메바증, A형 간염, 여행자 설사 등이 있는데 이 중 여행지 설사의 비율이 가장 높고 많은 연구에 따르면 개인이 기본적인 음식의 안전성에 관련된 수칙을 잘 따르고 있음으로 발병률이 급속히 줄어들고 가능한 백신의 효과를 떠나 안전한 음식과 물의 선택은 여전히 질병의 예방과 보호에 있어 중심이 된다. 위생수준이 낮은 지역에서는 수돗물을 그냥 마시는 것은 위험하며 5분 이상 끓여 마시거나 상품화 되어 있는 물, 음료수만 마셔야 하며 병마개도 직접 열어서 음용해야 하며 과일은 직접 벗겨서 먹어야 하고 껍질이 벗겨져서 벌레에 의해 오염이 되었을 가능성이 있는 경우도 피해야 한다. 이와 더불어 개인위생이 매우 중요하며 열대지역에서 안전한 음식과 위험한 음식의 예는 아래 〈표 5-5〉와 같다.

이, 벼룩, 진드기 그리고 모기들이 뎅기열, 말라리아, 황열, 페스트 등의 질환을 일으키는데 이러한 질병은 단순한 불편감에서 사망에 이르기까지 개인적인 차이를 많이 보이므로 개발도상국 같은 지역으로 여행을 가는 경우 전문가의 조언을 받아야 한다. 말라리아의 경우는 전파시키는 모기는 주로 해질 무렵부터 새벽 사이의 밤 시간에 활동하므로 이 시간대에는 가급적 외부로 나가는 것을 삼가고 방충망이나 모기장이 설치된 실내에 머문다. 모기는 냄새에 민감하므로 목욕을 자주 하고 향수나 화장품 등은 바르지 않는 것이 권고되고 열대 혹은 아열대 지방의 강이나 호수에 맨발로 들어가거나 수영을 할 경우 주혈충증 등의 기생충 질환에 걸릴 위험이 있으므로 민물에 발을 담그거나 수영하는 일은 가급적 금한다. 복장의 경우 노출된 부위를 최대한 줄이고 몸에 딱 붙지 않게 입는 것이 중요하고 외출 시 노출된 피부에 디이이티(Diethylmethyltoluamide, DEET) 성분이 포함된 곤충기피제를 바르는 것이 좋고 옷과 신발, 침대시트에는 퍼메트린(Permethrin) 성분의 곤충기피제를 뿌리는 것이 도움이 된다.

〈표 5-5〉 열대지역에서 안전한 음식과 위험한 음식의 예

안전한 음식	위험한 음식
- 뜨겁게 요리된 음식 - 건조한 음식(빵, 과자류) - 당분이 아주 높은 음식(예: 시럽, 젤리) - 껍질을 깐 과일(가급적 본인이 직접 껍질을 깐 것) - 땅콩버터 - 본인이 직접 씻고 조리한 음식 - 캔에 든 음료나 시판되는 냉수 - 술	- 실온에서 준비되는 음식 - 껍질째 먹는 과일(딸기, 토마토, 포도 등) - 샐러드나 요리 안 된 야채 - 열린 용기에 담긴 소스나 드레싱 - 우유 - 수돗물이나 얼음 - 길에서 파는 모든 음식

2) 객실승무원 건강관리

(1) 건강진단

① 채용 건강진단

객실승무원으로 채용 시에는 항공사마다 객실승무원 채용 신체조건에 대한 기준이 다를 수 있으나 객실승무원이 기내 안전과 승객 서비스를 제공하는 역할을 가지고 있음을 우선적으로 고려한다. 따라서 채용 건강진단 시에는 비행 업무에 적합한 의학적 상태인지, 서비스 제공자로서 결격 사유가 없는 지 등을 확인하여야 한다. 건강진단에 포함되어야 하는 항목은 근로자 일반건강진단에 준하나, 업무 특성을 고려하여 각 항공사마다 이비인후과 영역과 체력 등에 대한 평가 항목을 추가하기도 한다.

② 정기 건강진단

정기 건강진단은 정상인을 대상으로 질병이나 이상 소견을 조기에 발견하여 적절한 예방조치를 취하고 조기에 치료를 시행해, 건강을 유지 증진할 수 있도록 정기적으로 시행하는 건강진단을 말한다. 대부분의 질병은 일찍 발견하면 적절한 예방조치나 간단한 치료로 건강을 회복할 수 있으나 이를 방치하여 질병이 악화되면 치료가 쉽지 않고 많은 비용과 노력이 필요하므로 본인과 회사, 국가적으로 많은 인적, 경제적 손실을 가져온다. 따라서 질병을 효과적으로 예방하기 위해서는 적기에 건강진단을 받는 것이 바람직하다. 객실승무원은 산업안전보건법 및 시행규칙에 의거 매년 건강진단을 받도록 되어 있다. 건강진단 항목은 각 항공사마다 차이가 있을 수 있으나 다음의 항목이 포함되어야 한다.

1. 과거병력, 작업경력 및 자각 · 타각 증상(시진 · 촉진 · 청진 및 문진)
2. 혈압 · 혈당 · 요당 · 요단백 및 빈혈검사
3. 체중 · 시력 및 청력
4. 흉부방사선 촬영
5. 혈청 GOT 및 GPT, γ GDT 및 총콜레스테롤

1차 건강진단에서 정상 범위를 벗어나 질병이 의심될 경우에는 2차 건강진단을 시행하여 질병에 대해 확인 후 필요 시 치료를 받을 수 있도록 해야 한다.

(2) 유소견자 관리

객실승무원은 운항승무원과 함께 승객의 안전을 책임지는 주요한 역할을 수행하여야 하므로 개인의 건강관리가 매우 중요하다. 정기 건강진단을 주기적으로 시행하여 빈혈이나 내분비계 질환, 호흡기계 질환, 순환기계 질환, 소화기계 질환, 비뇨기계 질환 등의 유무를 확인하고, 추후 발생할 수 있는 문제에 대한 예방적 관리가 반드시 이루어져야 한다. 또한 치료를 요하는 질환이 있고 이러한 문제로 인해 비행 중 갑작스런 응급 상황이 발생하거나, 비행으로 인해 증상이 악화될 가능성이 있는 사람에게는 각 질환별 치료 및 업무 복귀에 대한 적절한 의학적 평가가 완료된 뒤 항공 업무를 수행할 수 있도록 관리해야 한다.

(3) 교육

객실승무원은 항공기 운항 중 승객의 안전 및 비상 탈출 업무를 수행하기 위해 법적 교육 과정을 이수한 후 객실승무원으로 탑승 자격을 취득해야 객실승무원 업무에 종사할 수 있다. 이를 위해 아래의 훈련 과정과 심사 과정을 거쳐야 한다([그림 5-17]). 또한 객실승무원은 기내 환경과 운항 중 발생할 수 있는 생리적 변화를 이해하고 이에 잘 대처할 수 있어야 하며, 기내 환자 발생 시 적절한 응급처치를 수행할 수 있어야 하고 본인에게 발생할 수 있는 의학적 문제 상황에 대해서도 적절히 대처할 수 있어야 한다. 그 외에도 여행지에서 발생할 수 있는 건강 유해요인과 예방을 위한 조치 등을 이해하고 이를 적용할 수 있어야 하므로 객실승무원을 대상으로 하는 정기적인 항공응급처치훈련은 반드시 필요하다.

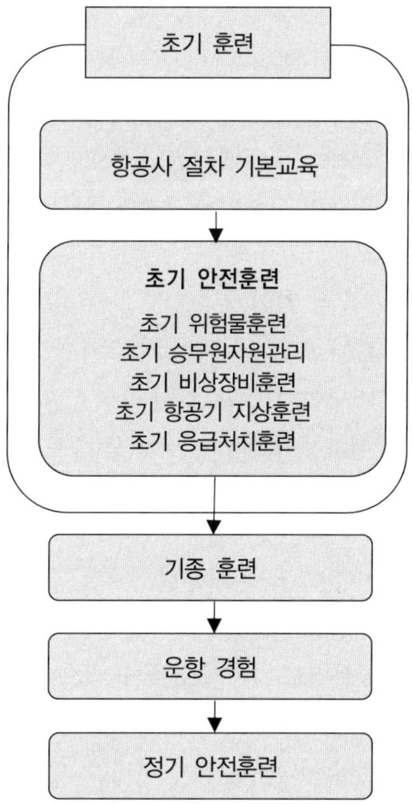

[그림 5-17] 객실공무원 교육 과정

• 초기 훈련

항공운송업의 객실승무원으로 근무한 경험이 없는 자 또는 정해진 자격 상실 기간(마지막 정기훈련의 최종 이수일로부터 만 36개월)을 초과한 승무원이 항공기에 탑승 근무를 하기 위해 이수해야 하는 훈련이다. 초기 안전훈련에서는 회사가 보유, 운항 중인 항공기 기종 중 한 개의 기종에 제한하여 훈련을 실시하고 해당 기종의 승무 자격을 부여한다. 초기 안전 훈련을 이수한 객실승무원은 12개월 내에 정기훈련 및 자격 심사를 이수하여 자격을 유지한다. 초기 훈련은 항공법규와 항공 업무 전반에 대한 항공사 절차 기본 교육과 초기 안전 훈련으로 구성되며, 초기 안전훈련의 과정에는 위험물 규정과 항공보안, 비상장비, 비상탈출, 객실 감압과 산소장비 사용, 응급처치 등 안전 업무를 수행하기 위해 필요한 지식에 대한 이해와 실습이 이루어진다.

• 기종 훈련

초기 안전훈련에서 한 개의 대상 기종에 대한 훈련을 이수하고 해당 기종 자격을 취득한 객실승무원이 다른 기종에 대한 자격을 취득하기 위한 훈련으로 기종별로 구분하여 실시한다. 탑승하게 될 기종별로 항공기 시스템에 대해 이해하고 비상구 및 비상장비, 비품 등의 위치와 사용법을 이해하는 것이 목적이다.

• 정기 훈련

초기 훈련 이상의 훈련을 이수하고 자격을 취득한 객실승무원이 자격 유지를 위해 12개월 기준의 적격 기간 내에 받는 훈련으로 객실승무원 임무 수행능력에 대한 지식과 기량에 대해 심사한다. 정기 훈련 시에는 비상장비, 비상탈출, 위험품 규정, 항공보안, 응급처치 등의 내용이 포함된다.

• 운항 경험(Operation Experience)

초기 훈련을 이수한 승무원은 객실승무원 비행 실습 심사관의 감독 하에 최소한 2편의 비행에서 객실승무원으로서 임무를 수행하며, 실제 임무 수행능력을 평가받는다. 훈련 중 항공기 운항 절차를 이해하고 비행 중 승무원의 임무와 절차를 수행할 수 있는지, 실제 항공기에 탑재된 비상 장비를 점검하고 사용할 수 있는지 등을 평가한다.

• 항공응급처치훈련

객실승무원 응급처치훈련은 초기 훈련과 정기 훈련의 한 과정으로, 포함되어야 할 내용은 각 항공사별로 차이가 있을 수 있으나 다음의 〈표 5-6〉 승무원 응급처치 및 여행지 건강관리 교육 과정의 예의 내용이 포함된다. 응급 상황 발생 시 객실승무원의 임무는 환자의 상태를 진단하거나 처방하는 것이 아니라 환자 발생 시 전문 의료인에게 환자를 인도하기 전까지 필수적인 응급처치를 시행하여 생명을 유지하고 증상의 악화를 막는 것이다. 이를 위해 객실승무원은 국제표준에 의거하여 항공생리 및 응급환자 발생 시 응급처치 방법, 기내 의료장비 사용 등에 대해 교육을 받는다.

〈표 5-6〉 승무원 응급처치와 여행지 건강관리 교육 과정의 예: IATA Medical Manual(2010)

항공생리	
· 기내기압 변화 · 저산소 환경의 영향 · 체내가스 · 감압증 · 기내여압 · 과호흡 · 기내공기순환	
여행자 건강	
· 예방접종 · 감염성 질환 예방 · 수면주기와 JETLAG · 피로예방우주방사선 · 개인안전관리(알코올, 약물사용, 여행지안전관리)	
관련 법규	
· 응급처치 교육 · 응급의료장비 · 감염성 질환 발생 시 보고 · 항공기 검역과 방역 · 의료폐기물처리	
행동 절차 및 장비	
· 객실승무원 업무 체계와 협력 · 의료지원요청 · 응급의료장비 · 기내 사망 처리 절차 · 의료기록 및 보관, 전달 · 기장보고와 의사소통	
응급처치	
환자 사정	· 과거력, 사고 상황 확인 · 기능평가 및 피해 상황 파악 · 손상 정도 구분 · 환자이동 및 후송 · 응급구조의 원리 · 성인/아동/유아의 초기 응급조치 · 기도개방 · 호흡확인, 구조호흡 · 순환확인 · 흉부압박, 자동제세동기(Automated External Defibrillator) 사용
응급 구조	· 질식 시 조치 · 회복자세

의료적 문제	· 의식소실 · 전염성 질환 · 호흡기계 문제: 천식, 과호흡, 만성폐질환, 기침 · 순환기계 문제: 협심증, 심근경색, 쇼크, DVT(심부정맥혈전증) · 소화기계 문제: 구토, 설사, 통증, 속쓰림, 출혈 · 신경계 문제: 두통, 간질, 뇌졸중 · 이비인후과 문제: 압력외상, 비출혈
외상	· 정신 행동학적 이상: 공황장애, 알코올중독, 불안행동 · 기타: 당뇨, 알러지반응, 임신 · 상처 및 출혈 · 화상 · 두부와 경부 손상 · 안구손상(이물질, 화학적 손상 등) · 근골격계 손상(골절, 염좌 등) · 흉부/복부손상 · 날카로운 물건에 의한 손상

(4) 건강증진 활동

객실승무원이 비행 중 경험할 수 있는 신체 생리적 변화와 지역적 특성에 따른 건강관리 상의 유의사항, 시차 및 수면주기와 관련된 건강관리 활동은 운항승무원과 동일하다. 다만 객실승무원의 인적 특성 상 젊은 여성이 다수를 차지하고, 키가 크고 마른 체형을 유지하는 것이 선호되는 점을 고려하여 객실승무원이 경험하기 쉬운 건강 상 문제를 파악하고 관리하는 것이 중요하다. 객실승무원이 비행 중 경험할 수 있는 건강문제로는 운항 중 압력 변화와 관련된 이비인후과적 문제와 업무 중 안전사고 및 요통 등이 있으며 이를 예방하기 위한 개인적 노력뿐만 아니라 항공간호사가 중심이 된 전사적인 예방 활동이 중요하다.

① 항공성 중이염, 기압성 중이염(Aerotitis, Barotitis)

중이염이란, 원인이나 병리기전에 관계없이 중이와 유돌동(Mastoid Space)에 염증이 있는 상태를 말한다. 기압성 중이염은 이관 기능이 불량한 사람이 비행기로 급히 하강하거나 깊이 잠수할 때 또는 높은 산을 등반할 때와 같이 주로 기압이 낮은 곳에서 높은 곳으로 빠르게 이동해서 대기와 비인강 내의 공기 압력이 중이강 내의 공기 압력보다 높아질 때 생길 수 있다. 이와 같은 경우 이관의 능동적 개폐로 인해 압력이 높은 외부의 공기가 이관을 통해 중이강 내로 들어가 두부위의 압력이 같아지는 것이 정상이다. 중이강 내 공기 압력이 비인강보다 높을 때는 이관의 개폐 시 중이강의 높은 압력이 수동적으로 쉽게 비인강 쪽으로 빠져나간다([그림 5-18] 귀의 구조 참조). 그러나 이관기능부전이 있거나 비염, 이관염 등이 있어 이관이 정상적인 기능을 하지 못하는 경우에는 이관의 능동적 개폐로도 비인강 쪽의 높은 기압이 중이강 내로 들어가지 못하여 대기의 압력에 비해 낮은 중이강 내의 압력 때문에 고막이 안쪽으로 함몰되고 중이강의 임피던스가 증가하여 일시적이나마 경도의 전음성 난청이나 이통이 발생한다. 중이강 안에 음압이 장기간 지속되면 중이 점막과 점막하층의 부종과 모세혈관의 팽창으로 인해 중이강 내로 혈장 삼출이나 출혈이 일어나게 된다.

운항 중인 비행기는 여압 장치가 작동하여 기내 압력이 조절되기 때문에 건강한 상태에서는 특별한 귀의 불편감을 유발하지 않으나 앞에 기술된 바와 같이 비염이나 이관염 등이 있는 상태에서 특별한 치료 없이 근무를 할 경우 이착륙 시 이통이나 일시적 난청을 경험하고 항공성 중이염이 발생할 수 있다.

• 증상

이통: 이폐색감과 압박감 등이 나타나고 맥박과 일치하는 박동성 통증이 나타날 수 있다. 통증이 눈이나 인두로 전달되어 나타나기도 한다.

난청: 중이 점막에 삼출물이 고이면 이로 인해 전음성 난청이 나타난다.

이명: 초기에는 저음의 박동성 이명이 나타나며, 지속적 난청을 경험하는 경우도 있다.

이 외에도 드물게 어지럼증, 발열 등의 증상이 동반될 수 있으며, 증상이 심해질 경우 고막이 천공되어 내부 삼출물이 외부로 흐르는 이루가 발생될 수 있다.

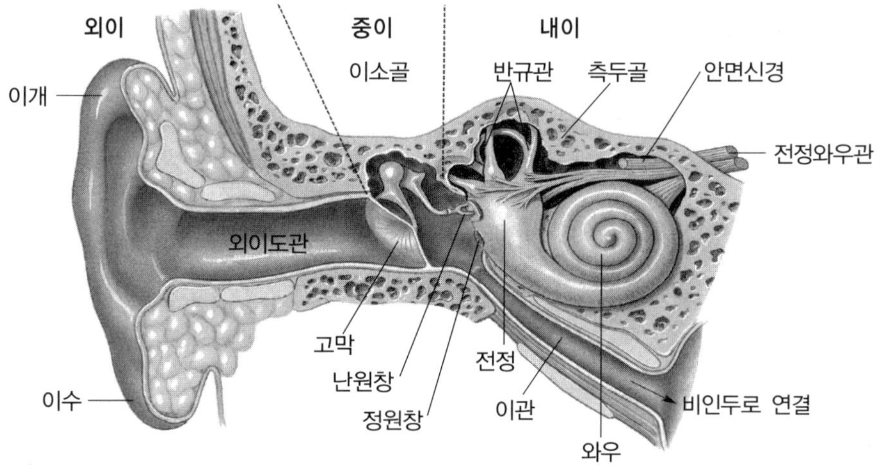

[그림 5-18] 귀의 구조

출처: 『언어기관의 해부와 생리』, 2009, 도서출판 소화.

• 진단

대개 겉으로 나타나는 증상과 고막의 이상 징후 등으로 진단할 수 있다. 이경 검사(Otoscopy)를 통해 고막의 가동성이 감소되어 있거나 충혈([그림 5-19]) 등의 소견이 있는지 관찰하며 통기이경(Pneumatic Otoscope) 검사로 고막의 운동성을 관찰한다. 중이 내에 삼출물이 있는 경우 임피던스 청력 검사(Impedance Audiometry)를 하면 중이강 안쪽이 음압임을 나타내는 고실도 C형([그림 5-20])을 보이므로 거의 확실하게 진단이 가능하다. 또한 청력 검사 상 10~40dB의 전음성 난청이 있는지 확인한다.

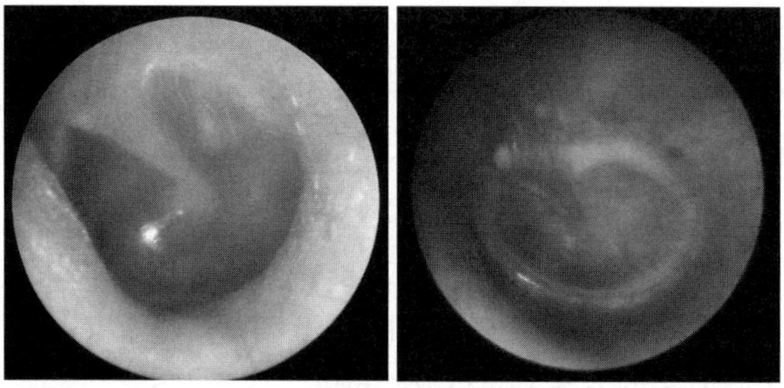

[그림 5-19] 정상 고막과 충혈된 고막

출처: www.naver.com

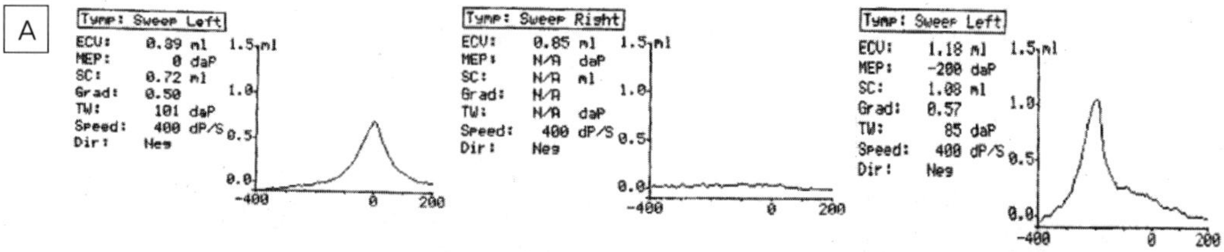

[그림 5-20] 임피던스 청력 검사 (Impedance Audiometry)

출처: www.naver.com

• 예방

비염이나 부비동염 등의 질환으로 이관이 정상적으로 기능하지 못하는 경우 비행 근무를 제한한다. 불가피하게 비행을 해야 하는 경우 발살바법을 하거나 코가 막히지 않도록 비점막수축제를 복용하거나 비강 내에 분무하고, 껌을 씹어 침을 자주 삼켜 이관의 환기를 돕는다.

- 발살바법

손가락으로 바람이 새나가지 않도록 코를 막고 입을 다문 후 코로 숨을 내쉰다. 귓속의 공기로 고막이 팽창되는 듯한 느낌이 들면 이관을 통해 공기가 내부로 들어간 것이다.

• 치료

– 안정: 대부분 항공성 중이염은 안정 및 충분한 휴식으로 호전을 보이며, 대증요법을 시행한다.

– 항생제: 초기에 충분한 양의 적절한 항생제를 사용하는 것은 급성 중이염을 치료하고 유양돌기염이나 그 밖의 합병증을 예방하는 데 도움이 된다.

– 소염진통제와 비점막 수축제: 소염진통제와 비점막 수축제를 초기에 사용하는 것은 직접적인 치료 효과는 아니지만 동반되는 상기도염 증상을 완화하는 데 도움이 된다. 특히 점막 수축제를 비강 내에 분무하거나 경구적으로 사용하면 비강호흡을 돕고, 이관 인두구를 청결히 하여 이관의 배출기능이 원활하도록 도와준다.

– 고막절개 또는 고막천자: 고막의 발적, 팽윤이 계속해서 심한 이통이나 두통, 고열 등의 증상이 있을 때 고막절개를 하면 급속히 증상이 좋아질 수 있다. 대부분 항공성 중이염은 증상이 급성으로 심하더라도 충분한 안정 및 대증요법으로 증상이 호전되나, 장기간 동안 이통이 계속되고, 삼출물이 줄어들지 않을 경우 만성 중이염으로 이완되는 것을 예방하기 위해 고막절개나 천자 방법을 사용할 수 있다.

– 기타: 반복적으로 중이염이 나타나는 승무원의 경우 원인 질환으로 구개편도 비후나 아데노이드염 등이 동반되어 있을 경우 편도와 아데노이드 절제술을 시행하는 것이 도움이 되며, 비염이나 만성 부비동염이 있을 경우 적극적으로 치료하여 재발을 예방한다.

② 항공성 부비동염

부비동은 코 주위의 얼굴 뼈 속에 있는 빈 공간이며, 호리병 같이 생긴 구조물로 입구가 좁고 안은 넓다. 이 공간들은 자연공이라는 작은 구멍을 통해 콧속과 연결되어 있고, 이를 통해 부비동 내로 공기의 환기 및 분비물의 배설이 이루어진다. 비행기가 상승 시 부비동 내부의 압력이 외부와 평형을 이루기 위해 밖으로 공기가 나가고, 반대로 하강 시에는 부비동 외부의 압력이 증가하므로 밖에서 안으로 공기가 유입되어야 한다. 이때 비염, 비중격 만곡증, 용종, 부비동염 등의 질환이 있으면 통기 작용이 원활하지 못해 부비동 내에 음압이 형성되어 점막의 부종이나 정맥 확장 등이 생기며 염증이 발생한다([그림 5-21] 부비동의 구조 참조).

• 증상

상악동염의 경우 얼굴부위 통증과 치통이 발생하며, 전두동염의 경우 이마 주위의 동통과 압통, 두통 등의 증상이 발생한다. 이 외 상기도 감염 시 나타나는 코막힘과 콧물, 발열, 권태감 등의 증상이 동반될 수 있다.

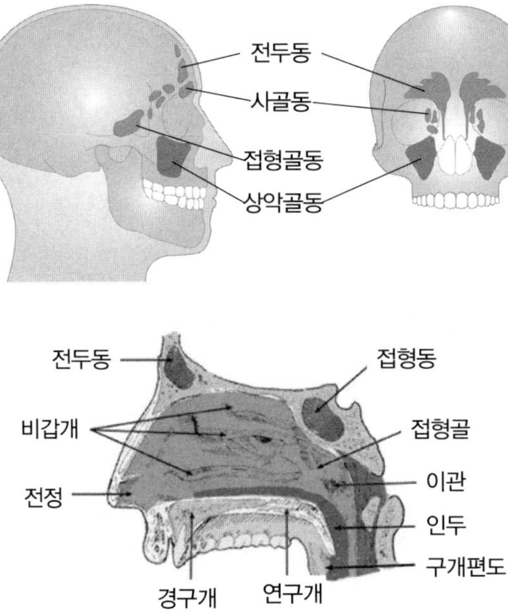

[그림 5-21] 부비동의 구조

출처: 『언어기관의 해부와 생리』, 2009, 도서출판 소화.

• 진단

증상과 병력을 통해 진단할 수 있다. 인두 검사와 비강 검사를 통해 코 안의 상태 및 부비동 입구부에 농이나 분비물이 있는지 관찰한다. 비강 검사를 통해 관찰하기 힘든 부비강 상태에 대해 파악하려면 단순 방사선 촬영이 도움이 되며, Waters 영상, Caldwell 영상, 측면 영상이 필요하다. Caldwell 영상은 사골동을, Waters 영상은 상악동을, 측면 영상은 전두동과 접형동을 보는 데 유용하다. 염증이 있는 부비동에서는 부비동 내부 분비물 저류와 혼탁, 점막의 비후 등의 소견이 관찰된다.

• 예방

평소 건강한 신체 상태를 유지하여 감기에 걸리지 않도록 하며, 비염 및 만성 부비동염 등의 이비인후과적 질환이 있는 경우 치료 후 비행 근무를 한다.

• 치료

적절한 항생제를 충분한 기간 동안 투여하여 재발이나 만성 부비동염으로 진행되는 것을 예방한다. 또한 혈관수축제와 진통제를 통해 통증을 줄이고 비강과 부비동 자연공의 점막을 수축시켜 부비동의 배액과 환기를 향상시킨다.

③ 요통

요통은 대표적인 근골격계 질환의 하나로서 주관적으로 느끼는 요추 부위의 통증을 의미한다. 요통은 전체 인구의 60~80%가 일생에 한 번은 경험할 정도로 흔한 증상이며, 발생요인이 매우 복합적이고 원인도 다양하여 진단이나 예방적 중재에 어려움이 있다. 산업장 근로자의 경우 요통은 개인적인 손실뿐 아니라 막대한 사회, 경제적 손실을 유발하며, 한번 발생한 요통은 완전히 회복되기 힘들고 재발이 잦기 때문에 치료뿐 아니라 예방과 재활의 방법을 적극적으로 모색하는 것이 중요하다. 객실승무원의 경우 서비스 중 객실의 제한된 공간에서 음료수나 음식이 가득 실린 카트를 끌거나 밀고, 허리를 구부리는 동작이 있고 간혹 예기치 못한 난기류로 인해 몸의 중심을 잃거나 넘어지는 경우가 발생할 수 있어, 요통의 원인과 예방법을 숙지하여 요통을 예방하기 위해 노력하여야 한다.

• 원인

- 척추의 구조

척추는 우리 몸의 중심으로 인체의 지주 역할을 하고 있으며 집에 비유하면 대들보에 해당된다. 척추는 7개의 경추(Cervical Spine), 12개의 흉추(Thoracic Spine), 5개의 요추(Lumbar Spine), 5개의 천추(Sacrum), 4개의 미추(Coccyx) 등 33개의 뼈로 구성되어 있다([그림 5-22] 척추의 구조).

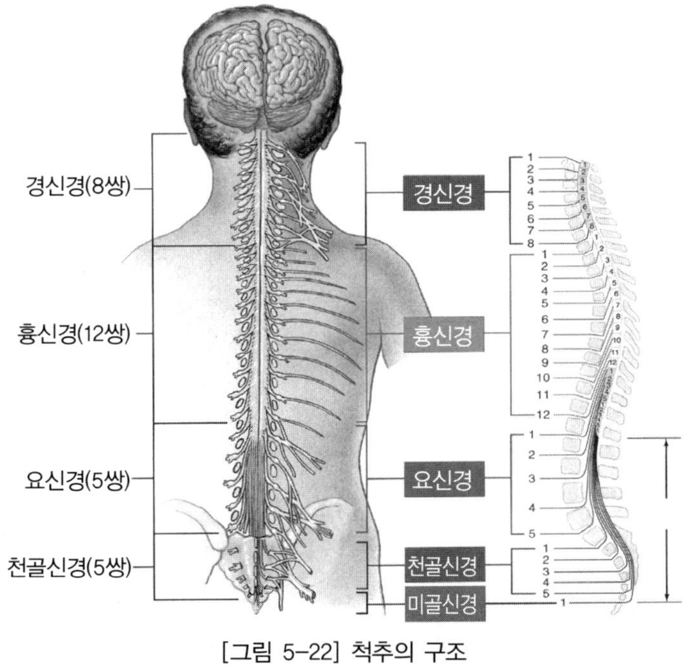

[그림 5-22] 척추의 구조

출처: 『언어기관의 해부와 생리』, 2009, 도서출판 소화.

경추부는 전만, 흉추는 후만, 요추는 다시 전만을 이루면서 신체를 지지하고 평형을 유지한다. 이 중 흉요추 이행 부위로부터 요추 그리고 요천추까지는 다른 척추 관절보다 운동 범위가 크고 또한 척추의 기저부로서 체중부하를 가장 많이 받으므로 손상을 받을 확률이 높고 많은 질환이 발생하는 부위이다. 각 척추뼈 사이에는 추간판이라는 물렁뼈가 있어 척추의 운동을 원활히 해 주며 압력을 받을 경우 충격을 분산시키고 흡수시키는 완충작용을 한다. 추간판의 중심부에는 수핵이 있고 그 외부는 섬유윤이 위치하며 수핵을 감싸고 있다. 수핵은 수분이 많은 결체조직이나 성인이 되면 수분 함량이 감소하며 탄성을 잃는다. 큰 힘을 받으면 섬유륜이 찢어지며 수핵이 탈출해 신경을 압박하므로 허리통증 및 다리 뒷부분이 저리는 증상이 나타난다. 이런 현상을 추간판 탈출증이라 하며 일반적으로 디스크라는 이름으로 널리 알려져 있다. 그 외에도 척추 주변으로 많은 종류의 인대와 근육으로 연결되어 있으며, 무거운 물건을 들거나 갑작스런 충격을 받을 때 근육이나 인대의 염좌로 인해 허리와 둔부에 통증이 발생한다.

- 위험인자

가) 개인적 인자

연령: 요통의 발생률과 유병률은 연령증가에 따라 증가한다. 그러나 요통이 요추부의 노령화와 직접적으로 연관되어 있지는 않다. 미국의 제조업 근로자에 대한 연구에 따르면 25세 이하의 근로자에서 요부 손상이 유의하게 높아지는데 이것은 요부의 안전한 사용과 효용을 배우기 위해 시간과 경험이 필요하다는 것을 의미한다.

민항공 객실승무원의 요통을 분석한 한현미(2003)의 연구에서 연령 25~29세의 승무원 73%가 요통을 경험하였다고 보고되며, 이는 30~34세 46.7%와 35세 이상 35.7%에 비해 높게 나온 것으로 작업경력이 길어지면서 업무 미숙으로 인한 요통 발생이 감소한 것으로 보인다.

신체적 특징: 일반적으로 키가 크거나, 비만, 근력이 약한 사람에게서 요통이 많이 발생하며, 흡연이 척추의 퇴행성 변화에 영향을 주어 요통 유발률이 높아진다고 알려져 있다. 한현미(2003)에 따르면 키가 165cm 이상인 경우 증상 양성자의 비율이 올라가지만, 체중이나 흡연 등은 유의한 차이를 보이지 않는 것으로 보고된다.

사회심리적 특징: 교육수준이나 스트레스가 요통 증상 발생률과 유의한 연관 관계가 있는 것으로 알려져 있다. 일반적으로 교육수준이 낮을수록 육체적으로 힘들거나 허리에 부담을 주는 작업을 하는 경우가 많으므로 요통 증상 유병률이 올라가며, 정신 심리적으로는 우울, 알코올 중독, 이혼, 업무 불만족, 불안정한 정서, 가족문제 등의 요인이 요통과 연관성이 있는 것으로 보인다. 한현미(2003)의 연구에서도 직무 스트레스가 높고, 대인관계 지지가 낮을수록 요통 증상을 호소하는 경우가 높게 측정되었다.

나) 작업적 인자

작업 중 물건을 들고 비트는 자세가 많거나, 중량물을 드는 작업, 갑자기 최대의 힘을 요구하는 작업 등에서 요통의 위험도는 증가한다. 또한 반복적인 업무(조립라인)나 진동이 발생하는 작업(차량 및 기계적 작동기구) 등에서도 요통이 위험성이 증가한다.

객실승무원의 경우 총 업무시간 중 중량물을 취급하는 업무가 적고, 반복작업의 시간이 적어 누적성 요통을 유발하는 요인이 되지는 않는다. 다만 제한된 작업 환경 내에서 일정 수준 이상으로 무거운 카트를 밀고 끄는 작업, 항공기 문을 열고 닫는 작업 등 일시적으로 많은 힘을 사용하는 작업이 있어, 부적절한 작업자세로 인한 작업 부상의 가능성을 고려하여야 한다.

• 진단

요통은 뼈나 인대 등에서 발생하는 체성 통증과 신경근의 압박 또는 병변이 있어 발생하는 신경근성 통증으로 구별할 수 있다. 신경근성 통증의 경우 신경근 압박으로 인해 운동 및 감각 이상이나 건반사의 소실 등이 동반되는 경우가 많으며 체성 통증은 이러한 신경학적 증상은 나타나지 않는다. 다음의 진단 과정을 통해 원인 질환에 따라 다양한 방법으로 치료를 시행하게 된다.

- 문진: 통증의 범위, 양상, 수반증상 유무, 경과, 과거력 등을 확인한다.
- 시진 및 촉진: 척추 정렬 및 자세, 주변 피부조직 변화 유무 등을 파악한다.
- 척추소견: 척추를 앞과 뒤로 구부려 운동범위와 움직임에 따른 증상 유무를 파악한다. 통증이 있는 경우 허리의 움직임이 제한되는 것이 보통이며, 급성 요통 및 척추 염 등에서는 척추 경직성이 관찰된다. 전굴 시 하퇴 후면부 방사통이 발생할 경우 추간판 탈출증을 의심할 수 있다. 후굴 시 제한이 있고 하지 통증이나 저림 증상이 관찰될 경우 퇴행성 질환인 척추증이나 척추관 협착증이 의심된다.
- 신경학적 소견: 요추부 척추의 병변 시 신경근이나 하지 압박 증상이 수반될 수 있으므로 슬개건과 아킬레스건 반사 및 감각 검사를 통해 신경근 장애가 발생하였는지 확인한다. 또한 하지 근력저하가 발생하였는지를 함께 평가하는 것이 필요하다. 다음의 신경긴장징후 평가 방법 등을 병행한다면 요통의 원인 및 정도를 파악하는 데 도움이 된다.

□ **하지신전거상 검사**(Straight Leg Raising Test, SLR 검사)

대상자를 앙와위로 하여 한쪽 하지를 완전 신전시킨 상태에서 30도에서 70도 각도로 들었을 때 대퇴 후면에서 하퇴 후면에 걸쳐 통증이 야기되면, 제5요추 신경 또는 제1천추 신경근에 압박이 있다고 판단할 수 있다. 하지를 약간 내린 상태에서 족관절을 배굴시키는 자세를 취했을 때 좌골신경통이 유발된다면 증상에 대해 판단하는 데 도움이 된다.

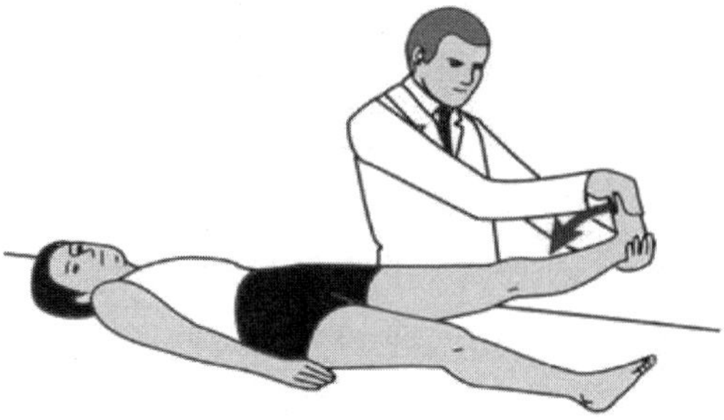

[그림 5-23] 하지신전거상 검사

ㅁ **대퇴신경 신전 검사**

대상자를 복와위로 한 상태에서 무릎을 약 90도로 구부리고, 하지를 한손으로 잡아 고관절을 신전시킨다. 이때 대퇴부 전면에 통증이 유발된다면 상부 요추 추간판 탈출증을 의심할 수 있다.

- 영상 진단: 최근 영상촬영 발달로 CT, MRI 등이 척추 통증의 진단에 광범위하게 사용되고 있다. 다만 증상과 신경학적 소견이 일치되지 않는 MRI 상 이상 소견은 임상적으로 의의가 없으므로 척추 통증 진단 시 고려하여야 한다.

• 치료

- 안정: 급성 요통 발생 시 안정을 취한다. 이때 냉찜질 등을 병행하는 것이 도움이 된다.
- 약물치료: 손상의 정도에 따라 약물치료를 병행하면 통증을 완화시키고, 회복을 촉진시킬 수 있다. 손상 초기 단기적으로 소염 진통제를 사용하며, 신경근성 통증으로 인해 만성 통증으로 이완된 경우 통증 조절을 위해 항염증성 약물(NSAIDs), 항불안제 등이 함께 사용되기도 한다.
- 물리치료: 손상부위 동통, 근경련, 강직, 부종을 감소시키고, 연부조직의 회복을 촉진시키며 염증을 감소시키는 효과가 있으며, 척추의 운동범위를 증대시키고 척추의 자세 교정 및 보행을 교정하여 활동력을 향상시켜 급성 증상의 경우 회복에 상당한 효과가 있다. 척추 부위에 적용되는 물리치료는 한냉치료, 온열치료, 광선 치료, 전기치료, 마사지, 견인치료 등을 시행하게 된다.
- 운동치료: 통증을 감소시키고 기능의 회복을 도우며, 재발을 방지하기 위해 운동치료를 시행한다. 신전운동과 굴곡운동을 통해 통증을 완화하고 주변 근육의 운동성을 높이고 근육을 강화하여 척추를 안정화시키는 효과가 있다. 척추가 불안정한 상태이거나 심한 추간판 탈출증, 운동 시 감각 이상이나 근력 저하 증상이 나타날 경우 통증이 심하게 증가하거나 방사통이 증가할 경우에는 운동이 금기사항이므로 주의한다([그림 5-24]).

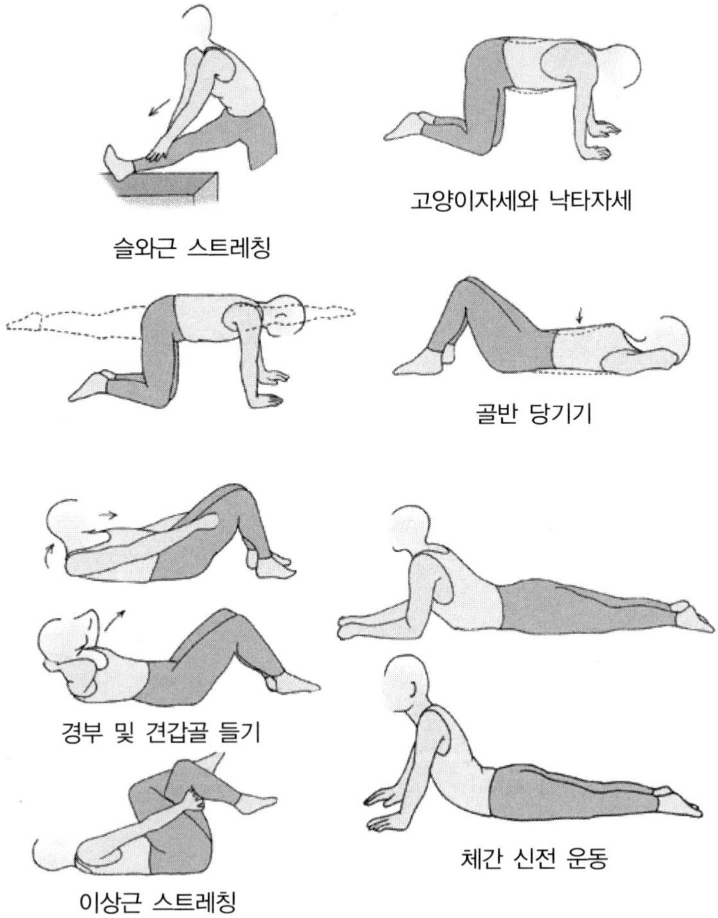

[그림 5-24] 요통 회복운동의 예

출처: McKesson Corporation

그 외 추간판 탈출증, 척추관 협착증 등 신경성 통증으로 통증의 정도가 심하여 일상생활에 장애를 초래하는 경우 신경 차단술 및 수술적 요법의 교정이 필요할 수 있다.

• 예방

- 주의사항

객실승무원은 승무원 좌석(Jump Seat)에 착석 시 좌석에 깊숙이 앉은 뒤 안전벨트를 착용하여야 하며, 서 있을 때와 보행 시 머리를 세우고 턱을 안으로 당겨 허리를 펴는 바른 자세를 유지한다. 물건을 들어 올릴 때는 몸을 최대한 물건에 밀착시킨 뒤 허리를 구부렸다 펴는 것이 아니라 무릎을 구부리는 자세로 물건을 든다. 또한 팔꿈치를 최대한 몸에 밀착시켜 물건을 들어 올린다. 또한 Meal Cart 이동 시에는 허리와 등을 적당히 굽힌 자세를 취하고, 업무 중에는 Cart를 고정하여 기체 동요 시 Cart가 밀리지 않도록 하여야 하며, 평소 꾸준한 운동을 통해 기초 체력을 키우고, 비행 전후 스트레칭을 시행한다.

- 예방 프로그램

승무원의 요통을 관리하기 위해 개인적 주의사항을 주지시키는 것 외에도 요통 유발 요인 가운데 중재 가능한 요인을 중심으로 행위적 중재, 행정적 중재, 공학적 중재를 분류한 예방 프로그램을 활용한다. 각 직능별 주요 업무를 검토하고 개선하기 위한 작업 분석, 작업환경 평가를 통한 작업 공정과 작업장 개선, 근력을 강화시키기 위한 체력측정 및 운동 격려 등의 활동을 주도적으로 운영하여 요통 예방에 실질적인 도움이 되도록 한다. 또한 정기적으로 근골격계 질환 예방 교육(〈표 5-7〉)을 시행하여 근골격계 질환에 대한 이해를 높이고 예방을 위한 개인 건강관리 행위를 증진시킨다.

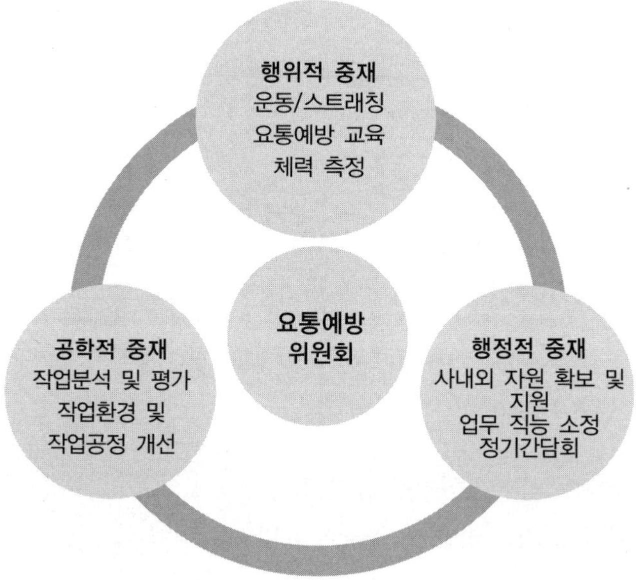

[그림 5-25] 한현미(2003) 요통 예방 프로그램 모형

〈표 5-7〉 근골격계 질환 예방 교육의 예

항목	교육 내용
유해요인	근골격계 질환의 정의와 범위 근골격계 부담작업의 종류와 정의 부담작업과 작업의 관련성 작업에 따른 유해요인의 예 유사 작업 근골격계 질환 발생 사례
징후, 증상 및 식별법	근골격계 질환과 인체 구성요소와의 관계 근골격계 질환의 호발 부위 및 질환 종류 근골격계 질환의 발생 단계와 징후의 정도 발생 부위별 질환의 징후와 증상
작업자세/작업도구 및 사용법	작업 환경관리와 작업관리의 원칙 작업개선에 따른 효과 올바른 작업도구 사용 부적절한 작업자세/ 방법의 사례
질환 예방 방법	질환 예방의 필요성 요통 예방의 방법 중량물의 안전한 취급 방법 스트레칭과 근력강화의 필요성과 실시 방법 개인관리의 중요성과 실시 방법 적절한 휴식의 중요성과 효과 질환 예방 방법과 사례

④ 안전사고 예방

승무원은 객실 내에서 승객의 안전을 책임지고 서비스를 제공하는 역할을 한다. 이륙 전 서비스 품목을 점검 · 정리하고, 승객 탑승 시 휴대 수화물 보관, 비행 중 기내식과 음료 서비스 등의 업무가 갤리와 승객 좌석 간 좁은 공간 등 한정된 공간에서 이루어지기 때문에 업무 중 발생할 수 있는 사고와 부상의 가능성을 항시 염두에 두어야 한다. 객실승무원의 업무 중 발생할 수 있는 사고의 주요 위험 요인으로는 '걸려 넘어짐', '미끄러져 넘어짐', '요통', '화상' 등이 있으며, 예방을 위해 작업안전수칙(〈표 5-8〉)을 항시 기억하고 준수하여야 한다.

평소 객실승무원을 대상으로 응급처치에 대한 교육을 실시함으로써 추가적인 손상을 예방하고 합병증을 최소화하여야 하며, 규칙적인 운동과 업무 시작 전 스트레칭 등 건강관리 행위를 증진하여 추가 손상의 가능성을 낮추는 것이 필요하다. 또한 기내 탑재 품목의 단위 조정을 통한 무게 제한, 서비스 품목 탑재 위치 선정 시 사용 빈도, 무게, 부피 등을 고려한 인간 공학적 접근 등 사고 예방을 위한 보건 중재도 필요하다.

〈표 5-8〉 작업안전수칙 예

- · 작업 시작 전에는 스트레칭과 가벼운 운동을 시행한다.
- · 통로와 시야를 확보하고, 바닥에 있는 물건들을 정리한다.
- · 물건을 꺼낸 뒤 열린 서랍이나 문 등을 꼭 닫고, 잠금 조치한다.
- · 뜨겁거나 차가운 식자재는 보조기구나 보호 장갑을 이용한다.
- · 무거운 물건을 들거나 이동할 때는 몸에 최대한 가깝게 밀착하고 발을 어깨 넓이로 벌려 몸의 균형을 유지한다.
- · 20kg을 초과하는 수하물이나 물품을 이동하여야 할 때는 반드시 2인 이상이 함께 작업한다.
- · 자주 사용하는 기내 ITEM은 쉽게 꺼낼 수 있는 위치에 비치한다.

참고 5-1

항공법 시행규칙

제95조(항공신체검사증명의 기준 및 유효기간 등) ① 법 제31조에 따른 운항승무원, 경량항 공기 조종사 및 항공교통관제사의 자격증명별 항공신체검사증명의 종류와 그 유효기간은 별표 14와 같다.

별표 14. 항공신체검사증명의 종류와 그 유효 기간

<table>
<tr><th rowspan="2">자격증명의 종류</th><th rowspan="2">항공신체검사
증명의 종류</th><th colspan="3">유효 기간</th></tr>
<tr><th>40세 미만</th><th>40세 이상
50세 미만</th><th>50세 이상</th></tr>
<tr><td>운송용 조종사
사업용 조종사
(활공기 조종사는 제외한다)
부조종사</td><td>제1종</td><td colspan="3">12개월. 다만, 항공운송사업에 종사하는 60세 이상인 사람과 1명의 조종사로 승객을 수송하는 항공운송사업에 종사하는 40세 이상인 사람은 6개월</td></tr>
<tr><td>항공기관사
항공사</td><td>제2종</td><td colspan="3">12개월</td></tr>
<tr><td>자가용 조종사
사업용 조종사
조종사
조종연습생
경량항공기 조종사</td><td>제2종(경량항공기 조종사의 경우에는 제2종 또는 자동차운전면허증)</td><td>60개월</td><td>24개월</td><td>12개월</td></tr>
<tr><td>항공교통관제사</td><td>제3종</td><td>48개월</td><td>24개월</td><td>12개월</td></tr>
</table>

② 법 제31조의2제1항에 따라 지정된 항공전문의사(이하 "항공전문의사"라 한다)는 제1항에도 불구하고 자격증명별 항공신체검사기준에 일부 미달한다고 진단되는 부분이 있는 경우에는 별표 14에 따른 유효기간을 단축하여 항공신체검사증명서를 발급할 수 있다. 다만, 단축되는 유효기간은 별표 14에 따른 유효기간의 2분의 1을 초과할 수 없다.

③ 제90조제1항에 따라 자격증명시험을 면제받은 사람이 외국정부 또는 외국정부가 지정한 민간의료기관이 발급한 항공신체검사증명을 받은 경우에는 그 항공신체검사증명의 남은 유효기간까지는 법 제31조제1항에 따른 항공신체검사증명을 받은 것으로 본다.

④ 별표 14에 따른 제1종의 항공신체검사증명을 받은 사람은 같은 별표에 따른 제2종 및 제3종의 항공신체검사증명을 받은 것으로 본다.

⑤ 제1항에 따른 항공신체검사증명의 종류별 항공신체검사기준은 별표 15와 같다.

별표 15. 항공신체검사기준

<table>
<tr><th>검사항목</th><th>제1종</th><th>제2종</th><th>제3종</th></tr>
<tr><td>1. 일반</td><td colspan="3">가. 두부 · 안면 · 경부 · 몸통 또는 사지에 항공 업무에 지장을 주는 변형 · 기형 또는 기능장애가 없을 것
나. 악성종양 또는 그 염려가 없을 것
다. AIDS가 없을 것. HIV 양성자의 경우 모든 검사에서 질병이 없을 것
라. 중대한 전염성 질환 또는 그 염려가 없을 것
마. 현저한 전신의 쇠약이 없을 것
바. 항공 업무에 지장을 주는 과도한 비만이 없을 것
사. 중대한 내분비장애나 대사 · 영양장애가 없을 것
아. 중대한 알레르기성 질환이 없을 것
자. 인슐린이나 혈당강하제로 조절이 필요한 당뇨병이 없을 것</td></tr>
<tr><td>2. 호흡기 계통</td><td>가. 호흡기 계통의 활동성 질환이 없을 것
나. 흉막 또는 종격에 중대한 이상이 없을 것
다. 병소의 안정을 확인할 수 없는 폐결핵 후유증이 없을 것
라. 폐기능 저하를 초래하는 호흡기 계통의 중대한 질환이 없을 것
마. 기흉이나 그 기왕력 또는 기흉이 발생하는 원인이 되는 질환이 없을 것
바. 항공 업무 수행에 지장을 줄 염려가 있는 흉부의 수술에 의한 후유증이 없을 것</td><td>가. 호흡기 계통의 활동성 질환이 없을 것
나. 흉막 또는 종격에 중대한 이상이 없을 것
다. 병소의 안정을 확인할 수 없는 폐결핵 후유증이 없을 것
라. 폐기능 저하를 초래하는 호흡기 계통의 중대한 질환이 없을 것
마. 기흉이나 그 기왕력 또는 기흉이 발생하는 원인이 되는 질환이 없을 것
바. 항공 업무 수행에 지장을 줄 염려가 있는 흉부의 수술에 의한 후유증이 없을 것</td><td>가. 호흡기 계통의 활동성 질환이 없을 것
나. 흉막 또는 종격에 중대한 이상이 없을 것
다. 병소의 안정을 확인할 수 없는 폐결핵 후유증이 없을 것
라. 특발성 기흉 또는 그의 반복되는 기왕력이 없을 것
마. 항공 업무 수행에 지장을 줄 염려가 있는 흉부의 수술에 의한 후유증이 없을 것</td></tr>
<tr><td>3. 순환기 계통</td><td colspan="3">가. 조절되지 않는 고혈압이 없을 것
나. 순환기 계통의 중대한 기능 및 구조적 이상이 없을 것
다. 심근장애, 관상동맥장애 또는 이들의 증후가 없을 것
라. 중대한 선천성 또는 후천성 심질환이 없을 것
마. 중대한 자극생성 또는 흥분전도의 이상이 없을 것
바. 심부전 또는 그 기왕력이 없을 것
사. 동맥류, 중대한 정맥류 또는 임파유종이 인지되지 않을 것
아. 중대한 심막의 질환이 없을 것
자. 심장판막의 교체, 영구적인 심장 박동기 이식 또는 심장 이식의 기왕력이 없을 것</td></tr>
<tr><td>4. 소화기 계통</td><td>가. 소화기 계통 또는 복막에 중대한 기능장애 또는 질환이 없을 것</td><td>가. 소화기 계통 또는 복막에 중대한 기능장애 또는 질환이 없을 것</td><td>가. 소화기 계통 또는 복막에 중대한 기능장애 또는 질환이 없을 것</td></tr>
</table>

	나. 항공 업무에 지장을 줄 염려가 있는 소화기계 질환이나 수술 후유증, 특히 협착이나 압박에 의한 폐쇄 증상이 없을 것 다. 항공 업무에 지장을 줄 염려가 있는 탈장이 없을 것	나. 항공 업무에 지장을 줄 염려가 있는 소화기계 질환이나 수술 후유증, 특히 협착이나 압박에 의한 폐쇄 증상이 없을 것 다. 항공 업무에 지장을 줄 염려가 있는 탈장이 없을 것	나. 항공 업무에 지장을 줄 염려가 있는 소화기계 질환이나 수술 후유증, 특히 협착이나 압박에 의한 폐쇄 증상이 없을 것
5. 혈액 및 조혈장기	가. 고도의 빈혈이 없을 것 나. 중대한 국소적 또는 전신적 임파선 종대와 혈액질환이 없을 것 다. 출혈성 경향을 갖는 질환이 없을 것 라. 중대한 비종이 없을 것		
6. 정신계	가. 기질적 정신장애가 없을 것 나. 향정신성 물질로 인한 정신 또는 행동장애가 없을 것 다. 약물의존 또는 알코올중독이 없을 것 라. 정신분열증이나 정신분열성 또는 망상장애가 없을 것 마. 정동장애가 없을 것 바. 신경증, 스트레스 관련성 또는 신체성 장애가 없을 것 사. 생리적 장애 또는 육체적 요인이 동반된 행동증후군이 없을 것 아. 인격장애 또는 행동장애가 없을 것 자. 정신지체가 없을 것 차. 정신발달장애가 없을 것 카. 유년기 또는 청소년기에 발병한 행동장애 또는 정서장애가 없을 것 타. 그 밖에 다른 정신장애가 없을 것		
7. 신경계	가. 간질성 질환이나 원인불명의 의식장애, 경련·발작 또는 이들의 기왕력이 없을 것 나. 중대한 두부외상의 기왕력 또는 두부외상 후유증이 없을 것 다. 중추신경계통의 중대한 장애 또는 이들의 기왕력이 없을 것 라. 중대한 말초신경계통 또는 자율신경계통의 장애가 없을 것		
8. 운동기 계통	가. 뼈 또는 관절의 심한 기형, 변형이나 결손 또는 기능장애가 없을 것 나. 뼈·근육·건·신경 또는 관절에 중대한 질환이나 외상 또는 이들의 후유증에 의한 중대한 운동기능장애가 없을 것 다. 척추에 중대한 질환·변형이나 고통	가. 뼈·근육·건·신경 또는 관절에 중대한 질환이나 외상 또는 이들의 후유증에 의한 중대한 운동기능장애가 없을 것 나. 척추에 중대한 질환·변형이나 고통을 갖는 질환 또는 변형이 없을 것 다. 척추장애 또는 척추의 질환이나 변	가. 뼈·근육·건·신경 또는 관절에 중대한 질환이나 외상 또는 이들의 후유증에 의한 중대한 운동기능장애가 없을 것 나. 습관성 관절 탈구가 없을 것 다. 사지에 항공 업무에 지장을 줄 염려가 있는 운동장애가 없을 것

	을 갖는 질환 또는 변형이 없을 것 라. 척추장애 또는 척추의 질환이나 변형에 의한 사지의 운동기능장애가 없을 것 마. 습관성 관절 탈구가 없을 것 바. 사지에 항공 업무에 지장을 줄 염려가 있는 운동장애가 없을 것	형에 의한 사지의 운동기능장애가 없을 것 라. 습관성 관절 탈구가 없을 것 마. 사지에 항공 업무에 지장을 줄 염려가 있는 운동장애가 없을 것	
9. 신장·비뇨·생식기 계통	가. 신장 및 비뇨생식기계 질환이나 수술의 후유증, 특히 협착이나 압박에 의한 폐쇄증상이 없을 것 나. 신적출술의 기왕력이 없을 것 다. 항공 업무에 지장을 줄 염려가 있는 부인과 질환이 없을 것 라. 항공 업무에 지장을 줄 염려가 있는 월경장애가 없을 것 마. 임신 중이 아닐 것. 다만, 정상 임신의 경우 임신 12주말부터 26주까지 항공 업무에 지장을 줄 염려가 없는 경우는 제외한다.	가. 신장 및 비뇨생식기계 질환이나 수술의 후유증. 특히 협착이나 압박에 의한 폐쇄증상이 없을 것 나. 신적출술의 기왕력이 없을 것 다. 항공 업무에 지장을 줄 염려가 있는 부인과 질환이 없을 것 라. 항공 업무에 지장을 줄 염려가 있는 월경장애가 없을 것 마. 임신 중이 아닐 것. 다만, 정상 임신의 경우 임신 12주말부터 26주까지 항공 업무에 지장을 줄 염려가 없는 경우는 제외한다.	가. 신장 및 비뇨생식기계 질환이나 수술의 후유증. 특히 협착이나 압박에 의한 폐쇄증상이 없을 것 나. 신적출술의 기왕력이 없을 것 다. 항공 업무에 지장을 줄 염려가 있는 부인과 질환이 없을 것 라. 항공 업무에 지장을 줄 염려가 있는 월경장애가 없을 것 마. 항공 업무에 지장을 줄 염려가 있는 임신 상태가 아닐 것
10. 눈	가. 안구 또는 안구 부속기에 항공 업무에 지장을 줄 질환과 수술 및 상해로 인한 후유증이 없을 것 나. 녹내장이 없을 것 다. 중간 투광체·안저(眼底) 또는 시로(視路)에 항공 업무에 지장을 줄 질환이 없을 것 라. 눈 굴절 상태에 영향을 주는 수술을 받지 않았을 것. 다만, 피검자의 면허나 한정 업무 수행 시 지장을 줄 수 있는 후유증이 없는 경우는 제외한다.		
11. 이비인후과, 구강 및 치아	가. 귀 또는 관련 구조에 항공 업무에 지장을 줄 이상이나 질환이 없을 것	가. 귀 또는 관련 구조에 항공 업무에 지장을 줄 이상이나 질환이 없을 것	가. 귀 또는 관련 구조에 항공 업무에 지장을 줄 이상이나 질환이 없을 것

	나. 전정기관의 장애가 없을 것 다. 치유되지 않는 고막 천공이 없을 것 라. 중대한 이관기능장애가 없을 것 마. 비공·부비공 또는 인후두에 중대한 질환이 없을 것 바. 비공에 공기가 통하는 것을 방해할 정도로 비중격(두비공을 분리시키는 막을 말한다)이 굽지 않을 것 사. 심한 말더듬이·발성장애 또는 언어장애가 없을 것 아. 구강 또는 치아에 중대한 질환 또는 기능장애가 없을 것	나. 전정기관의 장애가 없을 것 다. 치유되지 않는 고막 천공이 없을 것 라. 중대한 이관기능장애가 없을 것 마. 비공·부비공 또는 인후두에 중대한 질환이 없을 것 바. 심한 말더듬이·발성장애 또는 언어장애가 없을 것 사. 구강 또는 치아에 중대한 질환 또는 기능장애가 없을 것	나. 비공·부비공 또는 인후두에 중대한 질환이 없을 것 다. 심한 말더듬이·발성장애 또는 언어장애가 없을 것
12. 시기능	가. 다음의 어느 하나에 해당할 것. 다만, 2)의 기준은 항공 업무를 수행할 때 한 쌍 이하의 상용안경(항공 업무를 수행할 때 상용하는 교정안경 등을 말한다)을 사용하는 동시에 예비 안경을 휴대할 것을 항공신체검사증명에 조건으로 부여받은 사람만 해당한다. 1) 각 눈이 교정하지 않고 1.0 이상의 원거리 시력이 있을 것 2) 각 렌즈의 굴절도가 ±6디옵터를 초과하지 않는 범위의 상용안경에 의하여 1.0 이상의 원거리 시력이 있을 것 3) 각 눈의 원거리 시력이 교정하지 않고	가. 다음의 어느 하나에 해당할 것. 다만, 2)의 기준은 항공 업무를 수행할 때 한 쌍 이하의 상용안경(항공 업무를 수행할 때 상용하는 교정안경 등을 말한다)을 사용하는 동시에 예비 안경을 휴대할 것을 항공신체검사증명에 조건으로 부여받은 사람만 해당한다. 1) 각 눈이 교정하지 않고 0.5 이상의 원거리 시력이 있을 것 2) 각 렌즈의 굴절도가 ±6디옵터를 초과하지 않는 범위의 상용안경에 의하여 0.5 이상의 원거리 시력이 있을 것 3) 각 눈의 원거리 시력이 교정하지 않고	가. 다음의 어느 하나에 해당할 것. 다만, 2)의 기준은 항공 업무를 수행할 때 한 쌍 이하의 상용안경(항공 업무를 수행할 때 상용하는 교정안경 등을 말한다)을 사용하는 동시에 예비 안경을 휴대할 것을 항공신체검사증명에 조건으로 부여받은 사람만 해당한다. 1) 각 눈이 교정하지 않고 0.7 이상의 원거리 시력이 있을 것 2) 각 렌즈의 굴절도가 ±6디옵터를 초과하지 않는 범위의 상용안경에 의하여 0.7 이상의 원거리 시력이 있을 것 3) 각 눈의 원거리 시력이 교정하지 않고

	0.1 미만인 경우에는 최초 검사와 이후 5년마다 안과 정밀 검사를 제출해야 한다. 나. 교정하지 않거나 자기의 교정안경에 의하여 각 눈이 30센티미터에서 50센티미터까지의 임의의 시거리에서 근거리 시력표(30센티미터 시력용)의 0.5 이상의 시표를 판독할 수 있고, 다음의 요건을 갖출 것. 다만, 50세 이상은 100센티미터에서 N14 도표나 그에 상응하는 것의 0.5 이상의 시표를 판독할 수 있어야 한다. 1) 근거리 교정만 필요한 경우, 즉각 사용할 수 있는 예비의 근거리 교정안경을 휴대해야 한다. 2) 근거리·원거리 교정이 필요한 경우, 계기와 손에 있는 매뉴얼을 보기 위하여 2중 또는 다초점 렌즈를 사용하여 안경을 벗을 필요없이 근거리·원거리를 볼 수 있어야 한다. 다. 정상적인 양눈 시기능을 가질 것 라. 정상적인 시야를 가질 것 마. 야간시력이 정상일 것 바. 안구운동이 정상이고 안구의 떨림이 없을 것 사. 색각이 정상일 것. 단, 색각경검사(아노말로스코프) 불합격자에게는 색각	0.1 미만인 경우에는 최초 검사와 이후 5년마다 안과 정밀 검사를 제출해야 한다. 나. 교정하지 않거나 자기의 교정안경에 의하여 각 눈이 30센티미터에서 50센티미터까지의 임의의 시거리에서 근거리 시력표(30센티미터 시력용)의 0.5 이상의 시표를 판독할 수 있고, 다음의 요건을 갖출 것. 1) 근거리 교정만 필요한 경우, 즉각 사용할 수 있는 예비의 근거리 교정안경을 휴대해야 한다. 2) 근거리·원거리 교정이 필요한 경우, 계기와 손에 있는 매뉴얼을 보기 위하여 2중 또는 다초점 렌즈를 사용하여 안경을 벗을 필요없이 근거리·원거리를 볼 수 있어야 한다. 다. 정상적인 양눈 시기능을 가질 것 라. 정상적인 시야를 가질 것 마. 야간시력이 정상일 것 바. 안구운동이 정상이고 안구의 떨림이 없을 것 사. 색각이 정상일 것. 단, 색각경검사(아노말로스코프) 불합격자에게는 색각	0.1 미만인 경우에는 최초 검사와 이후 5년마다 안과 정밀 검사를 제출해야 한다. 나. 교정하지 않거나 자기의 교정안경에 의하여 각 눈이 30센티미터에서 50센티미터까지의 임의의 시거리에서 근거리 시력표(30센티미터 시력용)의 0.5 이상의 시표를 판독할 수 있고, 다음의 요건을 갖출 것. 다만, 50세 이상은 100센티미터에서 N14 도표나 그에 상응하는 것의 0.5 이상의 시표를 판독할 수 있어야 한다. 1) 근거리 교정만 필요한 경우, 즉각 사용할 수 있는 예비의 근거리 교정안경을 휴대해야 한다. 2) 근거리·원거리 교정이 필요한 경우, 계기와 손에 있는 매뉴얼을 보기 위하여 2중 또는 다초점 렌즈를 사용하여 안경을 벗을 필요없이 근거리·원거리를 볼 수 있어야 한다. 다. 정상적인 양눈 시기능을 가질 것 라. 정상적인 시야를 가질 것 마. 야간시력이 정상일 것 바. 안구운동이 정상이고 안구의 떨림이 없을 것 사. 색각이 정상일 것. 단, 색각경검사(아노말로스코프) 불합격자에게는 색각

	제한사항을 부과하여 항공신체검사증명서 발급하고 또한 국내외 공인된 기관에서 인정받은 비행교관으로부터 신호등화 실기시험(Signal Light Test)을 통과하는 경우에는 색각 제한사항을 부과하지 않고 신체검사증명서 발급	제한사항을 부과하여 항공신체검사증명서 발급하고 또한 국내외 공인된 기관에서 인정받은 비행교관으로부터 신호등화 실기시험(Signal Light Test)을 통과하는 경우에는 색각 제한사항을 부과하지 않고 신체검사증명서 발급	제한사항을 부과하여 항공신체검사증명서 발급
13. 청력	가. 소음이 35데시벨 미만인 방에서 각 귀가 매초 500, 1,000 및 2,000헤르츠의 각 주파수에서 35데시벨 이하의 음을, 3,000헤르츠의 주파수에서 50데시벨 이하의 음을 들을 수 있을 것 나. 가목의 기준을 충족하지 못하는 경우에는 다음의 어느 하나에 해당할 것 1) 소음이 50데시벨 미만인 방에서 후방 2미터 거리에서 발성되는 통상 강도의 대화음을 두 귀로 올바르게 들을 수 있을 것 2) 한쪽 귀의 어음(語音) 명료도가 70% 이상일 것		
14. 종합	항공 업무에 지장을 줄 염려가 있는 심신의 결함이 없을 것		

⑥ 자가용 조종사의 자격증명을 가진 사람이 법 제34조에 따른 계기비행증명을 받으려는 경우에는 별표 15에 따른 제1종 신체검사기준을 충족하여야 한다.
⑦ 이 규칙에서 정한 것 외에 항공신체검사의 기준에 관한 세부적인 사항은 국토해양부장관이 정하여 고시한다.

제96조(항공신체검사증명 신청 등) ① 법 제31조제1항에 따라 항공신체검사증명을 받으려는 사람은 별지 제46호서식의 항공신체검사증명 신청서에 자기의 병력(病歷), 최근 복용 약품 및 과거에 부적합 판정을 받은 경우 그 사유와 날짜 등을 적어 항공전문의사에게 제출하여야 한다.
② 제1항에 따라 신청서를 제출받은 항공전문의사는 운항승무원, 경량항공기 조종사 또는 항공교통관제사에 대한 항공신체검사의 결과가 별표 15의 기준에 적합하다고 인정되는 경우에는 별지 제47호서식의 항공신체검사증명서를 발급하여야 한다.
③ 항공전문의사는 제2항에 따라 항공신체검사증명서를 발급한 경우에는 별지 제48호서식의 항공신체검사증명서 발급대장을 작성·관리하되, 전자적 처리가 불가능한 특별한 사유가 없으면 전자적 처리가 가능한 방법으로 작성·관리하여야 한다.
④ 항공전문의사는 매월 항공신체검사증명서를 발급한 결과를 다음 달 5일까지 영 제63조제7항에 따라 항공신체검사증명에 관한 업무를 위탁받은 사단법인 한국항공우주의학협회(이하 "항의협"라 한다)에 통지하여야 한다.

⑤ 항공전문의사는 법 제31조제4항에 따른 판단을 하는 데에 필요하다고 인정하는 경우에는 한국항공우주의학협회에 자문을 할 수 있다.

제96조의2(항공신체검사증명의 유효기간 연장) ① 법 제31조제1항제1호에 따른 항공신체검사증명을 받은 운항승무원이 외국에 연속하여 6개월 이상 체류하면서 외국정부 또는 외국정부가 지정한 민간의료기관의 항공신체검사증명을 받은 경우에는 다음 각 호의 구분에 따른 기간을 넘지 아니하는 범위에서 외국에서 받은 해당 항공신체검사증명의 유효기간까지 그 유효기간을 연장받을 수 있다.

1. 항공운송사업 · 항공기사용사업에 사용되는 항공기 및 비사업용으로 사용되는 항공기의 운항승무원은 6개월
2. 자가용 조종사는 24개월

② 제1항에 따라 항공신체검사증명의 유효기간을 연장받으려는 사람은 별지 제49호서식의 항공신체검사증명 유효기간 연장신청서에 다음 각 호의 서류를 첨부하여 항공전문의사에게 제출하여야 한다.

1. 항공신체검사증명서
2. 외국정부 또는 외국정부가 지정한 민간의료기관이 발급한 항공신체검사증명서

③ 제2항에 따라 항공신체검사증명의 유효기간 연장신청을 받은 항공전문의사는 신청서에 첨부된 외국정부 또는 외국정부가 지정한 민간의료기관이 발급한 항공신체검사증명서를 확인한 후 그 사실이 인정되는 경우에는 유효기간을 연장하여 항공신체검사증명서를 발급하여야 한다.

제97조(항공신체검사증명에 대한 재심사) ① 한국항공우주의학협회는 제96조제4항에 따라 항공전문의사로부터 항공신체검사증명서의 발급 결과를 통지받은 경우에는 그 항공전문의사가 실시한 항공신체검사증명의 적합성 여부를 재심사할 수 있다.

② 한국항공우주의학협회는 제1항에 따른 재심사 결과 항공신체검사증명서가 부적합하게 발급되었다고 인정되는 경우에는 지체 없이 이를 국토해양부장관 또는 지방항공청장에게 통지하여야 한다.

제97조의2(이의신청 등) ① 법 제31조제5항에 따라 항공신체검사증명의 결과에 대하여 이의가 있는 사람은 그 결과를 통보받은 날부터 30일 이내에 별지 제50호서식의 항공신체검사증명 이의신청서(전자문서로 된 신청서를 포함한다)를 국토해양부장관에 제출하여야 한다.

② 국토해양부장관은 제1항에 따른 이의신청을 심사하기 위하여 다음 각 호의 사람에게 자문할 수 있다.

1. 이의신청 내용과 관련된 해당 질환 전문의
2. 항공운송 분야 비행경력이 있는 전문가

③ 국토해양부장관은 제1항에 따른 이의신청을 받으면 신청일부터 30일 이내에 이를 심사하고 그 결과를 신청인에게 통지하여야 한다. 다만, 제2항에 따른 자문이 지연되어 이의신청에 대한 심사

를 기한까지 마칠 수 없는 경우에는 그 심사기간을 30일 연장할 수 있다.
④ 제3항 단서에 따라 심사기간을 연장할 경우에는 심사기간이 끝나기 7일 전까지 신청인에게 그 내용을 통지하여야 한다.
⑤ 그 밖에 이의신청에 관한 구체적인 사항은 국토해양부장관이 정하여 고시한다.

제98조(항공전문의사의 지정 등) ① 법 제31조의2제1항에 따라 항공전문의사로 지정을 받으려는 사람은 별지 제51호서식의 항공전문의사 지정신청서에 제2항에 따른 항공전문의사의 지정기준에 적합함을 증명하는 서류를 첨부하여 국토해양부장관에게 제출하여야 한다.
② 법 제31조의2제2항에 따른 항공전문의사의 지정기준은 다음 각 호와 같다.
1. 제5항에 따른 항공의학에 관한 교육 과정을 이수할 것
2. 「의료법」 제5조에 따른 의사로서 항공의학 분야에서 5년 이상의 경력이 있거나 같은 법 제77조에 따른 전문의(치과의사와 한의사는 제외한다)일 것
3. 별표 16에서 정한 항공신체검사 의료기관의 시설 및 장비 기준에 적합한 의료기관에 소속되어 있을 것
③ 국토해양부장관은 신청인이 제2항에 따른 지정기준에 적합한 경우에는 별지 제52호서식의 항공전문의사 지정서를 신청인에게 발급하여야 한다.
④국토해양부장관은 제3항에 따라 항공전문의사를 지정한 경우에는 이를 공고하여야 한다.

교육과목	교육시간	
	항공전문의사로 지정 받으려는 사람	항공전문의사로 지정 받은 사람
항공의학이론 항공의학실기 항공관련법령	10시간 10시간 4시간	6시간 7시간 3시간
계	24시간	16시간(매 2년)

⑤ 법 제31조의2에 따라 항공전문의사로 지정받으려는 사람과 항공전문의사로 지정받은 사람이 이수하여야 할 교육과목 및 교육시간은 다음 표와 같다.
⑥ 제5항에 따른 교육의 세부적인 운영 방법 등에 관하여 필요한 사항은 국토해양부장관이 정하여 고시한다.

운항기술기준 2.5.2 항공신체검사증명서 발급 절차(Medical Certification Procedures)

2.5.2.1 적용(Applicability)

이 절은 항공신체검사증명서 발급에 필요한 절차를 기술한다.

2.5.2.2 항공신체검사증명서의 발급(Issuance of Medical Certificate)

가. 항공전문의사는 신체검사 결과 및 병력 등을 고려하여 시행규칙 제95조제7항 별표 15의 신체검사기준에 적합할 경우 해당 항공신체검사증명서를 발급하여야 한다.

나. 항공신체검사증명서 신청자는 항공신체검사증명서 발급 절차의 신체적, 정신적 기준에 의한 신체검사를 받아야 한다.

다. 항공신체검사증명기준에 적합하지 않는 자는 2.5.2.4에 따라 조건부적합 항공신체검사증명서를 발급 받을 수 있다.

라. 신체검사 업무상 제한사항이 있는 경우에는 그 사항을 항공신체검사증명서에 기입하여야 한다.

2.5.2.3 항공신체검사증명서 기준 및 유효기간

항공기승무원의 1종, 2종, 3종의 항공신체검사기준 및 유효기간은 시행규칙 제95조의 규정에 의한다.

2.5.2.4 항공신체검사증명서의 조건부 발급(Special Issuance of Medical Certificate)

가. 항공전문의사는 항공신체검사증명서의 발급의 보류 또는 거부에 대하여 항의협 내 자문위원회의 자문을 받아야 한다.

나. 항의협은 항공전문의사의 자문 요청에 대하여 지체 없이 자문위원회를 구성하여 심의하고 그 결과를 항공전문의사 및 신청자에게 통지하여야 한다.

다. 항의협의 자문위원회는 시행규칙 제95조제7항 별표 15의 검사항목 중 일부항목이 신체검사기준에 적합하지 아니하더라도 다음의 사항을 충족할 경우 조건부 적합으로 항공신체검사 증명서를 발급할 수 있다.

1) 해당 업무를 행함에 있어 비행안전을 위협하지 않을 것

2) 신청자의 능력, 기술, 비행 경험과 운항조건을 충분히 고려할 것

라. 항공전문의사 및 항의협은 자격증명소지자가 항공 업무를 안전하게 수행하는 데 필요하다고 판단되는 경우 항공신체검사증명서에 제한사항을 부가하여 발급할 수 있다.

2.5.2.5 항공신체검사증명서의 갱신(Renewal of Medical Certificate)

항공신체검사증명서의 갱신은 특별한 규정이 있는 경우를 제외하고 최초의 증명서발급 절차에 준하여 처리되어야 한다.

2.5.2.6 항공신체검사증명의 결과에 대한 이의신청

가. 항공신체검사증명의 결과에 대하여 이의가 있는 사람은 그 결과를 통보받은 날부터 30일 이내에 시행규칙 별지 50호 서식의 이의신청서(전자문서로 된 이의신청서를 포함한다)를 국토해양부장관에게 제출하여야 한다.

나. 국토해양부장관은 가목에 따른 이의신청을 받은 때에는 신청일로부터 30일 이내에 이를 심사하고 그 결과를 신청인에게 통지하여야 한다.

2.5.3 자격증명별 항공신체검사기준(Physical and Mental Standards-All Medical Certificate)

자격증명별 항공신체검사 기준은 시행규칙 별표 15 및 제95조제8항, 제98조제6항의 규정에 따라 국토해양부장관이 고시한 「항공신체검사증명 업무규정」을 따른다.

2.5.4 안과 전문의사 검진(Ophthalmic Examination)

최대 교정시력의 저하, 나안 시력의 상당한 저하, 안질환, 안손상이나 눈 수술, 그 밖에 필요하다고 판단되는 경우는 안과전문의의 검사를 받아 그 결과를 항공전문의사에게 제출하여야 한다.

2.5.4.1 눈 수술(Eye Surgery)

눈 굴절 상태에 영향을 주는 수술을 받은 경우는 부적합 하지만, 피검자의 면허나 한정 업무 수행 시 지장을 초래할 수 있는 후유증이 없는 경우는 예외로 할 수 있다.

2.5.5 신체 상태의 저하(Decrease in Medical Fitness)

2.5.5.1 항공신체검사증명소지자는 법 제48조에 따라 항공신체검사증명서의 유효기간 이내라도 신체 상태의 저하로 항공 업무를 안전하게 수행할 수 없을 때에는 항공 업무에 종사하여서는 아니 된다.

2.5.5.2 항공신체검사증명소지자는 다음 어느 하나의 경우 해당 항공신체검사증명서를 발급한 항공전문의사 또는 항공우주의학협회에 보고해야 한다.

가. 중대한 상해를 입거나 병원치료를 요하는 경우

나. 20일 이상 신체 상태가 저하된 경우

다. 의사 처방에 따라 약물 치료를 지속적으로 받는 경우

라. 임신이 확정된 경우

2.5.5.3 2.5.5.2에 따라 항공 업무 부적합 상태라고 판단된 항공신체검사증명소지자는 해당 기간 동안 항공 업무를 수행해서는 아니 된다.

제3종 항공신체검사기준에 관한 세부사항

검사항목	항공신체검사기준에 관한 세부사항
1. 일반	항공 업무의 안전한 수행을 저해하여 기능적 불능을 야기할 수 있는 다음 각 항의 어느 하나에 부합하지 않아야 한다. ① 선천적 또는 후천적 기형이 있는 경우 ② 활동성, 잠재성 또는 급만성 장애가 있는 경우 ③ 상처, 상해 또는 수술에 의한 후유증이 있는 경우 ④ 의사의 처방과 상관없이 치료, 진단 또는 예방목적의 투약으로 인한 약효나 부작용이 있는 경우
2. 정신계	항공 업무의 안전한 수행을 불가능하게 하는 다음 각 호의 병력이나 임상진단이 없어야 한다. ① 기질적 정신장애 ② 향정신성 물질의 사용으로 인한 정신 또는 행동장애, 및 알코올 또는 기타 향정신성 물질에 의한 의존증상(Dependence Syndrome) 주) 국제민간항공조약 부속서1의 1.1에서 정의한 향정신성 물질은 다음과 같다. 알코올, 아편류(Opioids), 대마류(Cannabinoids), 진정제, 수면제, 코카인, 기타 홍분제, 환각제, 휘발성 용제 단, 커피 · 담배는 제외 ③ 정신분열증이나 정신분열성 또는 망상장애 ④ 정동장애 ⑤ 신경증, 스트레스 관련성 또는 신체성 장애 ⑥ 생리적 장애 또는 육체적 요인이 동반된 행동증후군 ⑦ 인격장애 또는 행동장애 ⑧ 정신지체 ⑨ 정신발달장애 ⑩ 유년기 또는 청소년기에 발병한 행동장애 또는 정서장애 ⑪ 그 밖에 다른 정신장애
3. 신경계	① 다음의 각 호에 해당하는 병력이나 임상진단이 없어야 한다. 1. 항공 업무의 안전한 수행을 저해할 수 있는 진행성 또는 비진행성의 신경계 질환 및 그 후유증 2. 간질 3. 의학적 원인이 불명확한 의식장애 ② 항공 업무의 안전한 수행을 저해할 수 있는 두부 손상 및 그 후유증이 없어야 한다.
4. 순환기계통	① 항공 업무의 안전한 수행을 저해할 수 있는 선천적 혹은 후천적 심장 이상이 없어야 한다. ② 관상동맥 우회술(Coronary By-pass Grafting), 스텐트(Stent) 삽입과 상관없이 혈관조형술(Angioplasty), 기타 심장시술, 심근경색의 병력, 업무 수행을 저해하는 그 밖의 심장 질환(Incapacitating Cardiac Condition)이 없어야 한다. 다만, 협회의 자문에 따라 항공 업무의 안전한 수행을 저해하지 않는다고 판단한 경우는 예외로 할 수 있다. ③ 비정상적인 심장리듬이 없어야 한다. 단, 협회의 자문에 따라 부정맥(Arrhythmia)

	이 항공 업무의 안전한 수행을 저해하지 않는다고 판단한 경우는 예외로 할 수 있다. ④ 수축기와 이완기 혈압이 정상범위 안에 있어야 한다. ⑤ 고혈압을 조절하기 위한 약물의 사용은 부적격하다. 다만, 항공 업무의 안전한 수행을 저해하지 않는 경우는 예외로 할 수 있다. ⑥ 순환기 계통의 중대한 기능적 또는 구조적 이상이 없어야 한다.
5. 호흡기 계통	① 항공 업무 수행을 불가능하게 하는 급성 폐질환 또는 폐, 종격이나 흉막에 활동성 질환이 없어야 한다. ② 만성 폐쇄성 폐질환이 없어야 한다. 다만, 협회의 자문에 따라 항공 업무의 안전한 수행을 저해하지 않는다고 판단한 경우는 예외로 할 수 있다. ③ 중대한 증상을 수반하거나 항공 업무 수행을 불가능하게 할 수 있는 천식이 없어야 한다. ④ 천식을 조절하기 위한 약물의 사용은 부적격하다. 다만, 항공 업무의 안전한 수행을 저해하지 않는 경우는 예외로 할 수 있다. 주) 허용약물에 관한 가이드는 민간 항공의학(Doc8984)에 수록되어 있다. ⑤ 폐결핵이 없어야 한다. 단 결핵 또는 결핵으로 의심되는 병소가 치유되었거나 비전염성임을 확인할 수 있을 때는 예외로 할 수 있다.
6. 소화기 계통	① 위장관 또는 부속기에 중대한 기능장애가 없어야 한다. ② 항공 업무 수행을 불가능하게 하는 소화기계 질환이나 수술의 후유증, 특히 협착이나 압박에 의한 폐쇄 증상이 없어야 한다. ③ 담도나 소화기관 또는 부속기의 전부 또는 부분적으로 절제술이나, 문합술과 같은 대수술을 받지 않아야 한다. 단 수술 관련 의료기록을 획득하여 협회의 자문에 따라 항공 업무 수행을 불가능하게 할 수 있는 후유증이 없다고 판단된 경우는 예외로 할 수 있다.
7. 내분비 계통	① 항공 업무의 안전한 수행을 저해할 수 있는 대사 · 영양장애 또는 내분비장애가 없어야 한다. ② 인슐린의존당뇨병이 없어야 한다. ③ 인슐린비의존당뇨병이 없어야 한다. 단, 식이요법만으로 조절되는 경우이거나, 항공 업무의 안전한 수행을 저해하지 않는 혈당강하제의 경구투여와 병용하여 조절되는 경우는 예외로 할 수 있다.
8. 비뇨 · 생식기 계통	① 신장 질환이나 비뇨생식기계 질환이 없어야 한다. 단 항공 업무의 안전한 수행을 저해하지 않는다고 판단된 경우는 예외로 할 수 있다. ② 신장 또는 비뇨생식기계 질환이나 수술의 후유증, 특히 협착이나 압박에 의한 폐쇄 증상이 없어야 한다. 단, 협회의 자문에 따라 항공 업무의 안전한 수행을 저해하지 않는다고 판단한 경우는 예외로 할 수 있다. ③ 신적출술의 기왕력이 없어야 한다. 단, 수술의 부작용이 없는 경우에는 예외로 할 수 있다.
9. 산부인과	① 항공 업무의 안전한 수행을 저해하는 부인과 질환이 없어야 한다. ② 임신하고 있지 않아야 한다. 다만, 항공 업무에 지장을 초래할 염려가 없는 경우에는 예외로 할 수 있다. ③ 임신 중 조기분만이나 기타 임신합병증에 대비한 시기적절한 교체가 이루어질 수 있도록 조치가 이루어져야 한다. ④ 분만 또는 임신 중단 후 해당 항공 업무를 안전하게 수행할 수 있다고 판단된 경우에 항공 업무를 수행할 수 있다.

10. 이비인후과	① 귀 또는 관련 부속기에 항공 업무의 안전한 수행을 저해하는 이상이나 질환이 없어야 한다. ② 코, 구강 또는 상기도에 항공 업무의 안전한 수행을 저해하는 기형이나 질환이 없어야 한다. ③ 무선통신장애를 초래하는 심한 말더듬이나 언어장애가 없어야 한다.
11. 운동기 계통	① 뼈 · 근육 · 건 · 신경 또는 관절에 중대한 질환이나 외상 또는 이들의 후유증에 의한 중대한 운동기능장애가 없을 것 ② 습관성 관절 탈구가 없을 것 ③ 사지에 항공 업무에 지장을 초래할 염려가 있는 운동기능장애가 없을 것 ④ 뼈 · 관절 · 근육 · 건 또는 관련 구조에 항공 업무의 안전한 수행을 저해하는 이상이 없어야 한다.
12. 시기능	① 안구 또는 안구 부속기에 항공 업무의 안전한 수행을 저해할 수 있는 질환과 수술 및 상해로 인한 후유증이 없어야 한다. ② 각안의 원거리 시력이 0.7 이상이고 양안 시력이 1.0 이상이어야 한다. 단, 교정하여 기준에 부합하는 경우는 다음의 조건을 만족시켜야 한다. 1. 항공 업무 수행 시 각 렌즈의 굴절도가 ±6디옵터를 초과하지 아니 하는 범위의 상용안경에 의하여 0.7 이상의 원거리 시력이 있어야 한다. 2. 항공 업무 수행 시 교정안경을 착용하여야 하며 동시에 예비의 안경을 휴대해야 한다. ③ 각안이 30㎝에서 50㎝까지의 임의의 시거리에서 근거리 시력표(30㎝ 시력용)의 0.5 이상의 시표를 판독할 수 있고, 100㎝의 거리에서 N14 도표나 그에 상응하는 것의 0.5 이상의 중거리 시표를 판독할 수 있어야 한다. 단, 교정하여 기준에 부합하는 경우는 다음의 조건을 만족시키는 한 쌍의 상용안경을 착용하고 예비의 안경을 휴대해야 한다. 1. 근거리 교정과 제2항의 원거리 교정이 필요한 경우, 2중 혹은 다초점렌즈를 사용하여 안경을 벗을 필요 없이 동시에 근거리 · 원거리를 볼 수 있도록 한다. 2. 근거리 교정만 필요한 경우, 반월형 렌즈(Look-over)를 사용하여 원거리 시력이 손상되지 않도록 한다. ④ 눈 굴절 상태에 영향을 주는 수술을 받지 아니하여야 한다. 다만, 항공 업무의 안전한 수행을 저해하지 않는 후유증이 없는 경우는 예외로 한다. ⑤ 정상적인 시야를 가져야 한다. ⑥ 정상적인 양안 시기능을 가져야 한다. ⑦ 근거리 시력을 방해하지 않는 입체시의 감소와 폭주부전(輻輳不全: Abnormal Convergence), 또한 안정피로(眼精疲勞: 눈을 계속 쓰는 일을 할 때 눈이 느끼는 증세)와 복시를 동반하지 않는 융상작용(融像作用: 두 눈에 비치는 외계의 물체상을 합치시키는 작용)의 이상은 부적합의 원인이 되지 않을 수도 있다. ⑧ 색각이 정상이어야 한다. 단 〈별표 2 항공신체검사 항목별 검사 방법 등〉의 제8목 시기능 색각 검사에 따라 이시하라 색각표 검사와 색각경 검사(아노말로스코프) 모두 불합격하는 경우 색각 제한사항을 부여하여 항공신체검사증명서 발급.
13. 청력	① 소음이 35데시벨 미만인 방에서 각 귀에 대하여 매초 500, 1,000 및 2,000헤르츠의 각 주파수에서 35데시벨 이하의 음을, 3,000헤르츠의 주파수에서 50데시벨 이하의 음을 들을 수 있을 것 ② 제1항의 기준을 충족하지 못하는 경우에는 다음의 어느 하나에 해당할 것

	1. 소음이 50데시벨 미만인 방에서 후방 2미터 거리에서 발성되는 통상 강도의 대화음을 두 귀로 올바르게 들을 수 있을 것 2. 한쪽 귀의 어음명료도가 70% 이상일 것 ③ 제2항의 기준도 충족하지 못하는 경우에는 다음에 해당할 것 1. 전형적인 항공교통관제 환경에서의 대화 및 신호음 등을 각색한 소음을 배경으로 항공관련 어구의 대화음을 올바르게 들을 수 있을 것. ※ 배경소음의 주파수는 600~4,800Hz의 음성 주파수 범위로 정의한다.
14. 기타	① 혈액질환 및 임파계 질환이 없어야 한다. 단 항공 업무의 안전한 수행을 저해하지 않는다고 판단된 경우는 예외로 할 수 있다. ② AIDS가 없어야 한다. ③ HIV 양성자의 경우 모든 관련 검사에서 질병이 없어야 한다.

제2종 항공신체검사기준에 관한 세부사항(제3종에 추가되거나 상이한 사항만 제시, 다음에 명시되지 않은 사항은 제3종과 동일)

검사항목	항공신체검사기준에 관한 세부사항
6. 소화기 계통	① 제3종과 동일 ② 항공 업무 수행을 불가능하게 하는 탈장이 없어야 한다.
9. 산부인과	① 제3종과 동일, 단 다음의 내용은 예외로 한다. ② 임신하고 있지 않아야 한다. 다만, 정상 임신인 경우 임신 12주 말부터 26주까지 항공 업무에 지장을 초래할 염려가 없는 경우는 예외로 할 수 있다.
10. 이비인후과	① 제3종과 동일 ② 전정기관 및 중대한 이관기능(유스타키오관 등)의 장애가 없을 것 ③ 치유되지 아니하는 고막 천공이 없을 것 ④ 비공에 공기가 통하는 것을 방해할 정도로 비중격(두비공을 분리시키는 막을 말한다)이 굽지 아니하여야 한다. ⑤ 구강 또는 상기도에 항공 업무의 안전한 수행을 저해하는 기형이나 질환이 없어야 한다.
11. 운동기 계통	① 척추에 중대한 질환·변형이나 고통을 갖는 질환 또는 변형이 없을 것 ② 척추장애 또는 척추의 질환이나 변형에 의한 사지의 운동기능장애가 없을 것
12. 시기능	① 제3종 기준과 동일, 단 다음의 내용은 예외로 한다. ② 각안의 원거리 시력이 0.5 이상이고 양안 시력이 0.7 이상이어야 한다. 단, 교정하여 기준에 부합하는 경우는 다음의 조건을 만족시켜야 한다. 1. 항공 업무 수행 시 각 렌즈의 굴절도가 ±6디옵터를 초과하지 아니하는 범위의 상용안경에 의하여 0.5 이상의 원거리 시력이 있어야 한다. ③ 제2종은 100㎝ 거리에서 N14 도표나 그에 상응하는 중거리 시표에 대한 검사를 실시하지 않는다. ④ 색각이 정상이어야 한다. 단 〈별표 2 항공신체검사 항목별 검사 방법 등〉의 제8목 시기능 색각 검사에 따라 이시하라 색각표 검사와 색각경 검사(아노말로스코프) 모두 불합격하는 경우 색각 제한사항을 부과하여 항공신체검사증명서 발급. 아울러 국내외 공인된 기관에서 인정받은 비행교관으로부터 신호 등화 실기 시험(Signal Light Test)을 통과하는 경우에는 색각 제한사항을 부과하지 않고 항공신체검사증명서 발급.

13. 청력	① 소음이 35데시벨 미만인 방에서 각 귀에 대하여 매초 500, 1,000 및 2,000헤르츠의 각 주파수에서 35데시벨 이하의 음을, 3,000헤르츠의 주파수에서 50데시벨 이하의 음을 들을 수 있을 것 ② 제1항의 기준을 충족하지 못하는 경우에는 다음의 어느 하나에 해당할 것 1. 소음이 50데시벨 미만인 방에서 후방 2미터 거리에서 발성되는 통상 강도의 대화음을 두 귀로 올바르게 들을 수 있을 것 2. 한쪽 귀의 어음명료도가 70% 이상일 것 ③ 제2항의 기준도 충족하지 못하는 경우에는 다음에 해당할 것 1. 항공기조종석에서의 대화 및 신호음 등을 각색한 소음을 배경으로 항공관련 어구의 대화음을 올바르게 들을 수 있을 것. ※ 배경소음의 주파수는 600~4,800Hz의 음성 주파수 범위로 정의한다.

제1종 항공신체검사기준에 관한 세부사항(제2종에 추가되거나 상이한 사항만 제시, 다음에 명시되지 않은 사항은 제2종과 동일)

검사항목	항공신체검사기준에 관한 세부사항
11. 운동기 계통	① 뼈 또는 관절의 심한 기형, 변형이나 결손 또는 기능장애가 없을 것
12. 시기능	① 제2종 기준과 동일, 단 다음의 내용은 예외로 한다. ② 각안의 원거리 시력이 1.0 이상이고 양안 시력이 1.0 이상이어야 한다. 단, 교정하여 기준에 부합하는 경우는 다음의 조건을 만족시켜야 한다. 1. 항공 업무 수행 시 각 렌즈의 굴절도가 ±6디옵터를 초과하지 아니하는 범위의 상용안경에 의하여 1.0 이상의 원거리 시력이 있어야 한다. ③ 제1종과 제3종은 100㎝ 거리에서 N14 도표나 그에 상응하는 중거리 시표에 대한 검사를 실시한다.

* 항공신체검사 항목별 검사 방법(항공신체검사 업무 규정)

검사항목	검사 방법 등
1. 정신 · 신경 계통	① 일반진찰 가. 정신과 질환의 병력 및 기타 정신병 소인의 표식자를 확인하고 투여 약물에 관해 문진한다. 약물투여가 있다면 약물의 종류, 사용 기간, 용량 및 부작용 등에 대한 의무기록을 제출하도록 한다. 나. 신경계 질환 병력에 관해 문진한다. 특히 무기력(Weakness)이나 마비, 근육의 경련 등을 경험한 적이 있는지, 있는 경우 날짜, 빈도, 및 강도에 관해 확인한다. 다. 또한 과거에 원인 불명의 의식장애가 있었는지 확인한다. 라. 초기 신경계 질환의 증거가 될 수 있는 비대칭적인 반응이 없는지 살펴본다. 마. 편두통이 있을 시 이와 관련된 정밀검사가 요구된다. 바. 과거에 원인 불명의 의식장애가 있었는지 알아본다. 설명이 불가능한 의식장애는 항공안전에 고위험을 초래하기 때문에 적합하지 않다.

	② 뇌파검사(EEG: Electro-Encephalogram): 뇌의 전기적 활동을 기록하는 검사로 최초 검사 시 및 항공사고나 기타 다른 사고로 두부 충격을 받은 후, 혹은 항공전문의사가 필요하다고 인정하는 경우에 실시한다. ③ 기본적인 신경계 검사는 12뇌신경 기능 검사, 운동기능 검사, Babinski Reflex와 Romberg Sign을 포함한 표재성 반사(Superficial Reflex) 검사, 심부반사(Deep Tendon Reflex) 검사, 감각 기능 검사, Coordination, 의식 상태에 관한 검사가 있다.
2. 순환기 계통	① 일반진찰 가. 병력, 가족력, 생활 습관(흡연, 음주, 운동, 식이 등) 등을 확인한다. 나. 스트레스, 비만 등은 심혈관계 질환의 위험인자임을 충분히 고려하도록 한다. 다. 현재 복용약품에 대해 확인한다. 라. 증상(흉통, 호흡곤란 심계항진, 협심증 등)의 유무를 확인한다. 마. 키, 체중, 비만도, 말초동맥 상태, 심박동수 및 리듬을 확인한다. 바. 안정 시 혈압을 측정한다. 사. 심장 청진하여 심잡음을 확인한다. 아. 신체검사 결과 이상 소견이 발견되면 해당과 전문의에게 의뢰해 정밀 검진을 받게 한다. ② 안저 검사: 심혈관 질환(특히 고혈압)이 의심될 때 정밀 안과 검사를 시행한다. ③ 임상검사실 검사 가. 소변 검사(Routine Urinalysis), 혈구계산(Complete Blood Count) 나. 혈액 검사(Blood Chemistry) 혈중 혹은 혈청 콜레스테롤(Blood or Serum Cholesterol), 저밀도 지방단백질 콜레스테롤(LDL: Low-density Lipoprotein Cholesterol), HDL(High-density Lipoprotein Cholesterol), Triglycerides, 혈액 요소 질소(BUN: Blood Urea Nitrogen), 적혈구 침강속도(Erythrosedimentation Rate), 혈중 요산(Blood Uric Acid), 혈당(Blood Sugar), 혈청 효소: Serum Enzymes(SGOT, SGPT, LDH, CPK), T3, fT4, TSH 등 ④ 심전도: 12개의 리드(lead) 심전도 검사를 통해 심장의 전기적 활동을 평가한다. ⑤ 운동부하심전도 검사: Bruce Protocol에 의해 관상동맥의 허혈 상태를 평가한다. ⑥ 심초음파 검사: 심장의 구조평가 시 실시하며 심낭액, 승모판 이상, 탈출증에 유용하다. ⑦ 심장핵의학 검사: 심근혈류 측정하여 심근허혈, 심근경색 진단 시 실시 ⑧ 심도자술: 관상동맥 평가 시 실시한다. ⑨ 관상동맥조영술: 관상동맥 평가 시 실시한다.
3. 호흡기 계통	① 일반진찰 가. 호흡기계 질환과 관련된 증상 및 과거 병력이 있는지 확인한다. 나. 신체검사 결과 이상 소견이 발견되면, 해당과 전문의에게 의뢰해 정밀 검진을 받게 한다. ② 흉부 X-ray (Chest X-ray): 호흡기뿐만 아니라 심혈관계 검사의 일반적 절차로 호흡기계 주요 질환을 진단하기 위한 검사이다. ③ 폐기능 검사: 폐의 기능에 대한 검사로 폐의 환기능력의 측정과 판단 및 폐의 모세혈관과 폐포의 모세관막을 통과하는 가스의 확산이 잘 이루어지는지의 여부를 측정한다.
4. 소화기 계통	① 일반진찰 가. 소화기계 질환과 관련된 증상 및 과거 병력이 있는지 확인한다.

	나. 피부를 관찰하여 눈의 공막(Sclerae)에서와 마찬가지로 피부황달, 탈수 정도, 수술 흔적 등을 살펴본다. 탈장이나 복수(Ascites), 복통, 연동운동의 파동이 있는지 살펴본다. 다. 장음(Bowel Sound)의 강도와 높이를 살펴본다. 라. 간장, 비장, 방광 같은 복부장기의 크기를 살펴본다. 마. 동통이나 복부장기의 비대, 탈장이 있는지 사정한다. 바. 음주, 의약품의 오남용 및 제산제의 사용 여부를 확인한다. 사. 신체검사 결과 이상 소견이 발견되면, 해당과 전문의에게 의뢰해 정밀 검진을 받게 한다. ② 복부초음파 검사: 초음파를 장기에 방사해서 그 방사파를 수신 모니터에 현재 장기의 영상이 나타나게 함으로써 신체 부위의 상태를 체크하는 것으로 간장, 담낭, 췌장, 신장, 비장 등 상복부강 내를 검사한다.
5. 내분비 · 비뇨 · 생식기 계통	① 일반진찰 가. 내분비 · 비뇨 · 생식기계 질환과 관련된 증상 및 과거 병력이 있는지 확인한다. 나. 항공 업무의 안전한 수행을 저해할 수 있는 대사·영양장애 또는 내분비장애가 있는지 확인한다. 다. 당뇨병과 같은 내분비계 실환이 있는지 확인한다. 라. 신장 및 비뇨생식기계 질환이나 수술의 후유증, 특히 협착이나 압박에 의한 폐쇄 증상이 있는지 확인한다. 마. 신적출술의 기왕력이 있는지 확인한다. 바. 신체검사 결과 이상소견이 발견되면, 해당과 전문의에게 의뢰해 정밀 검진을 받게 한다. ② 임상병리 검사: 소변 검사, 혈액 검사 등
6. 산부인과	① 일반진찰 가. 임신 유무 및 관련 이상 증상이 있는지 확인한다. 나. 항공 업무에 지장을 초래할 염려가 있는 월경장애 및 부인과 질환이 있는지 확인한다. 다. 신체검사 결과 이상 소견이 발견되면, 해당과 전문의에게 의뢰해 정밀 검진을 받게 한다.
7. 이비인후과	① 일반진찰 가. 검이경(Otoscope)을 통해 고막에 상처나 천공이 있는지 검사한다. 분비물이나 조직이 까칠까칠한 것은 천공이 있다는 증거이다. Valsalva Maneuver 시행 중에 고막이 정상적으로 움직이고 진주빛 회색인지 관찰한다. 천공 부위나 치유된 천공 부위가 있으면 해당과 전문의에게 검진을 의뢰한다. 단, 이전과 비교해 변화가 없다면 예외로 한다. 나. 귀지나 각질이 외이도를 막고 있을 때, 청력에 영향을 주는 이비인후과 수술을 행한 경우, 기타 중이염 등의 질환이 있을 경우에는 해당과 전문의에게 검진을 의뢰한다. 다. 무선통신장애를 일으킬 수 있는 진행성 질환이 있는지 입과 인후를 검진한다.
8. 시기능	① 일반진찰 가. 눈의 색깔: 빨갛거나 약물투여, 녹내장, 감염, 외상, 황달 등의 증상이 없는지 관찰한다. 나. 부종: 농, 알러지, 낭포(Cyst), 안구돌출증, 점액수종, 종양이 있는지 관찰한다.

	다. 기타: 투명도, 분비물, 건조함, 안검하수증, 경련, 안검외반, 궤양 등이 있는지 관찰한다. 라. 시력의 변화, 훈륜(Halos)ㆍ섬광의 경험, 빛에 대한 과민성, 상해, 최근에 약물 투여가 있었는지 문진한다. 마. 녹내장, 또는 눈에 이차적인 영향을 미치는 당뇨병과 같은 중대한 질환이 있었는지 확인하다. ② 피검자가 교정용 안경을 착용하는 경우, 나안 시력을 먼저 측정한다. ③ 시력측정 시 일어날 수 있는 다음과 같은 실수를 배제한다. 가. 피검자의 눈에 외부로부터 빛이 들어오지 않도록 한다. 나. 양 눈으로 시력표를 읽지 않도록 한다. 다. 피검자가 곁눈질하지 않도록 관찰하도록 한다. ④ 굴절교정술 시행자의 경우 후유증 유무를 확인한다. ⑤ 색각 검사 가. 이시하라 색각표 14 Plate Edition의 1-11번 Plate 중 5개 이상 구분 못할 경우 불합격하다. 나. 이시하라 색각표 24 Plate Edition의 1-15번 Plate 중 6개 이상 구분 못할 경우 불합격하다. 다. 가, 나의 이시하라 검사에서 불합격되는 경우 색각경 검사(Anomaloscope Test)를 시행하고 그 결과 비정상이면 부적합하다.
9. 청력	① 규칙 별표 14에 있는 청력검사 기준에 따른다. ② 제1, 2종의 경우 〈별표 1 신체검사기준에 관한 세부사항〉 12목에서 규정된 청력검사에서 모두 불합격되는 경우 대체 방법으로 신청자의 한정자격증이 유효한 항공기 기종의 모의비행 장치에서 비행 중 실기 청력 검사를 실시할 수 있다. 이에 대한 모든 준비와 비용은 신청자가 부담해야 한다. ③ 제3종의 경우 〈별표 1 신체검사기준에 관한 세부사항〉 12목에서 규정된 청력검사에서 모두 불합격되는 경우 대체 방법으로 신청자의 한정자격증이 유효한 항공교통관제 환경 중 하나에서 실기 청력 검사를 실시할 수 있다. 이에 대한 모든 준비와 비용은 신청자가 부담해야 한다.
10. 기타	① AIDS가 없어야 하며, HIV 양성자의 경우 모든 검사에서 질병이 없어야 한다. ② 근골격계 일반진찰 가. 신경통, 근육통, 이상감각이나 순환계 및 신경계 질환에 대한 소견이 있는지 확인한다. 나. 국부적 또는 전반적인 무력감이 있는지, 있다면 그 정도에 대해 알아본다. 다. 위축(Atrophy)이나 경축(Contractures)으로 인한 마비가 있는지 확인한다. 라. 근육의 떨림이 있는지, 관절운동의 제한이 있는지 알아본다.

참고 5-2 항공신체검사 관련 양식

〈항공신체검사 증명서〉

[별지 제47호서식] 059239

대한민국 국토해양부 Republic of Korea Ministry of Land, Transport and Maritime Affairs	발급번호 No.

항공신체검사증명서 AIRMAN MEDICAL CERTIFICATE		
제 종 Class	성 명 Name	(한글)
		(영문)
생년월일 Date of Birth		
유효기간 Valid date		
제한사항 Limitations		

「항공법」 제31조 및 같은 법 시행규칙 제96조제2항에 따라 항공신체검사 기준에 적합한 자임을 증명합니다.
I hereby certify that he/she has met medical standards prescribed in Article 31 of Civil Aviation Law for this class of Medical Certificate.

검사일 Date of Examination	지정번호 Examiner's Serial No.	
항공전문의사 Examiner	성 명 Name	(한글)
		(영문)
	서 명 Signature	
신청자 서명 Airman's Signature		

<수검자용> 85mm×54mm(보존용지(1종) 70g/㎡)

〈항공신체검사증명 신청서〉

[별지 제46호서식] 059239

항공신체검사증명신청서(Application for Airmen Medical Certificate)					발급번호(No.):
○ 문진표(신청인 기재사항)					
성 명 Full Name	한글 Korean		주민등록번호 Date of Birth		제 종 항공신체검사 Class of Medical Certificate
	영문 English				
주소 Address	(우: -)			전화번호 Telephone	
소지자격 Type of Airman Certificate		자격번호 Number of Airman Certificate		자격취득일 Issue Date of Airman Certificate	
검사종류 Type of licence applied for	☐ 최초 Initial ☐ 갱신 Renewal	소속기관 Employer		잔여유효기간 Valid Date of Medical Certificate	

기왕력(과거나 현재 아래 경험이 있으면 '있음', 없으면 '없음'칸에 ☑ 표시하여 주십시오)
Medical History (Have you ever in your life been diagnosed with, had, or do you presently have any of the following? Answer "yes" or "no" for every condition listed below.)

빈번한 두통 Frequent headaches	☐있음 Yes ☐없음 No	약물과민반응 Hypersensitivity to medicines	☐있음 Yes ☐없음 No	폐질환 Lung disease	☐있음 Yes ☐없음 No	안질환 Eye trouble	☐있음 Yes ☐없음 No
현기증, 실신 Dizziness or fainting spell	☐있음 Yes ☐없음 No	자살기도 Suicide attempt	☐있음 Yes ☐없음 No	심장질환 Heart disease	☐있음 Yes ☐없음 No	피부질환 Skin disease	☐있음 Yes ☐없음 No
의식상실 Unconsciousness for any reason	☐있음 Yes ☐없음 No	불면증 Insomnia	☐있음 Yes ☐없음 No	신장질환 Kidney disease	☐있음 Yes ☐없음 No	신경계질환 Neurological disorder	☐있음 Yes ☐없음 No
경련, 정신발작 Epilepsy, seizures	☐있음 Yes ☐없음 No	고·저 혈압증 High or low blood pressure	☐있음 Yes ☐없음 No	위장질환 Stomach or intestinal trouble	☐있음 Yes ☐없음 No	기타 질환 Other illness or disability	☐있음 Yes ☐없음 No
두부외상 Head trauma	☐있음 Yes ☐없음 No	당뇨병 Diabetes	☐있음 Yes ☐없음 No	간질환, 황달 Liver disease or jaundice	☐있음 Yes ☐없음 No	수술 Surgery	☐있음 Yes ☐없음 No
비행멀미 Motion sickness	☐있음 Yes ☐없음 No	악성종양 Cancer	☐있음 Yes ☐없음 No	이비인후과질환 Ear, nose or throat problems	☐있음 Yes ☐없음 No	의병제대 Military medical discharge	☐있음 Yes ☐없음 No
알레르기 Allergy or hay fever	☐있음 Yes ☐없음 No	담석,신장결석 Gall stone or kidney stone	☐있음 Yes ☐없음 No	신경, 정신질환 Mental disorders	☐있음 Yes ☐없음 No	보험가입거절 Rejection for life or health insurance	☐있음 Yes ☐없음 No
천 식 Asthma	☐있음 Yes ☐없음 No	알콜중독 Alcohol dependence or abuse	☐있음 Yes ☐없음 No	습관성물질중독 Substance dependence or abuse	☐있음 Yes ☐없음 No	항공기사고 Aircraft accident	☐있음 Yes ☐없음 No
주요병력((시기, 원인, 병명, 수술종류 등 상세히 기재) Medical History							

진료 기록(시기, 원인, 병명, 수술종류, 약품명 등 상세히 기재하시기 바랍니다. 해당사항이 없을 경우 '없음'으로 적으십시오)
Have You Visited any Health Professionals Within last 2 Years?

현 복용약품 Any current medication		최근2년간 병원진료 및 사유 hospital visit and reason within last 2 years	

항공신체검사증명 부적합 판정, 정지 또는 취소 경험 Has your Airman Medical Certificate ever been denied, suspended or revoked? 일시((Date) : 사유(Reason) :	☐있음 Yes ☐없음 No

「항공법」 제31조 및 같은 법 시행규칙 제96조제1항에 따라 항공신체검사증명을 신청합니다. 본인은 이 신청서에 본인이 알고 있는 모든 기왕력(주요병력)을 적었으며 만약 본 신청서의 기재사항에 허위가 있을 경우 「항공법」 제33조에 따른 부정행위로 간주되어 2년간 이 법에 따른 항공신체검사증명을 받을 수 없으며, 기 발급된 항공신체검사증명이 정지 또는 취소될 수 있음을 확인합니다.
I apply for the airman medical certificate prescribed in Civil Aviation Law and Regulation. I verify that all statements and answers provided by me on this application form are complete and true to the best of my knowledge and I agree that any falsification on them is considered as a fraudulent act in accordance with Article 33 of Civil Aviation Law which may result in suspension or revocation of the medical certificate issued me, as well as denial of the application for an airman medical certificate for 2 years.

년(yyyy) 월(mm) 일(dd)

신 청 인 Applicant (서명 또는 인) Signature

○ 항공신체검사증명(항공전문의사 기재사항)

신 장	cm	체 중	kg	혈압(안정시, mmHg)	/	맥박(안정시)	회/분
원거리 나안 시력(교정)	좌 ( ) 우 ( )	근거리 나안 시력(교정)	좌 ( ) 우 ( )	중거리 나안 시력 (교정)	좌 ( ) 우 ( )	안 압 (mmHg)	좌 우
시야검사	☐ 정 상 ☐ 비정상 / 사위검사 (디옵터)	내사위: 외사위:	상사위(좌): 상사위(우):	색각	☐ 합 격 ☐ 불합격	굴절 교정값 (spherical / cylinder)	좌 우
심전도	검사일: 결과			흉부 X선	검사일: 결과		
뇌파검사	검사일: 결과			뇨검사	뇨당( )	뇨단백( )	
1. 일 반	☐정상 ☐비정상	2. 호흡기계통	☐정상 ☐비정상	3. 순환기	☐정상 ☐비정상	4. 소화기	☐정상 ☐비정상
5. 혈액, 조혈기	☐정상 ☐비정상	6. 정신, 신경계	☐정상 ☐비정상	7. 운동기	☐정상 ☐비정상	8. 비뇨,생식기	☐정상 ☐비정상
9. 안과	☐정상 ☐비정상	10. 이비인후과	☐정상 ☐비정상	11. 구강, 치아	☐정상 ☐비정상	12. 시기능	☐정상 ☐비정상

13. 청 력	Voice Test ☐합격 ☐불합격	어음명료도 %	순 음 청 력	좌 500	좌 1000	좌 2000	좌 3000	우 500	우 1000	우 2000	우 3000

14. 종합 및 기타 검사의사 소견

15. 판정결과	16. 제한사항 및 판정결과에 따른 사유
☐ 적합 ☐ 조건부적합 ☐ 부적합 ☐ 판정보류	

검사일: 년 월 일	판정일 : 년 월 일 판정결과: ☐ 적 합 ☐ 조건부적합 ☐ 부적합
소속의료기관명: 항공전문의사: (서명 또는 인) 지정번호:	자문위원회 의결: 한국항공우주의학협회장: (서명 또는 인)

주의사항
1. 갱신을 위한 신체검사시 최초 신체검사증명이 선행되어야 합니다.
2. 항공신체검사증명은 검사일부터 3개월간 유효합니다.
3. 항공전문의사는 기왕력(주요병력) 등의 기재요령을 신청인에게 설명하고 확인하여야 합니다.
4. 항공전문의사는 신청인에게 항공신체검사세부결과를 설명하여야 합니다.

<수검자용> 210mm × 297mm[(일반용지 54g/m²(재활용품)]

〈FAA Medical Certificafe〉

UNITED STATES OF AMERICA
Department of Transportation
Federal Aviation Administration

MEDICAL CERTIFICATE __________ CLASS

This certifies that *(Full name and address):*

Date of Birth	Height	Weight	Hair	Eyes	Sex

has met the medical standards prescribed in part 67, Federal Aviation Regulations, for this class of Medical Certificate.

Limitations

Date of Examination	Examiner's Designation No.

Examiner
Signature
Typed Name

AIRMAN'S SIGNATURE

FAA Form 8500-9 (3-99) Supersedes Previous Edition

〈미국 FAA 신체검사증명신청서(전면)〉

Applicant Must Complete ALL 20 Items (Except For Shaded Areas) PLEASE PRINT Form Approved OMB NO. 2120-0034

Copy of FAA Form 8500-9 (Medical Certificate) or FAA Form 8420-2 (Medical/Student Pilot Certificate) issued. **FF-** 6656616

MEDICAL CERTIFICATE ________ CLASS AND STUDENT PILOT CERTIFICATE

This certifies that *(Full name and address)*:

Date of Birth	Height	Weight	Hair	Eyes	Sex

has met the medical standards prescribed in part 67, Federal Aviation Regulations, for this class of Medical Certificate.

Limitations

Date of Examination | Examiner's Designation No.

Examiner: Signature / Typed Name

AIRMAN'S SIGNATURE

1. Application For: ☐ Airman Medical Certificate ☐ Airman Medical and Student Pilot Certificate
2. Class of Medical Certificate Applied For: ☐ 1st ☐ 2nd ☐ 3rd
3. Last Name First Name Middle Name
4. Social Security Number — —
5. Address Telephone Number ( ) —
   Number / Street
   City State / Country Zip Code
6. Date of Birth M M / D D / Y Y Y Y
   Citizenship
7. Color of Hair
8. Color of Eyes
9. Sex
10. Type of Airman Certificate(s) You Hold:
    ☐ None ☐ ATC Specialist ☐ Flight Instructor ☐ Recreational
    ☐ Airline Transport ☐ Flight Engineer ☐ Private ☐ Other
    ☐ Commercial ☐ Flight Navigator ☐ Student
11. Occupation
12. Employer
13. Has Your FAA Airman Medical Certificate Ever Been Denied, Suspended, or Revoked? ☐ Yes ☐ No If yes, give date M M / D D / Y Y Y Y

Total Pilot Time (Civilian Only)
14. To Date
15. Past 6 Months
16. Date of Last FAA Medical Application M M / D D / Y Y Y Y ☐ No Prior Application

17.a. Do You Currently Use Any Medication (Prescription or Nonprescription)?
☐ No ☐ Yes (If yes, below list medication(s) used and check appropriate box). Previously Reported Yes No ☐ ☐ / ☐ ☐ / ☐ ☐

(If more space is required, see 17. a. on the instruction sheet).

17.b. Do You Ever Use Near Vision Contact Lens(es) While Flying? ☐ Yes ☐ No

18. **Medical History** - HAVE YOU EVER IN YOUR LIFE BEEN DIAGNOSED WITH, HAD, OR DO YOU PRESENTLY HAVE ANY OF THE FOLLOWING? Answer "yes" or "no" for every condition listed below. In the EXPLANATIONS box below, you may note "PREVIOUSLY REPORTED, NO CHANGE" only if the explanation of the condition was reported on a previous application for an airman medical certificate and there has been no change in your condition. **See Instructions Page**

Yes	No	Condition	Yes	No	Condition	Yes	No	Condition	Yes	No	Condition
a.☐	☐	Frequent or severe headaches	g.☐	☐	Heart or vascular trouble	m.☐	☐	Mental disorders of any sort; depression, anxiety, etc.	r.☐	☐	Military medical discharge
b.☐	☐	Dizziness or fainting spell	h.☐	☐	High or low blood pressure	n.☐	☐	Substance dependence or failed a drug test ever; or substance abuse or use of illegal substance in the last 2 years.	s.☐	☐	Medical rejection by military service
c.☐	☐	Unconsciousness for any reason	i.☐	☐	Stomach, liver, or intestinal trouble				t.☐	☐	Rejection for life or health insurance
d.☐	☐	Eye or vision trouble except glasses	j.☐	☐	Kidney stone or blood in urine	o.☐	☐	Alcohol dependence or abuse	u.☐	☐	Admission to hospital
e.☐	☐	Hay fever or allergy	k.☐	☐	Diabetes	p.☐	☐	Suicide attempt	x.☐	☐	Other illness, disability, or surgery
f.☐	☐	Asthma or lung disease	l.☐	☐	Neurological disorders; epilepsy, seizures, stroke, paralysis, etc.	q.☐	☐	Motion sickness requiring medication			

Conviction and/or Administrative Action History — See Instructions Page

Yes	No		Yes	No	
v.☐	☐	History of (1) any conviction(s) involving driving while intoxicated by, while impaired by, or while under the influence of alcohol or a drug; or (2) history of any conviction(s) or administrative action(s) involving an offense(s) which resulted in the denial, suspension, cancellation, or revocation of driving privileges or which resulted in attendance at an educational or a rehabilitation program.	w.☐	☐	History of nontraffic conviction(s) (misdemeanors or felonies).

Explanations: See Instructions Page

FOR FAA USE Review Action Codes

19. Visits to Health Professional Within Last 3 Years. ☐ Yes (Explain Below) ☐ No **See Instructions Page**

Date	Name, Address, and Type of Health Professional Consulted	Reason

— NOTICE —

Whoever in any matter within the jurisdiction of any department or agency of the United States knowingly and willingly falsifies, conceals or covers up by any trick, scheme, or device a material fact, or who makes any false, fictitious or fraudulent statements or representations, or entry, may be fined up to $250,000 or imprisoned not more than 5 years, or both. (18 U.S. Code Secs. 1001; 3571).

20. Applicant's National Driver Register and Certifying Declarations

I hereby authorize the National Driver Register (NDR), through a designated State Department of Motor Vehicles, to furnish to the FAA information pertaining to my driving record. This consent constitutes authorization for a single access to the information contained in the NDR to verify information provided in this application. Upon my request, the FAA shall make the information received from the NDR, if any, available for my review and written comment. Authority: 23 U.S Code 401, Note.

NOTE: ALL persons using this form must sign it. NDR consent, however, does not apply unless this form is used as an application for Medical Certificate or Medical Certificate and Student Pilot Certificate.

I hereby certify that all statements and answers provided by me on this application form are complete and true to the best of my knowledge, and I agree that they are to be considered part of the basis for issuance of any FAA certificate to me. I have also read and understand the Privacy Act statement that accompanies this form.

Signature of Applicant | Date M M / D D / Y Y Y Y

FAA Form 8500-8 (3-99) Supersedes Previous Edition NSN: 0052-00-670-6002

〈미국 FAA 신체검사증명신청서(후면)〉

NOTE: FAA/Original Copy of the Report of Medical Examination Must be TYPED.

REPORT OF MEDICAL EXAMINATION

21. Height (inches)	22. Weight (pounds)	23. Statement of Demonstrated Ability (SODA) ☐ YES ☐ NO Defect Noted:	24. SODA Serial Number

CHECK EACH ITEM IN APPROPRIATE COLUMN	Normal	Abnormal	CHECK EACH ITEM IN APPROPRIATE COLUMN	Normal	Abnormal
25. Head, face, neck, and scalp			37. Vascular system (Pulse, amplitude and character; arms, legs, others)		
26. Nose			38. Abdomen and viscera (Including hernia)		
27. Sinuses			39. Anus (Not including digital examination)		
28. Mouth and throat			40. Skin		
29. Ears, general (Internal and external canals; Hearing under item 49)			41. G-U system (Not including pelvic examination)		
30. Ear Drums (Perforation)			42. Upper and lower extremities (Strength and range of motion)		
31. Eyes, general (Vision under items 50 to 54)			43. Spine, other musculoskeletal		
32. Ophthalmoscopic			44. Identifying body marks, scars, tattoos (Size & location)		
33. Pupils (Equality and reaction)			45. Lymphatics		
34. Ocular motility (Associated parallel movement, nystagmus)			46. Neurologic (Tendon reflexes, equilibrium, senses, cranial nerves, coordination, etc.)		
35. Lungs and chest (Not including breast examination)			47. Psychiatric (Appearance, behavior, mood, communication, and memory)		
36. Heart (Precordial activity, rhythm, sounds, and murmurs)			48. General systemic		

NOTES: Describe every abnormality in detail. Enter applicable item number before each comment. Use additional sheets if necessary and attach to this form.

49. Hearing	Record Audiometric Speech Discrimination Score Below		Right Ear					Left Ear				
Conversational Voice Test at 6 Feet ☐ Pass ☐ Fail		Audiometer Threshold in decibels	500	1000	2000	3000	4000	500	1000	2000	3000	4000

50. Distant Vision	51.a. Near Vision	51.b. Intermediate Vision - 32 Inches	52. Color Vision
Right 20/ Corrected to 20/	Right 20/ Corrected to 20/	Right 20/ Corrected to 20/	☐ Pass
Left 20/ Corrected to 20/	Left 20/ Corrected to 20/	Left 20/ Corrected to 20/	☐ Fail
Both 20/ Corrected to 20/	Both 20/ Corrected to 20/	Both 20/ Corrected to 20/	

53. Field of Vision	54. Heterophoria 20' (in prism diopters)	Esophoria	Exophoria	Right Hyperphoria	Left Hyperphoria
☐ Normal ☐ Abnormal					

55. Blood Pressure	56. Pulse (Resting)	57. Urinalysis (If abnormal, give results)	Albumin	Sugar	58. ECG (Date)
Systolic | Diastolic (Sitting, mm of Mercury) /		☐ Normal ☐ Abnormal			M M | D D | Y Y Y Y

59. Other Tests Given

60. Comments on History and Findings: AME shall comment on all "YES" answers in the Medical History section and for abnormal findings of the examination. (Attach all consultation reports, ECGs, X-rays, etc. to this report before mailing.)

FOR FAA USE
Pathology Codes:
Coded By:
Clerical Reject

Significant Medical History ☐ YES ☐ NO Abnormal Physical Findings ☐ YES ☐ NO

61. Applicant's Name

62. Has Been Issued — ☐ Medical Certificate ☐ Medical & Student Pilot Certificate
☐ **No Certificate Issued** — Deferred for Further Evaluation
☐ **Has Been Denied** — Letter of Denial Issued (Copy Attached)

63. Disqualifying Defects (List by item number)

64. Medical Examiner's Declaration — I hereby certify that I have personally reviewed the medical history and personally examined the applicant named on this medical examination report. This report with any attachment embodies my findings completely and correctly.

Date of Examination	Aviation Medical Examiner's Name	Aviation Medical Examiner's Signature
M M | D D | Y Y Y Y	Street Address	AME Serial Number
	City State Zip Code	AME Telephone ( )

FAA Form 8500-8 (3-99) Supersedes Previous Edition NSN: 0052-00-670-6002

제6장 항공기정비사의 건강관리

'항공기 정비'라 함은 항공기의 지속적인 감항성(Airworthiness)을 보증하는 데 필요한 작업으로서, 점검(오버홀), 수리, 검사, 교환, 개조 및 결함수정 중 하나 또는 이들의 조합으로 이루어진 작업(운항기술기준)이고, '항공정비사'는 국토해양부로부터 이와 같은 정비작업을 수행하기 위해 필요한 자격증명을 득한 자로 정의할 수 있다. 항공정비사는 운항승무원, 객실승무원, 운항관리사 등과 함께 '항공안전 관련 중요 임무(Safety-sensitivity Function in Aviation) 종사자'로 분류되어 있는 만큼 항공안전과 직결되는 중요한 업무를 수행하게 된다. 항공기 정비는 안전성과 정시성, 쾌적성, 경제성을 목표로 항공기와 그 부품의 기능을 항상 최적의 상태로 유지, 향상시키는 것이다.

현대의 항공기는 계속적으로 발전하고 디지털제어 시스템 개발 및 신소재 사용 등으로 전문 정비기술인은 계속 필요하며, 이렇게 항공기술이 발전됨에 따라 정비 방식도 변화와 발전을 거듭하고 있다. 이러한 항공기를 정비하는 일은 숲에서 나무를 하나하나 구별해 내는 일에 비유될 정도로 세밀하고 빈틈없어야 하는 작업이다. 항공기 정비 매뉴얼은 각 부문별로 부품의 장 · 탈착 방법부터 일련의 정비 과정을 일목요연하게 수천 페이지로 빼곡하게 기재하고 있을 정도여서 보잉747 기종의 경우, 2천 페이지가 넘는 매뉴얼이 40여 권에 이를 정도로 그 양이 방대하다. 따라서 항공정비사는 항공기 구조 및 기능에 대한 유기적인 이해뿐만 아니라 자신의 특기에 맞춰 배정된 정비작업을 수행함에 있어서 오차나 실수가 용납되지 않는 완벽함이 요구된다. 그래서 항공정비사 중 혹자는 "항공기 정비는 예민하고 까다롭고 복잡한 일이다. 나사 하나를 풀고 조이는 것도 전부 매뉴얼에 따라야 하며, 너트를 몇 파운드의 힘으로 조여야 하는지까지 매뉴얼에 세세하게 언급되어 있을 정도이다"라고 자신의 업무를 표현한다.

이 장에서는 정비관리, 정비작업 등 항공기 정비 업무의 특성을 이해하고 항공간호 내에서 항공정비사의 건강관리에 대해 알아보고자 한다.

1. 항공기정비사의 업무

1) 항공기 정비의 특징

6백만 개 이상의 부품들로 구성되는 첨단 기술의 집약체인 항공기는 그 설계와 제작 과정에서 이미 결함 발생을 대비한다. 항공기 안전운항과 직결되는 중요 장치와 부품들은 이중, 삼중의 안전장치가 마련되어 있음에도 불구하고, 항공기가 최적의 비행성능과 비행안전을 유지하기 위해서 철저한 정비와 점검이 필수이다.

항공기를 이용하는 고객, 특히 장시간 비행하는 승객은 언제나 쾌적하고 완벽한 기내 환경을 제공받을 수 있어야 만족감과 신뢰감을 가질 수 있다. 그러나 항공기의 부품과 구성품은 항공기 운항이 계속될수록 그 기능이 점점 저하될 수밖에 없기 때문에 항공기에 사용되는 부품과 구성품은 성능 검사를 통해 안전성을 확인한 뒤 사용하여야 한다. 항공기의 정시성 유지는 계획된 정비가 정확히 이루어지고, 항공기 고장 예방을 위해 철저한 정비가 수행되어 계획된 시간에 항공기가 차질 없이 운항되도록 하는 것이다. 이렇게 항공기 정비는 최소의 비용으로 최대의 효과를 얻을 수 있도록 항공기를 운영해야 한다. 이는 또한 정비에 필요한 부품이나 소모성 부품인 볼트, 너트 등의 자재도 구매를 위한 비용과 시간 투자를 최소화하기 위한 노력이기도 하다.

항공기의 안전점검은 크게 정기점검과 결함수리로 나눌 수 있다. 모든 항공사는 기령, 비행시간, 비행 횟수와 관련하여 철저한 정기점검을 실시하고 라인에서 운항중인 매 항공기에 대해 결함 여부를 확인하여 필요 시 정비하는 결함 수리 과정을 거친다. 항공기 정비 대상은 항공기 기체, 항공기 기관, 항공기 장비뿐만 아니라 예비부품까지 모두를 지칭한다.

2) 항공기 정비 관리

항공기 정비 업무는 항공기를 운항하는 데 필요한 안전 및 쾌적함을 제공하는 가장 중요한 분야이므로 최소의 비용으로 최대의 효과를 얻기 위해 정비를 계획하고, 통제하고, 분석하는 정비 관리가 필요하다. 따라서 항공기 정비의 생산성은 정비의 외적인 측면인 안전성 확보, 정시성 유지, 쾌적성 향상뿐만 아니라 항공기 운용시간을 최대로 보장할 수 있고, 내적인 측면인 작업 효율성을 향상시켜 경제적인 정비작업이 되도록 관리하는 것이다.

항공기 정비 개념 중 예방 정비는 고장 예방을 전제로 한 개념이어서 기관을 비롯한 많은 장비품은 상태에 관계없이 일정한 사용 한계시간에 도달하면 항공기로부터 떼어 내어 오버홀(Over-haul, 점검)을 정기적으로 실시하는데 이는 사용시간, 고장 여부에 관계없이 장시간 만족스럽게 작동될 수 있는 많은 장비나 부품을 일부러 교체해야 하는 불리한 점이 있다. 이러한 예방 정비의 불합리한 점들을 개선하기 위해 최근 항공기 정비 분야는 신뢰성 관리 방식으로 변화되어 가고 있다. 신뢰성 관리 방식은 항공기의 장비나 부품이 정상적으로 작동하지 못할 경우에 그 즉시 원인을 파악하고 조치를 취하는 체제로, 항공기를 구성하는 계통, 장비, 부품 등이 의도했던 기간 동안 만족스러운 성능을 유지하도록 하는 것이며, 결과적으로 목표 수준의 안전성, 정시성, 쾌적성을 달성하기 위해 총체적으로 관리하는 개념이다.

〈표 6-1〉 항공기 정비 관련 기본 용어

용어	설명
결함 (Squawks)	항공기의 구성품 또는 부품 고장으로 계통이 비정상적으로 작동하는 상태
기능 불량 (Malfunction)	항공기의 부품 또는 구성품이 목적한 기능을 상실하는 것
기체구조 (Structure)	공중 또는 지상에서 기체를 지지하여 공기 역학적 외형을 유지하며 탑재물과 장비 등을 수용
구성품 (Component)	각 계통에 사용되고 있는 특정한 기능을 가지는 부품으로, 필요할 때 떼어 내거나 부착할 수 있으며, Accessory, Unit 등이 이에 해당
부품 (Part)	항공기의 일부분을 구성하고 있는 것으로서 특정 형태를 유지하고 있어 단독으로 떼어 내거나 또는 부착가능 하지만, 분해하면 본래의 기능이 상실됨

이렇듯 항공기 정비 방식은 변화하고 있지만 이 모두는 항공기가 비행에 적합한 안전성 및 신뢰성을 갖추도록 하는 감항성에 기초하고 있다는 사실에는 변함이 없다.

항공기 정비에 있어서의 또 다른 특징은 품질검사제도이다. 이는 항공기 정비에서의 각 단계별로 정비의 제반 요소들이 정해진 기준에 일치되는가를 확인하고 점검함으로써 항공기 정비의 목적을 달성하기 위한 활동이다. 이는 항공기 정비에 사용되는 부품 및 자재의 저장 및 표준작업 공정, 최종 정비완료 상태에서 기능을 점검하고 작업문서를 확인하는 일련의 과정인데 이러한 작업을 거치면서 작성된 정비작업문서는 원칙적으로 작업자가 작업완료 후에 그 내용을 기록하고 Stamp로 날인하면서 작업자와 확인자 그리고 검사원 모두가 안전성과 신뢰성을 확립하는 제도이다.

항공정비의 단계는 정비 수준과 빈도에 따라 4종류로 분류할 수 있는데 각각의 정비단계는 다음과 같다.

· A Check

운항에 직접적인 관련과 빈도가 높은 정비단계로, 기관의 오일 및 작동유, 산소 등을 보충하고 비행시간에 따라 손상되기 쉬운 조종 계통, 타이어, 브레이크, 기관 등을 점검하는 작업이다.

· B Check

A check 사항을 포함하여 항공기 내부와 외부의 육안 검사, 특정 구성품의 상태 점검 또는 작동 점검, 액체류 및 기체류를 보충하는 작업이다.

· C Check

A check 사항을 포함하여 실시하고, 구조와 각 계통의 검사 및 구성품의 작동 점검, 계획된 액세서리 교환 등을 실시하여 항공기의 감항성을 유지하는 기체 점검작업이다.

· D Check

항공기를 격납고에 넣어 행해지는 가장 중요한 정비작업으로 규정된 점검 주기 내에서 항공기 기체 구조 점검을 주로 수행하게 된다. 장비품의 기능점검, 계획된 부품의 교환, 잠재적 결함 교정 등을 행하여 감항성을 유지하는 기체 점검의 최고 단계이다.

2. 항공기정비사의 작업환경

항공기 기체나 엔진, 각종 장비와 부품을 검사하고 수리, 개조하며 필요한 부품을 교환하는 등 항공기의 건강을 관리하는 작업을 항공정비라고 한다면 이 작업이 이루어지는 곳을 격납고라고 한다. 예방 정비 개념이 없었던 항공 초기에는 비행장 근처의 야외 장소가 항공기를 정비하는 공장이었지만 세계대전을 겪으면서 기동성이 뛰어난 군용기 주기장으로 적기의 폭격이 집중되다 보니 고가의 전투기와 폭격기들을 효과적으로 은폐할 장소가 필요해지면서 격납고의 개념이 본격화되었다. 이후 항공기가 점점 커지고 각종 항공계기나 시스템이 복잡해지면서 항공기의 높이가 B747기의 경우만 해도 20미터에 이르게 되자 격납고의 크기도 보통 건물 7-8층 높이로 커져야만 했다. 격납고의 역할이 단순히 비, 바람을 막는 차고 역할을 넘어 비행안전과 쾌적하고 체계적인 비행이 이루어질 수 있도록 다양한 검사와 정비작업이 이루어지는 곳으로 진화하였다([그림 6-1]).

이 절에서는 격납고를 포함한 항공정비사의 작업 환경적 특성에 대해 이해하고 건강관리의 필요성을 확인하려 한다.

1) 정비 환경

항공정비사의 작업 환경적 특성을 파악하기 위해서는 작업 환경측정이 필요하다. 작업 환경측정은 작업 환경적 특성과 건강유해요인을 파악하고 그에 대한 건강관리계획을 수립하고 작업 환경개선에 활용하는 데 그 목적이 있다. 즉 작업 환경관리는 쾌적한 작업 환경 조성으로 생산성을 향상시키고 직업병을 예방하기 위한 작업 환경관리의 기본 프로세스라고 할 수 있다.

항공기 정비작업은 크게 운항정비(라인정비)와 공장정비로 나누어진다. 운항정비는 항공기를 비행대기 선상에서 간단한 외부 점검, 각 계통의 기능 확인 및 조절, 윤활유 및 연료를 보급하고 부품을 간단히 교환하거나 특별한 장비나 시설 없이 육안으로 점검하는 것이고, 공장정비는 항공기 정비를 위해 시설과 시간이 필요한, 항공기에서 떼어 낸 기관이나 장비품을 공장(격납고)에서 수리하는 작업을 뜻한다. 운항정비는 공항에서 비행대기 중인 항공기들과 주변 항공기, 지원시설(장비)들로 인해 일정 수준의 소음에 노출되거나, 외부 점검을 통해 윤활유 등을 보급하는 과정에서 불가피하게 눈이나 피부에 유기화합물이 노출될 수도 있다. 공장정비는 격납고에 항공기를 입고시켜 비행시간 및 결함 정도에 따라 정기 점검 및 고장 수리를 하는 정비작업이므로 계획된 작업스케줄에 따라 기체 부품을 장·

탈착하고, 점검을 거쳐, 필요한 경우 수리 및 세척작업들이 진행된다. 부품을 장·탈착하고 점검, 수리하는 업무는 수공구 사용으로 인한 소음과 분진, 진동에 노출되고, 휠타이어 분리나 부품 및 장비품을 세척하고 도장하는 업무는 소음과 분진, 세척제로 사용되는 유기화합물에 노출되므로 별도의 격리된 공간에서 분진과 유기화합물을 제어하기 위한 국소배기 장치 하에서 작업이 이루어진다. 따라서 물리적, 공간적인 의미에서의 이러한 정비 환경은 항공정비사의 건강관리를 위해서 함께 고려되어야 한다.

정비작업, 그중에서도 항공정비작업의 특징은 화학적 인자와 물리적 인자 등 다수의 유해인자들에 간헐적, 부정기적으로 소량씩 노출되는 비정형작업이라는 점이다. 또한 항공기라는 정비 대상의 특수성 때문에 정비작업 자체는 매뉴얼을 통해 정형화되어 있다고 하더라도 항공정비사 입장에서의 작업은 상시적인 작업 대상이 없고 (계획정비는 정비작업의 연속성이 주가 되므로 항공정비사에게는 매일 동일한 조건이 아니라는 의미이다) 이동성이 있는 비정형작업의 특성으로 인해 정비 환경을 파악하고 개선하기에 많은 한계가 있다. 또한 정비 대상물인 장비품이나 부품들뿐만 아니라 정비작업에 사용되는 각종 화학물질들도 그 사용이 철저히 제한적인 만큼 매뉴얼에 언급되고 항공기 제작사에 의해 안전성이 확인된 물질들에 한하여 사용될 정도이다. 이러한 특성을 감안하면 정비 환경 및 작업 환경의 공학적, 산업위생적 검토나 개선책을 적용할 때도 정비 대상물의 유효성과 안전성을 우선에 두고 검토해야 하는 어려움에 부딪혀 한정적인 예방 및 개선이 되기 쉽다는 사실을 알아야 한다. 따라서 이러한 비정형작업의 특성을 기억하고 제조업 생산 공정과는 달리 간헐적 작업에서의 보호구 착용, 작업 방법의 인간공학적, 산업위생적 조언들이 계속적인 현장점검과 교육에 의해 격려되어야 함을 기억하여야 한다([그림 6-2, 그림 6-3, 그림 6-4, 그림 6-5]).

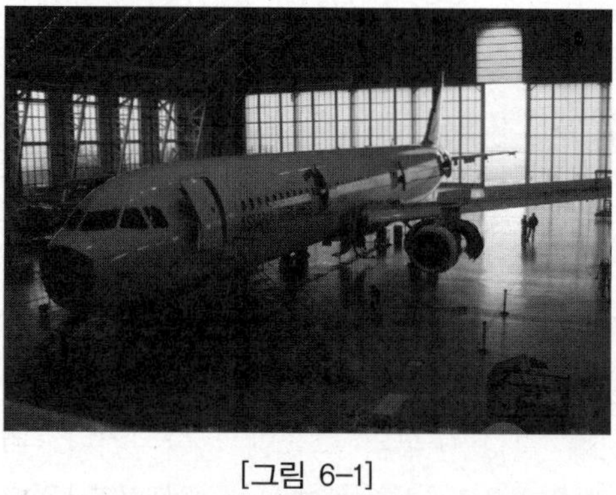

[그림 6-1]
항공기 정비작업을 위해 격납고로 이동한 모습이다.

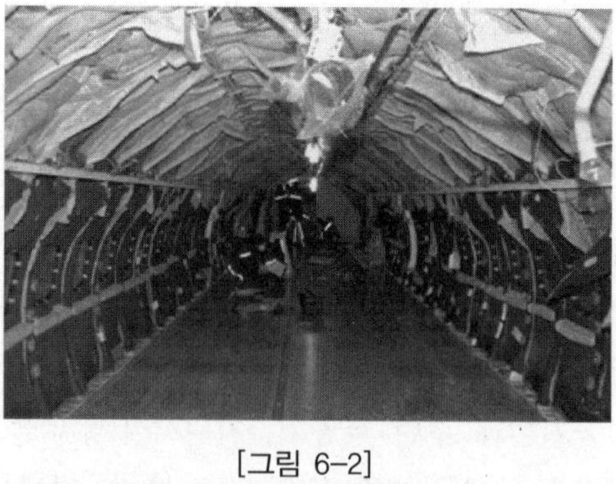

[그림 6-2]
항공기 화물칸 정비를 위해 바닥면을 제거하고 레일과 구조를 점검하는 작업이다.

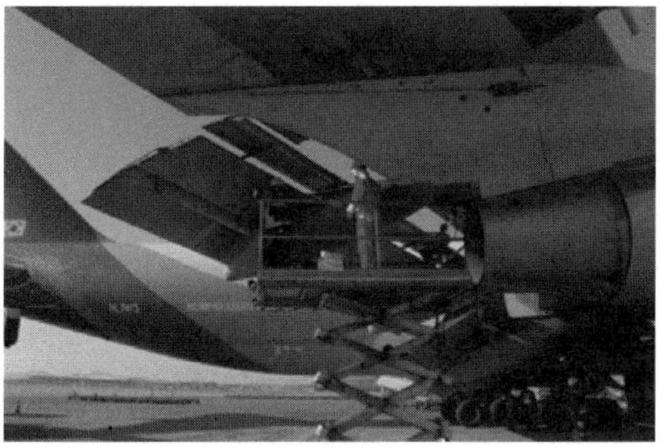

[그림 6-3]
항공기의 날개는 주날개(Main Wing)와 꼬리날개(Tail Wing)로 되어 있으며, 비행을 위한 각종 조종 장치(플랩, 도움날개, 스포일러, 연료탱크 등)가 있어 비행안전을 위해 각각의 기능을 점검하는 것이 중요하다.

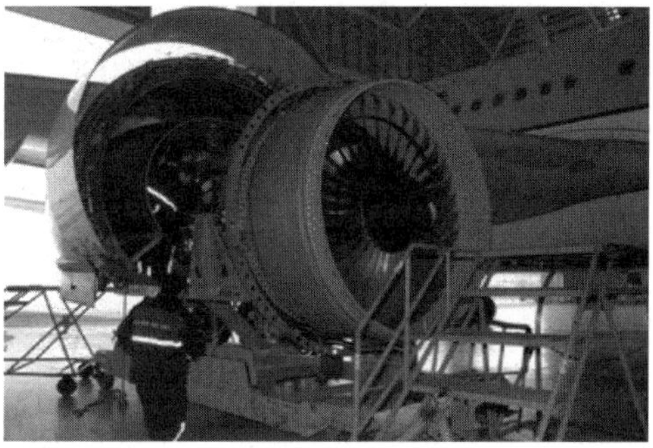

[그림 6-4]
항공기 엔진은 터보팬(Turbofan)을 통해 압축된 공기를 후방으로 분출시켜 추력을 얻는 기관으로 항공기 구조 중 가장 꼼꼼하고 까다롭게 점검과 정비가 이루어져야 하는 곳 중 하나이다.

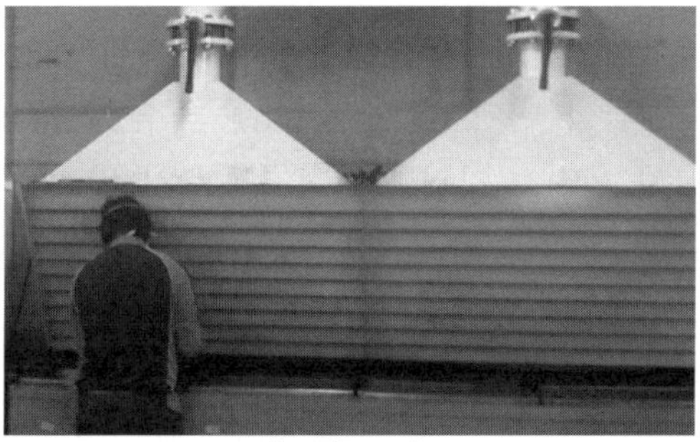

[그림 6-5]

작업장 내에서 오염물질이 발생하면 확산이 되기 전 환기 장치를 거쳐 제거되어야 한다. 국소배기 장치는 국소부위에 오염물질의 발생량이 많고, 독성이 강하며, 발생원이 고정되어 있는 경우 등 설치하고 유속이 권고수준 내에 있는지 점검이 필요하다.

2) 작업 환경측정

항공정비사의 작업 환경적 특성을 파악하기 위해서는 산업안전보건법 제42조에 따른 작업 환경측정이 필요하다. 작업 환경측정은 항공정비사의 작업 환경적 특성과 건강유해요인을 파악하기 위한 가장 기초적인 방법으로 작업장 사전조사를 통한 측정계획 수립, 시료채취, 분석, 분석결과 확인을 통해 항공정비사의 작업 환경을 파악하고, 작업 환경의 개선을 도출해 내는 일련의 과정을 거친다.

산업간호 측면에서 작업 환경측정은 직접 측정을 진행하는 전문 측정기관의 산업위생기사의 역할이 아니라 작업장과 근로자, 측정기관과의 조정자 역할을 수행하면서 위험요소를 파악하고, 항공 정비작업장의 특수성에 대한 이해를 바탕으로 간호를 제공하여 안전하고 쾌적한 작업장을 만들기 위한 목적이라는 점을 기억해야 한다.

또한 작업 환경측정 결과만이 사업장의 위험성을 평가하는 도구가 될 수는 없는데, 이는 작업에서 채취한 시료를 분석한 측정 결과를 통해 각 유해인자가 법적 노출기준을 초과하지 않는다고 해서 그것이 곧 안전한 사업장임을 증명하는 것은 아니라는 뜻과 같다.

따라서 작업 환경측정 결과를 토대로 도출되는 개선사항은 각 사업장의 특성에 맞게 제언될 수 있어야 하며 전문측정기관과의 의사소통 시에도 이와 같은 내용을 염두에 두어야 현실적이고 우선순위에 따른 개선 의견들을 도출할 수 있을 것이다.

아래의 내용은 작업 환경측정을 실시할 때 근거가 되는 산업안전보건법이다.

작업 환경측정 대상 물질은 실제 작업이 이루어지는 현장에서 측정기관의 전문가와 함께 1차 검토 후 측정을 통해 노출량을 확인해야 하며, ("4. 항공기정비사의 건강관리"에서 언급이 되겠지만) 현장에 비치된 물질안전보건자료와 실제 사용하고 있는 물질을 확인하고 측정 결과를 통해 노출 수준과 특수건강진단을 실시할 때 확인해야 할 인자를 확정해야 한다.

작업 환경측정 대상 물질은 크게 화학적 인자(유기화합물, 금속류, 산 및 알칼리류, 가스상 물질류, 허가 대상 유해물질, 금속가공유)와 물리적 인자(소음, 고열, 분진) 등으로 구분된다.

다양하고 섬세한 작업들 중 각 측정 대상 물질들이 어떠한 용도로 사용되는지 취급상 주의사항이나 작업 방법의 개선점은 없는지 검토하고 평소 작업장 순회점검 중에 실시하는 근로자 교육에도 활용하여야 한다. 다만, 위에서 언급한 것과 같이 항공정비사의 작업 환경적 특성이 다수의 유해인자들이 간헐적, 부정기적으로 소량씩 노출되는 비정형작업이라는 점은 측정 대상 작업을 선별할 때 임시작업 및 단시간 작업 여부를 확인하여 적용할 수 있다(〈자료 6-1〉).

〈자료 6-1〉

산업보건기준에 관한 규칙 제11장의 규정에 의한 임시작업 및 단시간 작업을 행하는 작업장(발암성 물질을 취급하는 작업은 제외)에 대하여는 작업 환경측정을 실시하지 않을 수 있다.

※ 임시작업: 일시적으로 행하는 작업으로 작업 중 월 24시간 미만인 작업. 다만, 월 10시간 이상 24시간 미만인 작업이 매월 행하여지는 작업은 제외.

※ 단시간 작업: 보건규칙 제11장의 규정에 의한 관리대상유해물질 취급에 소모되는 시간이 1일 1시간 미만인 작업. 다만, 1일 1시간 미만인 작업이 매일 행하여지는 작업은 제외.

〈자료 6-2〉 작업 환경측정 관련 법령(산업안전보건법 제42조)

법 제42조(작업 환경측정 등) ① 사업주는 유해인자로부터 근로자의 건강을 보호하고 쾌적한 작업 환경을 조성하기 위하여 인체에 해로운 작업을 하는 작업장으로서 고용노동부령으로 정하는 작업장에 대하여 고용노동부령으로 정하는 자격을 가진 자로 하여금 작업 환경측정을 하도록 한 후 그 결과를 기록 · 보존하고 고용노동부령으로 정하 는 바에 따라 고용노동부장관에게 보고하여야 한다. 이 경우 근로자대표가 요구하면 작업 환경측정 시 근로자대표를 입회시켜야 한다.〈개정 2010. 6. 4〉

② 제1항에 따른 작업 환경측정의 방법 · 횟수, 그 밖에 필요한 사항은 고용노동부령으로 정한다.〈개정 2010. 6. 4〉

③ 사업주는 제1항에 따른 작업 환경측정의 결과를 해당 작업장 근로자에게 알려야 하며 그 결과에 따라 근로자의 건강을 보호하기 위하여 해당 시설 및 설비의 설치 또는 개선 등 적절한 조치를 하여야 한다.

④ 사업주는 제1항에 따른 작업 환경측정 및 작업 환경측정에 따른 시료의 분석을 고용노동부장관이 지정하는 측정기관(이하 "지정측정기관"이라 한다)에 위탁할 수 있다.
〈개정 2010. 6. 4〉

⑤ 제4항에 따라 사업주로부터 작업 환경측정을 위탁받은 지정측정기관은 작업 환경측정을 한 후 그 결과를 고용노동부령으로 정하는 바에 따라 고용노동부장관에게 전산자료로 제출하여야 한다. 이 경우 사업주는 제1항에 따른 작업 환경측정 결과보고를 한것으로 본다.〈개정 2010. 6. 4〉

⑥ 사업주는 제19조에 따른 산업안전보건위원회 또는 근로자대표가 요구하면 작업 환경측정 결과에 대한 설명회를 직접 개최하거나 작업 환경측정을 한 기관으로 하여금 개최하도록 하여야 한다.

⑦ 지정측정기관의 유형, 업무 범위, 지정 요건 및 절차, 그 밖에 필요한 사항은 대통령령으로 정한다.

⑧ 고용노동부장관은 작업 환경측정의 정확성과 신뢰성을 확보하기 위하여 지정측정기관의 작업 환경측정 · 분석 능력을 평가하고, 평가 결과에 따라 지도 · 교육을 하여야 한다.
이 경우 평가 및 지도 · 교육의 방법 · 절차 등은 고용노동부장관이 정하여 고시한다.
〈개정 2010. 6. 4〉

⑨ 고용노동부장관은 작업 환경측정의 수준을 향상시키기 위하여 필요한 경우 지정측정기관을 평가(제8항에 따른 평가를 포함한다)한 후 그 결과를 공표할 수 있다. 이 경우 평가기준 등은 고용노동부령으로 정한다.〈개정 2010. 6. 4〉

⑩ 지정측정기관에 관하여는 제15조의2를 준용한다.
[전문개정 2009. 2. 6]

※ 작업 환경측정 대상 유해인자

[별표 11의4] 〈개정 2009. 8. 7〉
작업 환경측정 대상 유해인자(제93조제1항 관련)

1. 화학적 인자
 가. 유기화합물(113종)
  1) 글루타르알데히드(Glutaraldehyde)
  2) 니트로글리세린(Nitroglycerin)
  3) 니트로메탄(Nitromethane)
  4) 니트로벤젠(Nitrobenzene)

5) p-니트로아닐린(p-Nitroaniline)
6) p-니트로클로로벤젠(p-Nitrochlorobenzene)
7) 디니트로톨루엔(Dinitrotoluene)
8) 디메틸아닐린(Dimethylaniline, N,N-Dimethylaniline)
9) 디메틸아민(Dimethylamine)
10) N,N-디메틸아세트아미드(N,N-Dimethylacetamide)
11) 디메틸포름아미드(Dimethylformamide)
12) 디에탄올아민(Diethanolamine)
13) 디에틸렌 트리아민(Diethylene Triamine)
14) 2-디에틸아미노에탄올(2-Diethylaminoethanol)
15) 디에틸 에테르(Diethyl Ether)
16) 디에틸아민(Diethylamine)
17) 1,4-디옥산(1,4-Dioxane, Diethyl Dioxide)
18) 디이소부틸케톤(Diisobutylketone)
19) 디클로로메탄(Dichloromethane)
20) o-디클로로벤젠(o-Dichlorobenzene)
21) 1,2-디클로로에틸렌(1,2-Dichloroethylene)
22) 디클로로플루오로메탄(Dichlorofluoromethane)
23) 1,1-디클로로-1-플루오로에탄(1,1-Dichloro-1-fluoroethane)
24) 디하이드록시벤젠(Dihydroybenzene)
25) 2-메톡시에탄올(2-Methoxyethanol: 에틸렌 글리콜 모노 에티르, EGME)
26) 메틸렌 디(비스)페닐 디이소시아네이트(4,4'-Methylene Di(bis)phenyl Diisocyanate)
27) 메틸 아민(Methyl Amine)
28) 메틸 알코올(Methyl Alcohol)
29) 메틸 에틸 케톤(Methyl Ethyl Ketone)
30) 메틸 이소부틸 케톤(Methyl Isobutyl Ketone)
31) 메틸 클로라이드(Methyl Chloride)
32) 메틸 n-부틸케톤(Methyl n-Butyl Ketone)
33) 메틸 n-아밀케톤(Methyl n-Amyl Ketone)
34) o-메틸시클로헥사논(o-Methyl Cyclohexanone)
35) 메틸시클로헥사놀(Methyl Cylohexanol)
36) 메틸클로로포름(Methyl Chloroform)
37) 말레산 언하이드라이드(무수말레산)(Maleic Anhydride)
38) 프탈산 언하이드라이드(무수프탈산)(Phthalic Anhydride)
39) 벤젠(Benzene)
40) 1,3-부타디엔(1,3-Butadiene)
41) sec-부틸알코올(sec-부탄올)(sec-Butyl Alcohol)
42) n-부틸알코올(1-부탄올)(n-Butyl Alcohol)
43) 1-브로모프로판(1-Bromopropane)
44) 2-브로모프로판(2-Bromopropane)
45) 브롬화 메틸(Methyl Bromide)
46) 비닐 아세테이트(Vinyl Acetate)
47) 사염화탄소(Carbon Tetrachloride)
48) 스티렌(Styrene)
49) 시클로헥사논(Cyclohexanone)
50) 시클로헥사놀(Cyclohexanol)

51) 시클로헥산(Cyclohexane)
52) 시클로헥센(Cyclohexene)
53) 아닐린과 아닐린동족체(Aniline & Homologues)
54) 아세토니트릴(Acetonitrile)
55) 아세톤(Acetone)
56) 아세트알데히드(Acetaldehyde)
57) 아크릴로니트릴(Acrylonitrile)
58) 아크릴아미드(Acrylamide)
59) 알릴글리시딜에테르(Allylglycidylether)
60) 에탄올아민(Ethanolamine)
61) 에틸벤젠(Ethylbenzene)
62) 에틸아민(Ethylamine)
63) 이텔 아크릴레이트(Ethyl Acrylate)
64) 에틸렌 글리콜 디나이트레이트(Ethylene Glycol Dinitrate)
65) 2-메톡시에틸아세테이트(2-Methoxyethyl Acetate, EGMEA)
66) 2-에톡시에탄올(2-Ethoxy Ethanol, EGEE)
67) 2-에톡시에틸아세테이트(2-Ethoxyethylacetate, EGEEA)
68) 2-부톡시에탄올(2-Butoxyethanol, EGBE)
69) 에틸렌 글리콜 모노 부틸 아세테이트(Ethylene Glycol Mono Butyl Acetate)
70) 에틸렌 글리콜(Ethylene Glycol)
71) 에틸렌 클로로하이드린(Ethylene Chlorohydrin)
72) 에틸렌이민(Ethyleneimine)
73) 2,3-에폭시-1-프로판올(2,3-Expoxy-1-propanol)
74) 1,2-에폭시프로판(1,2-Epoxypropane)
75) 에피클로로하이드린(Epichlorohydrin)
76) 요오드화 메틸(Methyl Iodide)
77) 이소부틸 알코올(Isobutyl Alcohol)
78) 이소아밀 알코올(Isoamyl Alcohol)
79) 이소프로필 알코올(Isopropyl Alcohol)
80) 이염화에틸렌(Ethylene Dichloride)
81) 이황화탄소(Carbon Disulfide)
82) 초산 메틸(Methyl Acetate)
83) 초산 부틸(n-Butyl Acetate)
84) 초산 에틸(Ethyl Acetate)
85) 초산 프로필(n-Propyl Acetate)
86) 초산 이소부틸(Isobutyl Acetate)
87) 초산 이소프로필(Isopropyl Acetate)
88) 초산 이소아밀(Isoamyl Acetate)
89) 크레졸(모든 이성체)(Cresol, All Isomers)
90) 크실렌(오르토, 메타, 파라이성체)(Xylene, o,m,p-Isomers)
91) 클로로벤젠(Chlorobenzene)
92) 1,1,2,2-테트라클로로에탄(1,1,2,2-Tetrachloroethane)
93) 1,1,2-트리클로로에탄(1,1,2-Trichloroethane)
94) 1,2,3-트리클로로프로판(1,2,3-Trichloropropane)
95) 테트라하이드로푸란(Tetrahydrofuran)
96) 톨루엔(Toluene)

97) 톨루엔-2,4-디이소시아네이트(Toluene-2,4-diisocyanate)
98) 톨루엔-2,6-디이소시아네이트(Toluene-2,6-diisocyanate)
99) 트리에틸아민(Triethylamine)
100) 트리클로로메탄(Trichloromethane)
101) 트리클로로에틸렌(Trhchloroethylene)
102) 퍼클로로에틸렌(Perchloroethylene)
103) 페놀(Phenol)
104) 펜타클로로페놀(Pentachlorophenol)
105) 포름알데히드(Formaldehyde)
106) 스토다드 솔벤트(Stoddard Solvent)
107) 프로필렌 이민(Propylene Imine)
108) 피리딘(Pyridine)
109) 히드라진(Hydrazine)
110) 헥사메틸렌 디이소시아네이트(Hexamethylene Diisocyanate)
111) 헥산(Hexane, n-Hexane)
112) 헵탄(Heptane, n-Heptane)
113) 황산디메틸(Dimethylsulfate)
114) 1)부터 113)까지의 물질을 중량비율 1% 이상 함유한 제제

나. 금속류(23종)
1) 구리(Copper)
가) 흄(Fume)
나) 분진과 미스트(Dusts and Mists, as Cu)
2) 납 및 그 무기화합물(Lead and Inorganic Compounds, as Pb)
3) 니켈(Nickel, as Ni)
가) 원소(Element)
나) 가용성 무기화합물(Soluble Inorganic Compounds)
다) 불용성 무기화합물(Insoluble Inorganic Compounds)
라) 니켈카보닐(Nickel Carbonyl)
4) 망간 및 그 무기화합물(Manganese and Inorganic Compounds, as Mn)
5) 바륨 및 그 가용성 화합물(Barium and Soluble Compounds, as Ba)
6) 백금(Platinum)
가) 금속(Metal)
나) 가용성 염(Soluble Salts)
7) 산화마그네슘(Magnesium Oxide)
8) 셀레늄 및 그 화합물(Selenium and Compounds, as Se)
9) 수은(Mercury, as Hg)
가) 알킬화합물(Alkyl Compounds)
나) 아릴화합물(Aryl Compounds)
다) 원소 및 무기형태(Element and Inorganic Forms)
10) 산화아연(Zinc Oxide)
가) 흄(Fume)
나) 분진(Dust)
11) 안티몬 및 그 화합물(Antimony and Compounds, as Sb)
12) 알루미늄 및 그 화합물(Aluminum and Compounds, as Al)
가) 금속 분진(Metal Dust)
나) 피로 파우더(Pyro Powders)

다) 흄(Fume)
라) 가용성 염(Soluble Salts)
마) 알킬(Alkyl, NOS)
13) 요오드(Iodine)
14) 은(Silver)
가) 금속(Metal)
나) 가용성 화합물(Soluble Compounds, as Ag)
15) 이산화티타늄(Titanium Dioxide)
16) 주석(Tin, as Sn)
가) 금속(Metal)
나) 산화물 및 무기화합물(수소와 주석은 제외한다)(Oxide & Inorganic Compounds, Except Tin Hydride)
다) 유기화합물(Organic Compounds)
17) 지르코늄 및 그 화합물(Zirconium and Compounds, as Zr)
18) 산화철 분진과 흄(Iron Oxide Dust and Fume, as Fe)
19) 카드뮴 및 그 화합물(Cadmium and Compounds, Cd)
20) 코발트 및 그 무기화합물(Cobalt and Inorganic Compounds, as Co)
21) 크롬과 그 무기화합물(Chromium and Inorganic Compounds, as Cr)
가) 금속과 크롬3가 화합물(Metal and Cr III Compounds)
나) 수용성 6가크롬 화합물(Water Soluble Cr VI Compounds)
다) 불용성 6가크롬 화합물(Insoluble Cr VI Compounds)
22) 텅스텐(Tungsten, as W)
가) 금속과 불용성 화합물(Metal and Insoluble Compounds)
나) 가용성 화합물(Soluble Compounds)
23) 오산화바나듐(Vanadium Pentoxide)
가) 분진과 흄(Dust and Fume)
24) 1목부터 23목까지에 따른 물질을 중량비율 1% 이상 함유한 제제

다. 산 및 알칼리류(17종)
1) 개미산(Formic Acid)
2) 과산화수소(Hydrogen Peroxide)
3) 무수초산(Acetic Anhydride)
4) 불화수소(Hydrogen Fluoride)
5) 브롬화수소(Hydrogen Bromide)
6) 수산화나트륨(Sodium Hydroxide)
7) 수산화칼륨(Potassium Hydroxide)
8) 시안화나트륨(Sodium Cyanide)
9) 시안화칼륨(Potassium Cyanide)
10) 시안화칼슘(Calcium Cyanide)
11) 아크릴산(Acrylic Acid)
12) 염화수소(Hydrogen Chloride)
13) 인산(Phosphoric Acid)
14) 질산(Nitric Acid)
15) 초산(Acetic Acid)
16) 트리클로로 아세트산(Trichloro Acetic Acid)
17) 황산(Sulfuric Acid)
18) 1)부터 17)까지의 물질을 중량비율 1% 이상 함유한 제제

라. 가스 상태 물질류(15종)
1) 불소(Fluorine)
2) 브롬(Bromine)
3) 산화에틸렌(Ethylene Oxide)
4) 삼수소화비소(Arsine)
5) 시안화수소(Hydrogen Cyanide)
6) 암모니아(Ammonia)
7) 염소(Chlorine)
8) 오존(Ozone)
9) 아황산가스(Sulfur Dioxide)
10) 이산화질소(Nitrogen Dioxide)
11) 일산화질소(Nitric Oxide)
12) 일산화탄소(Carbon Monoxide)
13) 포스겐(Phosgene)
14) 포스핀(Phosphine)
15) 황화수소(Hydrogen Sulfide)
16) 1)부터 15)까지의 물질을 중량비율 1% 이상 함유한 제제
마. 영 제30조에 따른 허가 대상 유해물질(14종)
1) 디클로로벤지딘과 그 염(Dichlorobenzidine and Its Salts)
2) 알파-나프틸아민과 그 염(α-naphthylamine and Its Salts)
3) 크롬산아연(Zinc Chromate, as Cr)
4) 오르토-톨리딘과 그 염(o-Tolidine and Its Salts)
5) 디아니시딘과 그 염(Dianisidine and Its Salts)
6) 베릴륨 및 그 화합물(Beryllium & Compounds)
7) 비소 및 그 무기화합물(Arsenic and Inorganic Compounds, as As)
8) 크롬광[Chromite Ore Processing(Chromate), as Cr]
9) 휘발성 콜타르피치(Coal Tar Pitch Volatiles, as Benzene Soluble Aerosol)
10) 황화니켈(Nickel Subsulfide, as Ni)
11) 염화비닐(Vinyl Chloride)
12) 벤조트리클로라이드(Benzotrichloride)
13) 석면(Asbestos, Chrysotile)
14) 1)부터 11)까지 및 13)의 물질을 중량비율 1% 이상 함유한 제제
15) 12)의 물질을 중량비율 0.5% 이상 함유한 제제
바. 금속가공유(Metal Working Fluids, 1종)
2. 물리적 인자(2종)
가. 8시간 시간가중평균 80dB 이상의 소음
나. 보건규칙 제7장에 따른 고열
3. 분진(6종)
가. 광물성 분진(Mineral Dust)
1) 규산(Silica)
가) 석영(Quartz)
나) 크리스토발라이트(Cristobalite)
다) 트리디마이트(Trydimite)
2) 규산염(Silicates, Less Than 1% Crystalline Silica)
가) 운모(Mica)
나) 포틀랜드 시멘트(Potland Cement)

다) 솝 스톤(Soap Stone)
라) 활석(Talc, Non-asbestiform)
마) 흑연(Graphite)
3) 그 밖의 광물성 분진(Particulates)
나. 곡물 분진(Grain Dust)
다. 면 분진(Cotton Dust)
라. 나무 분진(Wood Dust)
1) 연목(Soft Wood)
2) 강목(Hard Wood)
마. 용접 흄(Welding Fume)
바. 유리섬유(Glass Fiber Dust)
4. 그 밖에 노동부장관이 정하여 고시하는 인체에 해로운 유해인자

3. 항공기정비사의 건강문제

작업자들에게 영향을 주는 세 가지 질병은 일반질병, 작업 관련성 질병, 직업병이다. 문제는 직업병이나 작업 관련성 질환 모두 근로자에게 질병으로 인한 업무 수행에 지장을 초래한다는 것이다. 또한 질병의 발생뿐 아니라 상병이 악화되는 경우까지도 모두 업무상 질병으로 보는 추세이므로 사업장 내 보건관리자의 역할이 더욱 증가하게 되었다. 산업간호사, 그중에서도 항공안전에 절대적인 역할을 수행하는 항공정비사의 건강관리를 실시해야 하는 보건관리자라면 위의 세 가지 질병에 대한 예방과 건강증진을 위해 힘써야 한다. 또한 오늘날 산업보건 실무는 환경보건적 측면의 관리도 포함하는데, 이는 작업 환경과 그 외 환경 사이에 명확한 구별이 어렵고, 그 두 가지가 모두 근로자 집단과 지역사회 주민의 건강에 영향을 주는 요소인지 구분하기 어렵다는 데도 그 이유를 찾을 수 있다. 다시 말해 근로자에게 발생한 건강문제를 확인하기 위해서는 작업 환경측정에서 확인된 유해요인뿐만 아니라 지역적인 환경특성을 파악하는 노력이 필요하고, 작업 환경의 문제가 지역사회 환경에 영향을 주지 않도록 관리해야 하는 책임이 있다는 의미로도 해석될 수 있다는 것이다.

작업 환경의 특성을 파악하는 과정은 직업병과 작업 관련성 질환을 구분하고 이해하는 것에도 도움이 된다. 의료기관에서 근무하는 의료인뿐 아니라 지역사회에서 산업보건 활동을 하는 의료인도 직업병과 작업 관련성 질환의 차이를 명확히 구분하지 못하는 경우가 있을 정도로 개념을 혼동하여 사용하고 있는데, 두 가지 모두 근로자에게 발생할 수 있는 질병이지만 발생요인이나 현황, 개선을 위한 접근 방법에 분명한 차이가 있으므로 그 특성을 이해해야 한다.

직업에 관련된 유해인자가 그 질병 발생에 유일하거나 가장 중요한 원인인 질병을 직업병(Occupational Disease)이라고 한다. 즉 작업 환경에서 유해인자에 노출된 근로자에게만 발생하는 원인 특이적 질병이다. 진폐증이나 소음성 난청과 같이 명백하게 작업 관련성이 인정되는 질병만이 산재요양 대상인 업무상 질병의 범주라고 할 수 있다. 이에 반해 직업적 유해인자가 병을 일으키는 한 원인이기는 하지만 직업과 관련이 없는 개인적 특성, 생활환경, 사회적 요인 등 다양한 원인으로 발생하는 질병을 작업 관련성 질환(Work-related Disease)이라고 한다. 작업 관련성 질환은 직업적 유해인자가 비직업적 요인과 함께 작용하여 질병을 일으킬 수도 있고 또한 질병 발생을 앞당기거나 악화시킬 수도 있다. 즉 업무적인 요인과 업무외적인 요인이 복합적으로 작용하여 발생하는 질병이 작업 관련성 질환이다. 최근 우리나라에서도 작업 관련성 질환이 전체 업무상 질병에서 차지하는 비중이 크게 증가하는 중이다. 1996년에는 진폐증이나 소음성 난청과 같은 전통적인 직업병이 전체의 61%를 차지했다면, 최근에는 뇌심혈관 질환이 65%를 차지하며 증가하고 있는 추세이다.

평균연령이 30~40세 정도이고 대부분 남성으로 이루어진 항공정비사 집단은 그와 유사한 다른 직업군과 비슷하게 알코올, 흡연, 운동부족 등에 대한 문제를 유사한 비율로 가지고 있다. '3. 항공기정비사의 건강문제'에서는 그중 소음성 난청과 직무 스트레스, 접촉피부염을 언급하고자 한다.

1) 소음성 난청

귀는 외이, 중이, 내이로 구성되어 있는데, 소리의 진동은 귓바퀴에서 모아져서 외이도를 따라 고막에 전달되고 귓바퀴는 소리가 나는 방향을 구분하는 데 기여하고 고주파음에 대해 증폭시켜 준다. 외이도는 소리를 고막까지 전달하는 구조로 특히 2~3KHz의 소리를 증폭시키는 역할을 한다. 소음성 난청에 대한 이해를 돕기 위해 관련된 몇 가지 용어를 정의하면 아래와 같다.

· 소리

가장 잘 알려진 형태의 에너지이다. 압축과 팽창의 파형을 교대로 발생시키는 물체의 진동에 의해 발생한다. 즉 에너지가 공기 입자의 진동을 타고 퍼지는 것이다.

· 주파수(Frequency)

단위시간 동안 음파가 반복되는 횟수를 말한다. 단위는 Hertz(Hz)이며 1Hz=1cycle/sec이다.

· 진폭(Amplitude)

음파가 평형지점에서 마루 또는 골까지 전위하는 크기이다.

· 소음

원하지 않는 불쾌한, 때로는 해로운 소리이며 듣고자 하는 소리를 방해할 수도 있다.

· 강도(Intensity)

소리수준의 측정치로 음파의 진폭의 제곱에 비례한다.

※ 강도는 거리의 제곱에 반비례하는 '반비례 제곱의 법칙'에 따라 거리가 2배이면 강도는 4배로 감소한다.

· 소음의 특성치

서로 다른 주파수의 소음에 대한 귀의 반응에 따라 A, B 및 C 특성치(Weighting Network)로 구분된다. 이 중 A특성치가 가장 많이 사용되며, 중저주파에 대한 귀의 반응을 나타낸다.

소음성 난청은 [그림 6-6]과 같이 전도성난청과 감각신경성난청, 그리고 이 두 가지가 혼합되어 발생하는 경우가 많다. 발생원인은 시끄러운 소음에 의해 귀의 내이에 위치한 감각신경의 말단이 손상을 입어 피로해지고 퇴화하여 생기는 질환인데 이는 순간적인 폭발음에 의하여 고막이 파열되어 청소골에 소리의 진동을 전달하지 못하게 되는 재해성 난청과는 구분이 된다. 음압이 85데시벨 이상이 되는 소음에 장시간 노출되면 내이의 손상을 유발할 가능성이 커진다. 이러한 난청의 정도는 소음에 노출된 시간, 소음의 강도나 주파수와 관계가 있는데, 소음성 난청은 보통 4KHz 주위에서 시작되고 점차 주변 주파수로 파급되므로 처음에는 자각 증상이 없다가 3KHz 또는 2KHz로 청력손실이 진행되면 불편감을 느끼기 시작한다([그림 6-7]). 소음 노출 후 휴식 기간을 가지면 청력이 회복되는 가역성(일시적) 청력 저하 상태에서 반복적인 고소음을 휴식 기간 없이 계속적으로 노출시켰을 때 영구적인 감각신경성 청력 손실로 악화되는데 우리는 이를 소음성 난청이라고 한다.

다른 모든 건강문제에서도 마찬가지이지만 청력저하를 본인이 느끼게 되고 이명(귀울림: 잠자리에 들기 전과 같이 조용한 환경에서 이명을 자각하는 경우가 흔하다)도 생긴다면 이미 비가역적이고 영구적인 청력 변화가 생기므로 평소 직업적으로 고소음에 노출되는 근로자의 경우 청력보호를 위한 교육과 보호구 착용 등을 생활화하고 휴식 중 소음을 피하는 습관을 가질 수 있도록 격려한다. 작업장 소음뿐만 아니라 주변 생활환경의 소음이 증가하고 있으므로 항공정비사는 소음작업 이후 휴식시간 동안 소음을 차단하는 것이 좋다. 예를 들어 소음작업이 끝난 뒤 이어폰을 이용해 음악을 듣는 습관이 있다면 그에 대한 조언을 해 줄 필요가 있다.

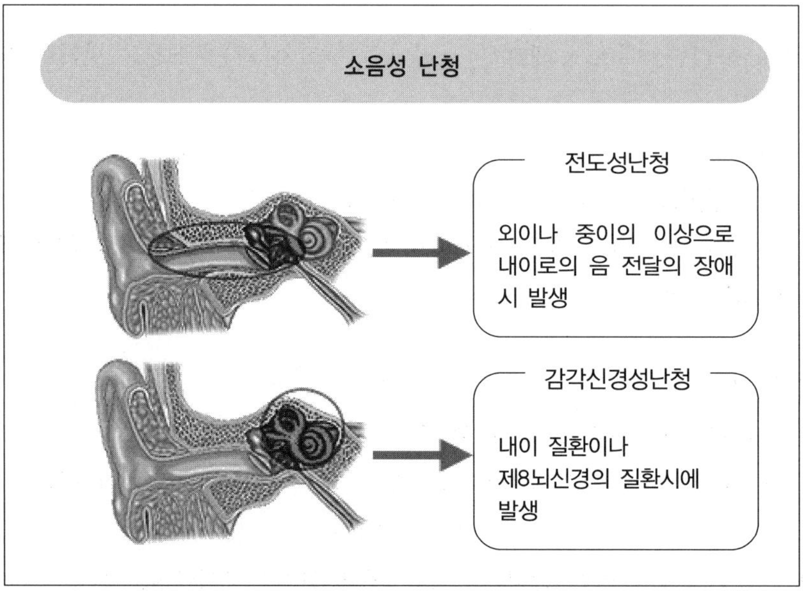

[그림 6-6] 소음성 난청

출처: 건강샘

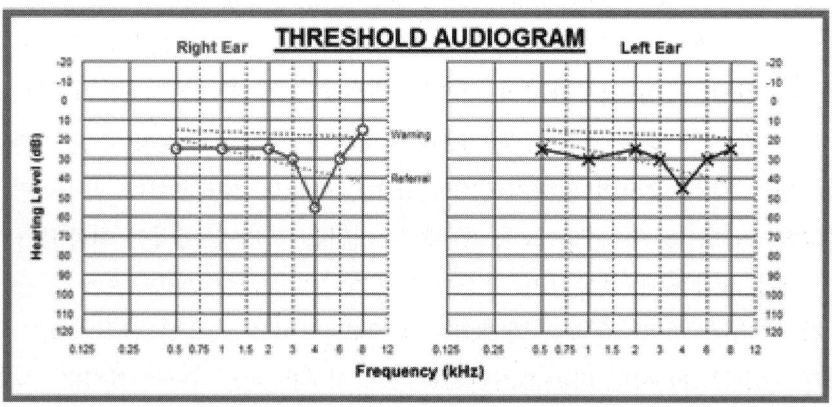

[그림 6-7] 소음성 난청에서의 C5-dip

출처: www.audiomertictesting.co.uk

소음에 대한 건강문제는 개인차가 심하지만 소음성난청과 같은 영구적인 청력장애를 일으킬 위험성은 소음에 노출된 기간과 소음의 강도에 따라 다를 수 있기 때문에 평소 청력

관리 노력이 필요하다. 소음성 난청은 평소 작업 습관을 통해 충분히 예방 가능한 질환이므로 소음 발생작업에 대한 철저한 관리 및 특수건강진단을 활용하여 예방계획을 세울 필요가 있다. 소음성 난청 예방을 위한 구체적인 방법은 '4. 항공기정비사의 건강관리'를 참고할 수 있다.

2) 직무 스트레스(Job Stress)

급격한 산업화, 직장인들의 역할 변화와 불안정성은 질병 발생을 촉발하는 중요한 요인으로 작용하고 있고, 최근 계속되는 연구들에 따르면 전체 질병 중 정신 및 행동장애로 인한 질병이 빠르게 늘고 있다고 한다. 그중 직무 스트레스는 직무 환경의 요구 조건에 대한 인간의 심리적인 대응 상태이므로 개인이 직무와 관련하여 경험하는 생리적, 심리적 긴장 상태를 의미한다고 할 수 있다. 항공기 정비 근로자의 직무 스트레스에 관한 연구(이재상, 2007)에 따르면 항공정비사에게 스트레스는 논리적 의사결정을 하는 데 영향을 미치는 중요한 요인이며, 긴박하게 진행되는 의사결정이 스트레스의 원인으로 작동하고, 스트레스가 대화를 감소시켜 원활한 정보교환이 이루어지지 않아 항공기 정비 업무에 지장을 초래하여 안전에 영향을 미칠 수 있다는 사실 때문에 조절되어야 한다고 강조한다.

3) 접촉피부염

접촉피부염은 외부 물질과의 접촉에 의하여 생기는 모든 피부염을 말한다. 접촉물질 자체의 자극에 의하여 생기는 원발성 접촉피부염과 접촉물질에 대한 알레르기 반응이 있는 사람에게만 생기는 알레르기성 접촉피부염으로 구분된다. 접촉피부염 진단을 위해서는 먼저 환자의 병력, 나이, 성별, 직업, 취미 및 접촉했으리라 예측되는 모든 물질에 대한 다각적인 문진이 필요하다. 또한 피부 질환의 발생 부위와 발진의 모양을 보고 원인을 추정하여 첩포 검사(원인으로 추정되는 물질을 등에 붙여 반응을 조사)를 시행한다. 신체 부위별로 접촉피부염이 흔하게 나타나는 원인 물질은 산, 알칼리류 및 유해화학물질뿐만 아니라 주변에서 흔하게 접할 수 있는 헤어로션, 샴푸, 염색약, 화장품이 대표적인 원인이다. 또한 귀걸이나 목걸이, 안경테, 향수, 금속 단추, 시계 등도 원인 물질일 수 있으므로 정확한 문진과 검사를 통해 원인 물질을 찾아 제어해 주는 노력이 필요하다.

4. 항공기정비사의 건강관리

산업보건사업의 주목적이 작업 관련 질병과 직업병을 예방하는 것이므로 1차 예방에 초점을 맞춘 근로자 건강증진을 위한 보건관리자로서의 역할이 필요하다.

산업안전보건법 상의 안전·보건관리체제 내에서 항공간호사는 보건관리자의 역할을 수행하게 된다. 산업안전보건법 상의 보건관리자의 직무에는 근로자의 건강관리, 보건교육 및 건강 증진 지도, 건강장해 예방을 위한 작업관리 등의 내용을 포함한다. 또한 사업장 내 보건관리자는 보건에 관한 기술적인 사항에 대해 사업주나 관리책임자를 보좌하고 관리감독자에게 지도·조언하는 역할도 수행한다(산업안전보건법 제16조).

산업보건 활동의 목적은 근로자의 건강 상태를 고려하여, 근로자의 작업에 대한 적응력을 증가시키고, 건강하고 안전한 작업 환경을 달성 유지하고, 근로자의 건강을 지키는 것이다. 근본적으로 예방과 관계가 깊은 산업보건은 근로자 개인에서 근로자 전체에 이르기까지 안전장치에 대한 조언부터 하나하나 도와야 한다. 산업보건인력에게 요구되는 의무와 책임은 고용을 보호하려는 권리와 건강을 보호하려는 권리, 정보를 얻을 권리와 비밀을 준수할 권리 등에서 권리간의 상호충돌이 발생할 때는 윤리적인 측면에 대한 특별한 고려가 필요하고, 근로자의 보건과 안전에 대해 판단하고 조언하며 기능을 수행하는 완전한 전문적 독립성이 요구된다.

산업보건 측면에서의 윤리적인 고려는 그들의 업무가 사용자(관리자)와 근로자의 접점에서 임무를 수행하기 때문이다. 보건관리자의 중요한 임무가 근로자를 작업에 기인하는 불건강에서 보호하는 것이라는 사실에 기초해야 하므로 업무 수행에 있어서 양측 중 어느 쪽에도 치우침이 없어야 한다. 이러한 측면에서 볼 때 보건관리자의 윤리적 측면은 비밀유지 및 정보 보호까지도 해당된다고 생각할 수 있다. 국제산업보건협의회(ICOH)의 윤리강령 및 의료법 제19조에 따른 비밀 누설 금지에도 적용된다.

보건관리자가 작업장 순회점검 활동이나 산업보건을 위한 여러 가지 활동을 하면서 건강문제를 가진 근로자와 상담할 때는 아래의 내용과 정보수집 요령이 필요하다. 이는 직업병 및 작업 관련성 질환 여부를 확인하는 데도 중요한 자료로 활용된다.

병력 문진상의 제반 문제들(문진을 할 때 고려할 인자들)에는 직업설명/직업성격(직업력, 근속 기간 포함), 근무시간/교대제, 유해물질 종류, 과거 직업, 타 직업 병행 여부, 집에서의 노출, 취미, 동료근로자들도 유사한 질병을 갖는지, 작업에서 이탈 기간과 질병과의 관련성 등이 해당될 수 있다. 특히 직업력에 대한 문진을 할 때는 직업에 관해 가능한 한 자세히 청취한다. 근로자가 노출될 수 있는 작업 환경에서의 유해물질, 직업종류, 근무시간 등을 알아보고, 최근의 직업에 관한 구체적인 지식을 갖출 필요가 있다(예로, 석면폐증이나 규폐증, 직업성 암 등과 같이 해당 질병이 유해요인의 노출과 발병 사이에 잠복기가 긴 것이 특징이라면 현재의 건강상 문제가 과거 직업의 결과일 수 있기 때문이다).

또한 직업력에서 추가적으로 수집해야 할 정보는 흡연/음주/약물(마약), 동료 근로자에서의 비슷한 증상, 작업과 증상 사이의 시간 관계, 노출의 정도, 보호구의 사용, 원료 취급 방법 등이다. 직업력을 통한 정보수집에서 간과하지 말아야 할 내용 중 보호구 사용을 들 수 있다. 보호구의 사용은 근로자들이 보호구를 부적절하게 혹은 잘못 사용할 수 있다는 점 때문에 질병의 발생 가능성을 완전히 배제시키는 요건이 될 수 없다. 따라서 건강관리를 위한 보건관리자의 노력 중 보호구 사용을 격려하는 것은 최소한의 건강보호를 위한 노력임을 잊지 말아야 한다.

1) 건강진단

항공정비사는 작업 환경측정 결과 및 수행하는 업무를 고려하여 산업안전보건법 제43조에 따라 일반건강진단 및 특수건강진단을 받을 수 있다.

(1) 일반건강진단

산업안전보건법 및 국민건강증진법에 의거해 건강진단을 실시하도록 되어 있다. 정기건강진단에 대한 자세한 사항은 '제5장 항공기승무원의 건강관리' 중 객실승무원 건강관리를 참고할 수 있다.

(2) 특수건강진단

특수건강진단은 작업 환경측정 및 현장순회점검 등을 토대로 파악된 유해인자에 노출된 근로자를 중심으로 특수건강진단 대상자를 선정한다.

산업안전보건법 규칙별표 11의4 〈작업 환경측정 대상 유해인자〉의 화학적 인자(유기화합물 113종 중 톨루엔 등), 물리적 인자(2종, 그중 8시간 시간가중 평균 80dB 이상의 소음), 분진, 용접흄, 유리섬유에 대한 작업 환경측정 결과를 토대로 각 유해인자별 특수건강진단 주기〈표 6-2〉를 참고할 수 있다.

유해인자 종류 및 노출수준에 따라 특수건강진단 주기를 파악하면 생물학적 노출지표물질을 확인하여 건강진단을 실시한다. 특수건강진단 결과를 검토하고 근로자 개인에게 건강진단 결과 및 사후 조치를 통보한다.

〈표 6-2〉 특수건강진단의 시기 및 주기(제99조 제2항 관련 규칙별표 12의3)

구분	대상 유해인자	시기 배치 후 첫 번째 특수 건강진단	주기
1	N,N-디메틸아세트아미드 N,N-디메틸포름아미드	1개월 이내	6개월
2	벤젠	2개월 이내	6개월
3	1,1,2,2-테트라클로로에탄 사염화탄소 아크릴로니트릴 염화비닐	3개월 이내	6개월
4	석면, 면 분진	12개월 이내	12개월
5	광물성 분진 나무 분진 소음 및 충격소음	12개월 이내	24개월
6	제1호부터 제5호까지의 규정의 대상 유해인자를 제외한 별표 12의2의 모든 대상 유해인자	6개월 이내	12개월

또한, 건강진단 실시 후, 근로자 건강진단 실시기준(노동부고시) 별표 4에 따른 건강관리 구분, 사후관리 내용 및 업무수행 적합 여부 판정을 하고 그에 대한 건강관리를 실시해야 한다. 건강진단 결과에 따른 건강상담 및 보호구 지급 및 착용 지도, 추적 검사, 근무 중 치료, 근로시간 단축, 작업 전환, 근로제한 및 금지 등에 대해 의학적인 조언 및 관리가 필요하다. 또한 이러한 관리는 근로자 본인이 그러한 제한 필요성에 대한 공감 및 동의가 건강관리이행도를 높이기 위해 필요하나 근로자 본인의 이해 및 협조가 불가능하거나 작업안전을 위해 필요하다고 판단되는 경우 관리적 차원의 중재를 선행하기도 한다. 결과적으로 건강검진 결과에 따른 사후관리의 가장 중요한 목적은 근로자 개인의 직업수행에 영향을 줄 수 있는 건강장해로부터 근로자를 보호하는 것임을 명심한다.

(3) 배치 전 건강진단

특수건강진단 대상 업무에 종사할 근로자에 대하여 배치예정업무에 대한 적합성 평가를 위하여 사업주가 실시하는 건강진단을 말한다(규칙 제98조 제4호).

(4) 수시 및 임시 건강진단

· 수시건강진단: 유해작업에 종사하는 근로자가 직업성 천식, 직업성 피부 질환 또는 기타 직업성 질환을 의심하는 증상이나 소견을 호소하는 경우 당해 근로자에 대하여 수시 건강진단을 실시하여야 한다(규칙 제98조 제5호 및 제99조 제7항).

· 임시건강진단: 특수건강진단 대상 유해인자 기타 유해인자에 의한 중독 여부, 질병의 이환 여부 또는 질병의 발생원인 등을 확인하기 위하여 법 제43조 제2항의 규정에 의해 실시하는 건강진단이다.

〈자료 6-3〉 근로자 건강진단 실시기준(노동부고시)

(별표 4) 건강관리구분, 사후관리 내용 및 업무수행 적합 여부 판정(제18조 관련)

1. 건강관리구분

<table>
<tr><th colspan="2">건강관리 구분</th><th>건강관리 구분 내용</th></tr>
<tr><td colspan="2">A</td><td>건강관리상 사후관리가 필요 없는 자(건강자)</td></tr>
<tr><td rowspan="2">C</td><td>C1</td><td>직업성 질병으로 진전될 우려가 있어 추적 검사 등 관찰이 필요한 자
(직업병요관찰자)</td></tr>
<tr><td>C2</td><td>일반질병으로 진전될 우려가 있어 추적관찰이 필요한 자
(일반질병요관찰자)</td></tr>
<tr><td colspan="2">D1</td><td>직업성 질병의 소견을 보여 사후관리가 필요한 자(직업병유소견자)</td></tr>
<tr><td colspan="2">D2</td><td>일반질병의 소견을 보여 사후관리가 필요한 자(일반질병유소견자)</td></tr>
<tr><td colspan="2">R</td><td>일반건강진단에서의 질환의심자(제2차 건강진단 대상자)</td></tr>
</table>

※ 특수건강진단 선택 검사항목 추가 검사 대상임을 통보하였으나 당해 근로자의 퇴직 등으로 당해 검사가 이루어지지 않아 건강관리구분을 판정할 수 없는 근로자에 대해서는 "U"로 분류함

2. 사후관리 조치판정

구분	사후관리조치 내용(1)
0	필요 없음
1	건강상담 ( )
2	보호구지급 및 착용지도 ( )
3	추적 검사 (2) ( )검사항목에 대하여 20 년 월 일경에 추적 검사가 필요
4	근무 중 ( )에 대하여 치료
5	근로시간 단축 ( )
6	작업 전환 ( )
7	근로제한 및 금지 ( )
8	산재요양신청서 직접 작성 등 당해 근로자에 대한 직업병확진의뢰 안내(3)
9	기타 ( )

※ (1) 사후관리조치 내용은 한 근로자에 대하여 중복하여 판정할 수 있음

(2) 건강진단의사가 직업병요관찰자(C1) 또는 직업병유소견자(D1)에 대하여 추적 검사 판정을 하는 경우에는 사업주는 반드시 건강진단의사가 지정한 검사항목에 대하여 지정한 시기에 추적 검사를 실시하여야 함

(3) 직업병유소견자(D1)중 요양 또는 보상의 필요성 확인이 필요한 근로자에 대하여는 건강진단의사가 반드시 직접 산재요양신청서를 작성하여 당해 근로자가 근로복지공단 관할지사에 산재요양신청을 할 수 있도록 안내하여야 함

3. 업무수행 적합여부판정

구분	업무수행 적합 여부 내용
가	건강관리상 현재의 조건하에서 작업이 가능한 경우
나	일정한 조건(환경개선, 보호구착용, 건강진단주기의 단축 등)하에서 현재의 작업이 가능한 경우
다	건강장해가 우려되어 한시적으로 현재의 작업을 할 수 없는 경우(건강상 또는 근로조건상의 문제가 해결된 후 작업복귀 가능)
라	건강장해의 악화 또는 영구적인 장해의 발생이 우려되어 현재의 작업을 해서는 안 되는 경우

2) 유소견자 관리

특수건강진단은 직업병 예방과 근로자의 건강보호 및 증진을 위한 중요한 수단인 만큼 건강진단 이후 유소견자 관리에 각별히 신경을 써야 한다. 특수건강진단 결과 유소견자 발견율이 실제보다 낮다거나 산업화로 유해화학물질의 종류가 증가함에도 불구하고 유해인자별 직업병 유소견자 수는 난청과 진폐가 주로 차지하며, 직업병 예방과 감시를 위한 근로자들의 기대 욕구를 충족시키지 못한다는 문제점들이 지속적으로 제기되자 이를 보완하여 점차 특수건강진단이라는 이름에 맞게 검사의 종류와 방법이 다양화되고 있다.

특수건강진단의 발전에 맞춰 유소견자 관리를 철저히 하여 직업병 이환 및 일반 질병 등의 건강 상태가 직업 수행에 영향을 미치지 않도록 보건관리자의 노력이 절실하다.

3) 교육

근로자 교육은 산업안전보건법에 의해 연중 실시된다. 산업안전 보건 관련 교육 과정별 교육시간(규칙 별표 8)을 보면 정기교육(사무직과 사무직 외 근로자, 관리감독자)과 채용 시 교육, 작업 내용 변경 시 교육, 특별교육 등에 걸쳐 교육시간과 주기가 설정되어 있다. 또한 교육 대상별 교육 내용(별표 8의 2)에는 근로자 정기안전보건교육에 대한 내용들도 있는데, 산업안전 및 사고 예방에 관한 사항, 산업보건 및 직업병 예방에 관한 사항, 건강증진 및 질병 예방에 관한 사항, 유해 위험작업 환경관리에 관한 사항, 산업안전보건법 및 일반관리에 관한 사항들로 구체화되어 있고 채용 시에는 이에 더하여 물질안전보건자료에 관한 사항들도 포함된다.

사업장 내 보건관리자는 개별 혹은 집체, 사이버, 회사 내 공지 등 여러 가지 방법을 통해 근로자에게 질병 예방 및 건강증진에 초점을 맞춘 보건 교육을 실시해야 한다. 계절성 건강 문제, 작업 환경측정이나 특수건강진단 결과를 토대로 개선이 필요한 점, 건강진단에서 유소견율이 높은 건강문제, 작업장 관리 등 근로자에게 필요한 내용을 연중 실시할 수 있도록 연간 보건계획표에 주제를 선정하고 준비한다면 도움이 될 것이다.

예〉 유해화학물질관리

산업안전보건법 제41조에 따라 MSDS 작성 및 비치 여부 확인하고 잠재적 위험성이나 노출 시 응급처치 등에 대한 정기적인 교육을 실시한다. 항공정비 분야에서 사용되는 화학물질은 일반 제조업 생산공정에서와 달리 다양한 종류의 물질들을 소량씩 사용하는 경우가 많다. 따라서 사용빈도와 위험성을 고려하여 주기적인 근로자 교육이 필요하다.

• MSDS(물질안전보건자료, Material Safety Data Sheet)란 각 화학물질의 안전한 사용을 위한 유해 · 위험 정보자료이다.

• MSDS 구성 요소
- 화학제품과 회사에 관한 정보
- 유해 · 위험성
- 구성 성분의 명칭 및 함유량
- 응급처치 요령
- 폭발 · 화재 시 대처
- 누출사고 시 대처 방법
- 취급 및 저장 방법
- 누출방지 및 개인보호구
- 물리, 화학적 특성
- 안정성 및 반응성
- 독성에 관한 정보
- 환경에 미치는 영향
- 폐기 시 주의사항
- 운송에 필요한 정보
- 법적 규제 현황
- 기타 참고사항

• 보건관리자가 확인해야 하는 사항
- 화학물질의 용기 및 포장에 한글 경고표시를 부착
- 화학물질의 MSDS를 한글로 작성
- 화학물질을 구매할 때 MSDS를 확보
- MSDS를 근로자가 보기 쉬운 장소에 게시 또는 비치
- 화학물질 취급 근로자에 대하여 교육을 실시하고 그 결과를 비치, 관리

〈자료 6-4〉 GHS 기준 적용

GHS(Global Harmonized System)는 화학물질 분류 표시의 새로운 기준이며, 국제적으로 이러한 분류표시가 일치되지 않아 발생될 수 있는 혼란을 예방하기 위해 UN에서 권고한 지침을 관련 제도

에 반영하여 개정한 것인데 새로운 기준인 GHS가 적용되는 시기는 단일물질의 경우 2010. 07. 01, 혼합물질의 경우 2013. 07. 01부터 적용될 예정이다([그림 6-8] 참고).

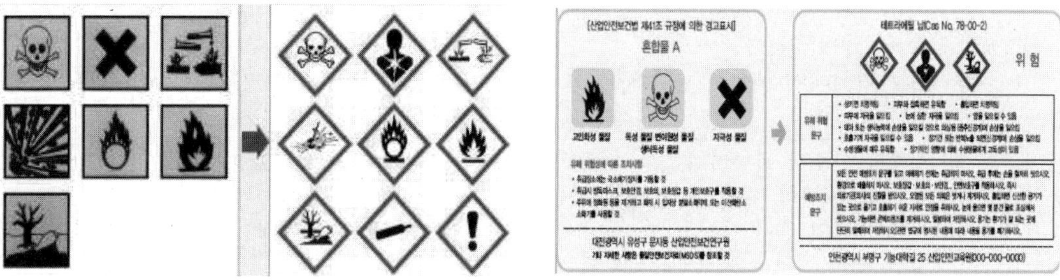

[그림 6-8] 화학물질 분류기준 및 경고표지 그림문자 국제적으로 통일, 경고표시 양식 수정

출처: 한국산업안전보건공단

4) 건강증진 활동

산업안전보건법 상의 보건이슈는 작업장 내 근로자에게 최소한으로 적용되는 기준임을 명심해야 한다. 따라서 보건관리자는 근로자의 건강에 대해 제공받기 원하는 요구와 제공할 수 있는 의료 서비스, 건강증진 활동이 적절히 제공될 수 있는 방안에 대해 항상 고려해야 한다. 산업보건기준에 관한 규칙에는 작업장의 채광 및 조명, 환기, 유해물질에 의한 건강장해 예방, 소음 및 진동에 의한 건강장해 예방, 온도 습도에 의한 건강장해 예방, 밀폐공간작업으로 인한 건강장해 예방, 근골격계 부담작업으로 인한 건강장해 예방, 직무 스트레스에 의한 건강장해 예방 등에 대해 기술되어 있다. 법령보다 상세한 작업장 보건관리에 대한 지식과 정보, 보건관리의 필요성과 초점을 확인할 수 있으니 참고하기 바란다.

(1) 소음에 의한 건강장해 예방

소음이 발생하는 작업장에서는 소음 저감을 위한 공학적 개선 대책과 정기적인 청력 검사, 개인보호구 착용을 고려해야 하므로 청력보호구의 특징을 알아두는 것이 좋을 것이다(〈표 6-3〉 참고). 청력보호구의 종류는 귀마개(Ear Plug)와 귀덮개(Ear Muffs)로 대표되는데, 감음률은 고주파수에서 귀마개는 25~35dB, 귀덮개는 35~40dB 정도로 높다. 또한 귀마개와 귀덮개를 동시에 착용하면 3-5dB의 추가적인 감음효과도 기대할 수 있다.

〈표 6-3〉 청력보호구

	장점	단점
귀마개	-다른 보호구와 함께 사용할 수 있다. -보관하기 편리하다. -더운 날씨에도 착용이 편하다.	-턱의 움직임에 위치가 바뀔 수 있다. -손에 의한 오염이 쉽다. -분실 위험이 크다. -중이염 등이 있을 경우 착용이 불가. -자주 교체해야 한다.
귀덮개	-신속한 착용이 가능하다. -중이염 등 귀의 질병에도 사용이 가능하다. -사용 기간이 길다. -쉽게 눈에 띄어 착용 여부 판단이 쉽다.	-고온에서 착용이 불편하다. -장시간의 작업에는 사용이 어렵다. -안경 및 악서세리 착용 시 착용이 불편하다.

■ 청력보존 프로그램 운영

소음성 난청을 예방, 관리하기 위하여 수립한 통합적 계획으로 작업장의 소음관리, 근로자 소음성 난청의 예방과 관리, 근로자 건강보호와 삶의 질 향상, 사업장의 생산성 향상을 도모하기 위함이다. 산업안전기준에 관한 규칙 제64조에 따른 청력관리 필요사업장은 아래와 같다.

- 법 제42조의 규정에 의한 소음의 작업 환경측정 결과 소음수준이 90dB을 초과하는 작업장
- 소음으로 인해 근로자에게 건강장해가 발생한 작업장

일례로, 작업 환경측정 등을 통해 소음수준을 파악하는 것 또한 4,000Hz에서 골(dip)을 보이는 전형적인 소음성 난청의 특징을 건강검진에서 파악하는 것과 건강검진 결과와 연계하여 보건교육 및 건강관리를 실시할 수 있다. 소음분포곡선을 보고 수행할 작업(점검작업)시간과 업무량, 작업자의 동선 등을 파악하여 소음에 노출되는 것을 최소화시킬 수 있다. 작업 환경측정기관을 통해 측정 중에 요청하면 작업장 내 Noise Map([그림 6-9])을 완성할 수 있다. 이 Map은 작업장 내 소음노출 수준을 파악할 수 있을 뿐 아니라 해당 근로자에 대한 교육자료로 활용도가 높다.

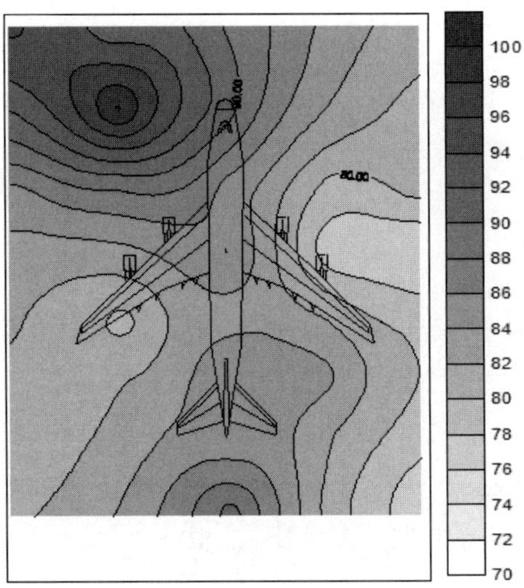

[그림 6-9] 항공기 Noise Map

(2) 직무 스트레스에 의한 건강장해 예방

항공기 정비 근로자의 직무 스트레스에 관한 연구(이재상, 2007)에 따르면 항공정비사들의 직무 스트레스에 대해 다음과 같이 언급한다. 물리적 환경이 상대적으로 열악하다고 느끼는 반면 직무요구도는 높고, 직무 자율성은 높지만 불안정하다는 것이다. 항공기 안전과 직결되는 업무여서 책임감과 함께 집중력이 요구되나 운항정비(라인정비)의 경우 시간에 쫓기는 경우가 많아 직무 스트레스를 받고 있다고 했다. 따라서 무엇보다도 중요한 것은 본인 스스로가 자연스럽게 직무 스트레스를 해소하는 것이 가장 효율적인 방법임을 분명히 하고 작업 환경과 분위기는 직무 스트레스를 줄이는 쪽으로 개선될 수 있도록 조언해야 한다.

항공정비사에게 발생할 수 있는 건강문제 중 직무 스트레스의 원인의 하나로 교대근무 환경을 꼽는 경우가 있다. 일반적으로 인간의 생리학적 체계는 주간 활동, 야간 수면으로 맞추어져 있다. 그러나 야간근무조의 교대근무는 이러한 생리학적 시간 체계에 역행하여 작업하도록 되어 있어 실질적 수면 감소나 수면 주기에 영향을 줄 수 있다. 교대근무로 인한 건강위험이 증가하지 않는지 관찰해야 하는 그룹은 심혈관계 질환, 소화기계 질환, 정신건강 이상, 알코올이나 약물중독 병력, 간질, 당뇨병, 장기간의 치료가 필요한 경우가 해당된다. 이는 위와 같은 건강문제를 가진 근로자가 작업에서 제외되기보다 향상된 의학적 관리와 감시가 필요하다는 의미로 해석할 수 있다. 게다가 직업인으로서의 피로와 스트레스를 감안한다면 교대근무자인 항공정비사에 대한 건강관리 필요성이 더욱 이해하기 쉬울 것이다.

일반적으로 야간근무, 예측할 수 없고 불규칙한 시간에 작업하는 것, 특히 근로자의 역량을 초과하는 작업은 제거 혹은 제한되는 것이 바람직하다. 따라서 주기적으로 실시하는 건강진단 결과는 작업자가 수행하는 업무와 작업 환경(물리적 · 화학적 인자와 교대근무 등을 포함하는 업무특성)을 고려하여 보건관리 측면의 면밀한 검토가 필요하고 변경사항이 발생되는 경우 그에 맞추어 새롭게 적용되어야 한다.

(3) 작업장 순회점검

보건 측면에서 근로자의 관심사 및 건강 영향 활동, 작업 환경과 관련된 건강 영향 등의 평가를 위해 작업장 순회점검은 작업장 평가에 있어 매우 중요하므로 주기적으로 이루어져야 한다. 이는 또한 산업안전보건법에 의거하여 실시되며, 특정 지역이나 작업에 대한 평가를 위해 점검을 의뢰하거나 건강문제 발생을 사전에 차단하기 위한 예방적 목적으로도 실시된다. 실제 작업 환경을 관리하고 건강증진 활동을 병행하는 데는 정보수집(작업 환경,

건강정보, 위생 상태)의 역할뿐만 아니라 건강증진 활동의 평가와 피드백 등을 위해서도 필요하다.

(4) 보호구 관리

근로자의 보호구 착용과 사업주의 보호구 지급은 산업안전보건법상의 의무이다. 산업재해 예방 및 근로자의 건강증진을 위한 가장 기본적인 대책이자 '최후의 보루'라 불리는 보호구는 그 종류가 다양하다. 근로자에게 작업의 종류별로 노출될 수 있는 유해인자의 특성을 교육할 뿐 아니라 작업장 내 국소배기 장치나 전체 환기를 통한 유해인자 저감을 위한 노력, 개인보호구 착용 효과 및 착용 방법에 대해 교육한다. 또한 작업장 순회점검 시 보호구 착용 상태를 확인하거나 필터 교환 등 관리 여부를 확인하여 피드백 해 줄 필요가 있다. 간단하게는 착용 방법뿐만 아니라 작업 후 보호구를 제거할 때 고려해야 할 사항 등 보호구 착용 한 가지 주제에 대해서도 교육 내용은 무궁무진하다([그림 6-10] 참고).

방진마스크

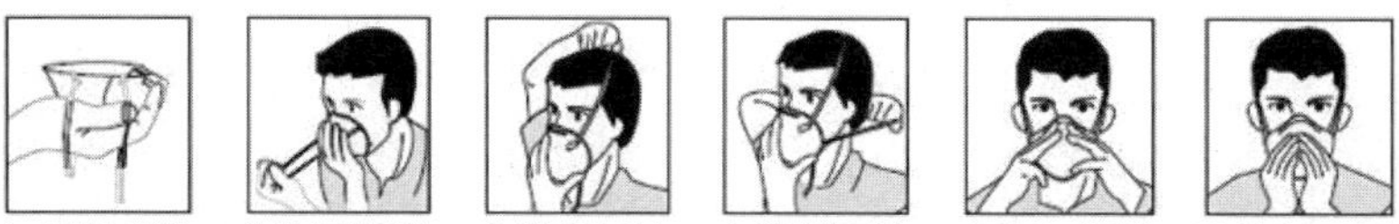

1. 그림과 같이 밴드를 밑으로 늘어뜨리고 밀착부분이 앞으로 오도록 가볍게 잡아줍니다.
2. 마스크를 코와 턱을 감싸고 안면을 맞춥니다.
3. 한손으로 마스크를 잡고 위의 밴드를 뒷머리 상단에 고정시킵니다.
4. 아래 밴드를 목에 고정시켜 줍니다.
5. 양 손, 손가락으로 코밀착 부분이 코밑에 밀착되도록 클립을 눌러 줍니다.
6. 양 손으로 마스크 전체를 감싸고 공기누설을 체크하면서 밀착되도록 조정합니다.

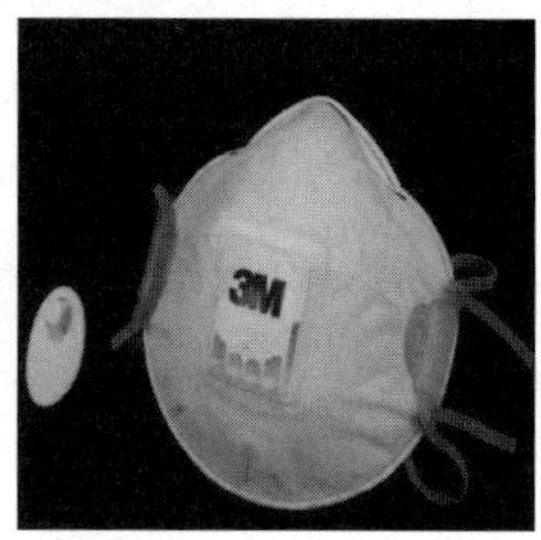

귀마개

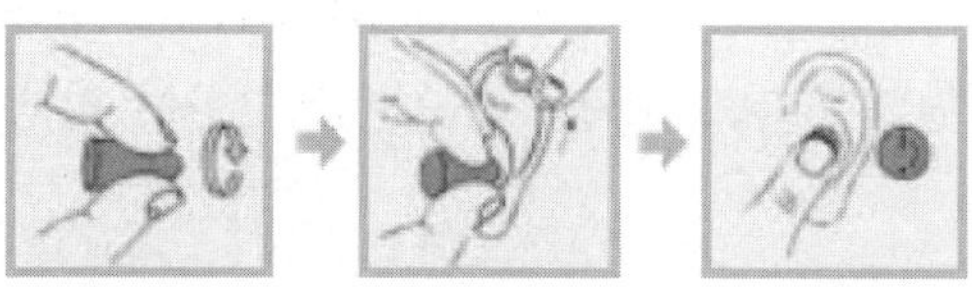

손가락을 사용하여 둥글려 가늘게 만든다 → 반대쪽 손을 머리 뒤로 돌려 귀구멍을 넓힌채 귀마개 삽입 → 귀마개가 부풀 때까지 손가락을 떼지 않고 유지

착용후 귀마개가 점차 복원되는 모습

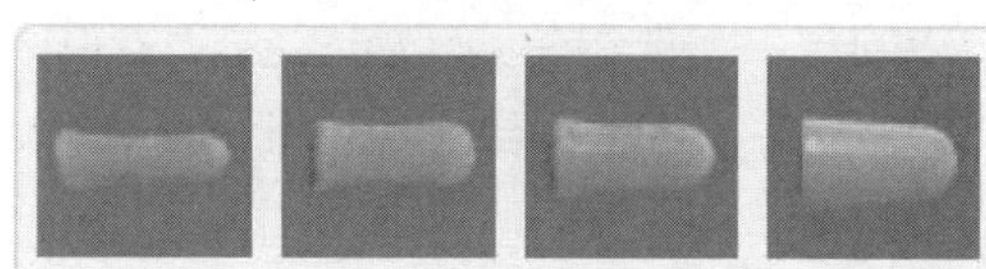

귀덮개

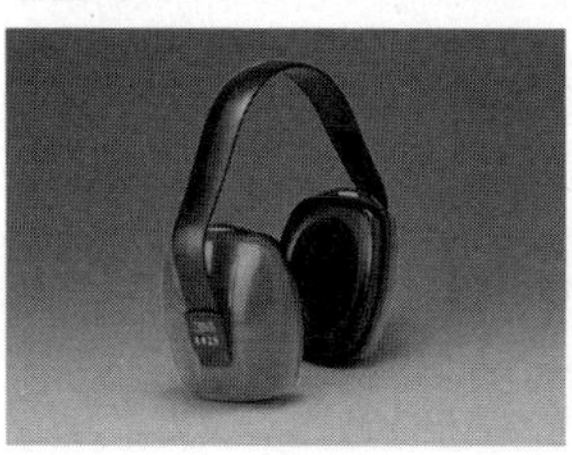

귀덮개

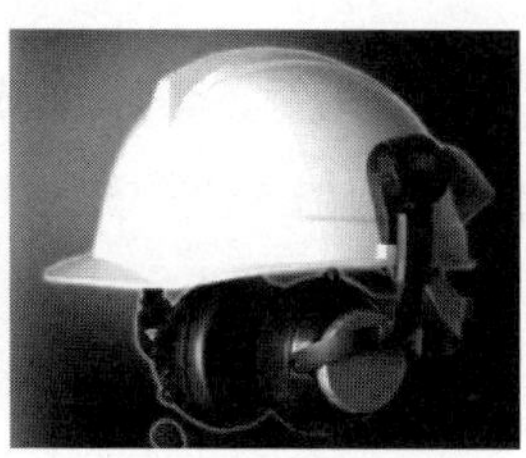

통신용 귀덮개

화학물질과 분진 등에 노출되는 작업

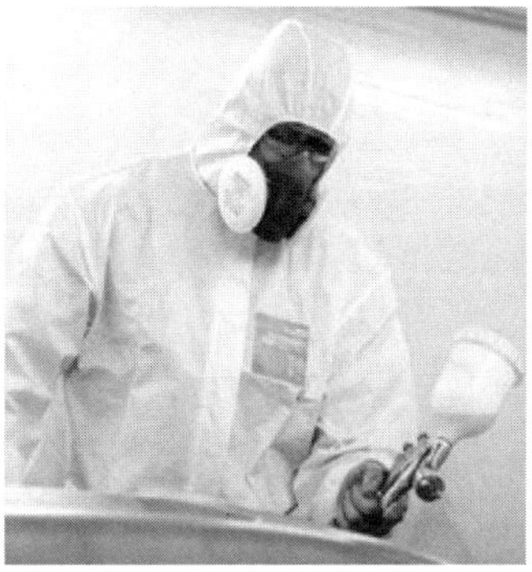

보호복

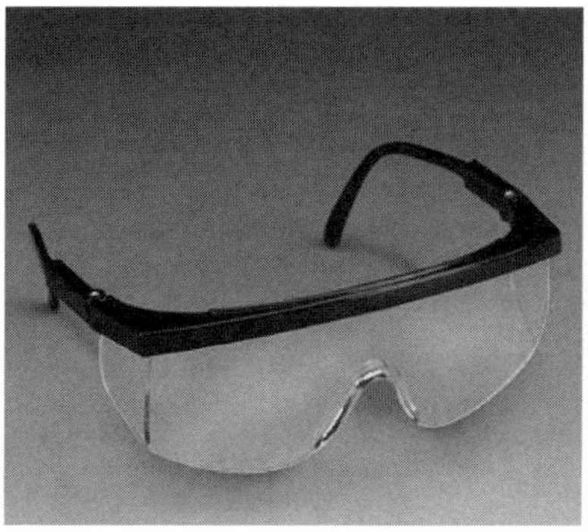

보안경 공업용

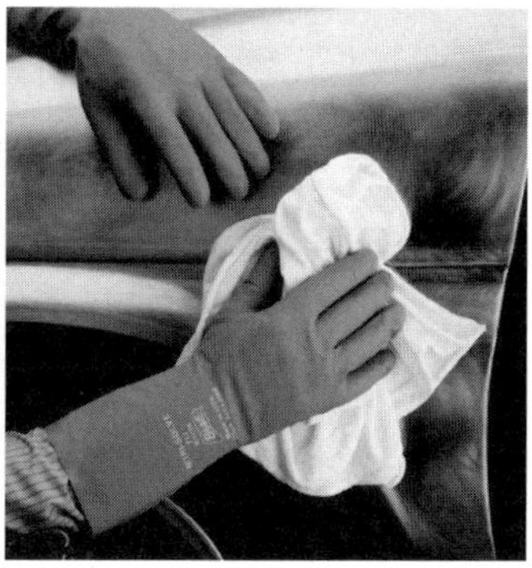

고무장갑

[그림 6-10] 보호구 종류

출처: 3M 홈페이지

보호구의 관리는 작업 내용과 특성, 유해물질을 파악하여 보호구를 선정하고 보호구 사용 및 보관에 관한 교육과 보호구 사용실태를 점검하는 과정이 포함된다.

(5) 알코올 및 약물남용관리

알코올은 약물과 마찬가지로 정확도, 반응속도, 판단력, 미세 근육운동조절과 같은 안전과 관련한 잠재적인 위험요소이다. 운항기술기준에는 규정된 주정음료 등의 사용 등(운항기술기준 8.1.8.4)에 따르면 항공종사자(항공정비사 포함)의 약물 및 주정음료 사용에 대해 규정되어 있으므로 약물 및 주정음료의 사용이 비행안전에 위험요소가 되지 않도록 건강관리 및 증진 차원에서 교육하고 관리해야 한다(제5장 항공기승무원의 건강관리 중 건강증진 활동 참고).

'3. 항공기정비사의 건강문제'에서 언급했지만 항공정비사의 인구학적 특성으로 인한 알코올 섭취 및 흡연 등으로 인한 고지혈, 간기능의 저하 문제는 일반질병으로 이환되지 않도록 평소 건강교육을 실시한다. 건강 교육은 집체 교육뿐만 아니라 순회점검을 통한 개별교육, 사이버 교육, 면담 등 다양한 방법으로 이루어질 수 있다. 단, 비만, 유전적요인, 당뇨, 고지혈 등의 문제가 복합적으로 연결되어 발생할 수 있는 뇌심혈관계 질환 예방을 위해서는 각 작업장별 특성에 맞춘 건강증진 활동이 필요하다. 건강증진 활동에는 알코올 및 흡연, 식사 습관과 같은 개인적인 건강문제부터 근무 환경특성 및 직무 스트레스까지 다양한 요인이 결합되어 있는 만큼 건강증진 프로젝트라는 큰 틀에서 접근하는 것 또한 각각의 건강문제를 개선하는 것 이상으로 의미 있는 활동이 될 수 있다는 것이다.

제3부 건강문제를 가진 대상자 간호

제7장 항공후송의 이해

현대의 제트기는 35,000피트 이상의 상공을 비행하지만 기내 압력은 8,000피트를 넘지 않도록 설계되어 있다. 이와 같은 기내 고도 기준은 50여 년 전에 채택되었다. 당시 탑승객들은 기내 환경 변화로 인한 경미한 산소 저하에 영향을 받지 않을 건강한 승객들이 대부분이었다고 할 수 있다. 기내 고도에서는 동맥혈 내 산소가 103mmHg에서 69mmHg로 저하되고, 산소 포화도는 해발 97% 수준에서 90%로 감소하게 된다. 건강한 승객들은 항공 여행을 잘 견딜 수 있지만, 건강문제가 있는 승객들에게는 기내 환경이 심각한 어려움을 주기도 한다. 국제화, 의료기술의 발달, 항공사의 안전성 향상으로 과거에는 항공 여행을 고려조차 하지 않았던 노인과 질병이 있는 사람들의 항공 여행도 점점 더 증가하고 있다. 실제로 1950년대 연간 3천만 명 수준이었던 항공 여행객수가 근래에는 약 20억 명에 이르는 것으로 조사되고 있다. 이 가운데는 노인과 질병이 있는 사람들의 증가도 포함되며 결과적으로 기내 응급 상황의 발생 가능성은 더 높아진다고 할 수 있다.

기내 응급환자 발생에 대한 이해, 환자 승객이 민항공기에 탑승하기 위한 조건과 절차, 항공사에서 환자 승객에게 제공되는 특별 서비스, 기내 응급환자 발생에 대비하여 탑재되어 있는 의료용품, 기내 응급처치 지침 등을 이해하는 것은 항공간호사뿐만 아니라 임상간호사, 지역사회 간호사들도 기내 환경이 건강 위험요인으로 작용할 수 있는 간호 대상자를 확인하고 이들의 안전한 항공 여행을 위한 의료적 조언과 도움을 제공할 수 있다는 측면에서 중요하다고 할 수 있다.

1. 기내 응급환자 발생과 항공이례

1) 국외

민간 항공기에서 발생한 기내 응급사례의 정확한 발생건수를 파악하는 것은 어렵다. 이는 항공사가 기내 응급사례에 대한 보고의 의무가 없으며, 국가적 또는 국제적 데이터베이스가 없기 때문이다. 기내에서 흔히 발생한 증상은 발생 당시 사례를 어떻게 진단하고 분류하였는가에 따라 차이가 있지만, 실신, 흉통, 위장관계 증상 등이 공통적으로 가장 흔히 발생한 것으로 조사되었다. 그 밖에 외상, 호흡기계증상 및 신경계 증상 또한 빈번히 발생하였다. 일 연구에서는 제한된 자료를 분석한 결과, 미국에 등록된 항공기에 탑승하는 승객 10,000~40,000명당 1건 또는 매일 50~100건 비율로 기내 응급사례가 발생한다고 추정했다. 다른 보고에서 영국 민항공사인 브리티시에어웨이스(British Airways)는 2007년 한 해 동안 31,200건의 기내 응급사례가 발생하였으며, 이 가운데 3,000건은 심각한 상태였다고 했다. 미국 항공우주의학협회(Aerospace Medical Association)는 의사 회원들을 대상으로 1) 민간 항공기에 탑승했을 때 얼마나 자주 승객에 대한 의료적 지원을 요청 받았는지, 2) 추정 진단명이 무엇이었는지 조사하였다. 그 결과 2/3의 의사들이 적어도 한 번 이상 기내 응급처치를 시행한 적이 있다고 응답했다. 이는 약 1,200건에 해당되며 이 중 600건은 심각한 상태라고 했다. 심각한 상태라고 보고했던 사례들을 구체적으로 살펴보면 〈표 7-1〉과 같다. 한편, 국외 항공사와 미국 로스앤젤레스 공항, 미국 시애틀-타코마 국제공항에 도착하는 항공기에서 발생한 기내 응급환자의 발생빈도는 많게는 승객 100만 명당 70명에서 100만 명당 1명으로 차이를 보였다(〈표 7-2〉).

위에서 살펴본 바와 같이 기내 응급 상황 발생은 항공사, 노선 등에 따라 차이가 있지만, 가장 높은 발생 빈도를 보인 것이 승객 10,000명당 1건으로 정도로 기내에서 응급 상황이 발생하는 것, 특히 질환이 심각하거나 사망하는 경우는 비교적 드물다고 할 수 있다.

〈표 7-1〉 기내에서 발생한 심각한 응급사례

기내에서 추정한 진단명	수
실신/의식손실	111
심근경색	92
발작	61
협심증	52
흉통	47
천식	42
저혈당증	31
알코올중독	22
히스테리아/공포	17
울혈성 심부전	16
신장/요로 결석	15
알러지 반응	14
만성 폐쇄성 폐질환	14
심장마비	14
뇌혈관 질환	9
약물 과다복용	8
임신 (출산 3, 유산 4)	7
충수염	7
요로 폐쇄	7
담낭염	5
위장관계 출혈	5
기타	26
총계	622

출처: DeHart, R. L. (2003). Health issues of air travel. *Annual Review of Public Health*, 24, 133-51.

〈표 7-2〉 항공사 및 공항에서 보고된 기내 응급환자 발생빈도

항공사 및 공항(조사 기간)		명 / 승객 100만 명
Qantas Airlines(1982)	Domestic	4.5
	International	1
Air France		7.9
Air Canada(1986-1988)		75
Seattle-Tacoma International airport (1986)		25.3
LAX Airport (1985-1986)		29.8
미국의 일 항공사(1999-2000)		22.8

출처: Delaune, E. F., Lucas, R. H., Illig, P. (2003). In-flight medical events and aircraft diversions: one airline's experience. *Aviation, Space, and Environmental Medicine*,74, 62-68.

기내 응급 상황은 환자의 건강과 생명은 물론 비행안전을 위협하고 다른 승객들에게 많은 불편을 초래하게 된다. 정상적인 운항 절차를 벗어나거나 그에 준하는 이상 사태의 발생을 '운항 이상사태 또는 항공이례(Flight Irregularity)'라 하며, 항공이례에는 중간기착지에 착륙하는 중도하기(Off-load), 예정에 없는 공항에 비상착륙하는 비상착륙(Unscheduled Landing), 기내 사망(Inflight Death)이 포함된다. 특히, 비상착륙의 경우 운항승무원이 비행 계획단계에서 전혀 고려하지 않았던, 경우에 따라서는 착륙 경험이 전혀 없는 낯선 공항에 착륙해야 하기 때문에 비행안전에 큰 부담을 주는 상황이라 할 수 있다. 따라서 기내 응급 상황으로 인한 비상착륙의 빈도 및 주요 발생요인을 분석하는 것은 항공 관계자들의 주요 관심 영역 가운데 하나이다. 기내 의학적 응급 상황으로 인한 항공이례를 조사한 미국의 American Airlines은 1994년 한 해 동안 112건의 비상착륙이 발생하였으며, 이들 모두 탑승 전 항공사 의무부서에 연락하지 않았다고 했다. 의학적 사유로 인한 비상착륙의 빈도를 측정하는 다른 방법은 유상 여객거리(Revenue Passenger Miles)를 사용하고 있다. 1995년 American Airlines은 10억 유상 여객거리당 1.52, Air Canada는 0.90 비율로 비상착륙이 발생하였으며, 심혈관계 질환이 가장 빈번한 원인이었다.[3)]

2) 국내

국내 항공사의 경우에도 국외 항공사와 유사한 기내 응급사례 양상이 보고되고 있다. 일례로 국내 A항공사가 2003년부터 2006년까지 3.5년 동안 기내에서 발생한 응급사례를 객실승무원이 작성한 사고보고서와 의무부서에 보고된 사례 등을 토대로 분석한 결과, 이 기간 동안 총 272건이 발생하였으며 가장 빈번히 발생한 증상은 어지러움, 복통, 실신, 호흡곤란, 흉통 순으로 조사되었다. 이 가운데 비상착륙이 7건, 기내 사망이 3건 발생하였으며 그 원인은 〈표 7-3〉과 같다. A항공사는 1995년부터 1999년 사이에 기내 응급사례가 202건이었던 것과 비교할 때 뚜렷한 증가를 보이는 것이며 특히 호흡곤란, 흉통과 같은 호흡기계와 심혈관계 질환의 발생 빈도가 높아졌다고 했다. American Airlines의 1994년 자료와 같이 총 484건(1993~1999년 202건, 2003~2006년 272건)의 기내 응급사례 가운데 단 1건만 탑승 전 의무부서에 보고된 것으로 조사되어, 기내 응급 상황 발생을 예방하기 위해 탑승 전 의학적 평가와 선별이 중요함을 알 수 있다.

---

3) Revenue Passenger Miles(RPMs)는 항공기, 버스, 기차의 수송을 측정하는 단위로 유상 여행객 수에 여행 거리를 곱해서 산출한다.

〈표 7-3〉 비상착륙과 기내 사망 원인

비상착륙	의식소실	2건
	복통	1건
	흉통	1건
	뇌졸중	1건
	발작	1건
	비출혈	1건
기내 사망	말기암	2건
	심장질환	1건

* 국내 A항공사 기내 응급사례 분석 (2007)

2. 항공여행을 위한 여행인가

1) 여행인가(Medical Clearance)기준

세계보건기구(WHO: World Health Organization)는 다음의 경우 일반적으로 항공 여행이 부적합하다고 권고한다. 그러나 이 목록이 완전하다고 할 수 없으며, 항공 여행의 적합성은 사례별로 검토되어야 한다. 모든 항공사는 각 국가의 법률에 위배되지 않는 범위 내에서 '여행인가(Medical Clearance)' 절차를 갖추고 있어야 한다. 승객의 주치의는 항공 여행과 관련하여 '진단서'를 작성하게 되지만, 항공 여행에 대한 전문성이 없는 경우 비행 중 승객이 경험하게 되는 변화에 대해 충분히 인지하지 못하고 있다. 또한 환자 승객들을 위해 항공사에서 제공할 수 있는 특별 서비스에 대한 정보도 알지 못하는 경우도 많다. 따라서 주치의의 진단서를 참고할 뿐 환자 승객의 탑승 가능 여부와 어떤 도움을 제공해야 하는지는 항공사 의무부서에서 결정하게 된다.

- 48시간 미만의 신생아
- 임신 36주 이상의 임산부(경산부의 경우 32주 이상)
- 안정 시 협심증 또는 흉통
- 급성 전염성 질환
- 잠수 후 감압병
- 출혈, 외상 또는 감염으로 인한 두개 내 압력 상승
- 부비동, 귀, 코의 감염, 특히 이관이 막힌 경우
- 최근의 심근생경 또는 뇌졸중(질환의 심각성과 여행 기간에 따라 경과 기간을 결정)

- 최근의 수술이나 상해로 인해 공기나 가스가 있을 수 있는 경우, 특히 복부 외상, 위장관계 수술, 안면두개 및 안구 상해, 뇌수술, 눈을 관통하는 눈 수술 등
- 심한 만성 호흡기 질환, 휴식 시 숨참, 해결되지 않은 기흉
- 겸상적혈구 빈혈
- 정신 질환, 완전히 조절되는 경우는 제외

출처: World Health Organization (2010). International Travel and Health.

국제 항공운송협회(IATA: International Air Transport Association)는 '거동이 불편한 승객'을 신체적인 결함(운동기능, 감각기능), 지적 능력의 결함, 연령, 질병 또는 기타 요인 등으로 인한 장애로 인해 거동이 불편한 사람으로 다른 승객에게 제공된 도움 이상이 필요한 승객이라고 정의하고 있으며, 다음 승객의 경우 항공사 의무부서로부터 여행인가가 요구된다고 권고하고 있다.

- 전염성 질환을 앓고 있는 경우
- 다른 승객들에게 위협이 되거나 불쾌감을 줄 수 있는 신체적 상태 또는 행동을 하는 경우
- 비행안전이나 정시성에 잠재적 위험이 된다고 여겨지는 경우
- 스스로를 돌볼 수 없고 특별한 도움을 필요로 하는 경우
- 비행 환경에 의해 악화될 수 있는 의학적 상태를 가지고 있는 경우

위의 분류에 속하지 않는 승객들은 일반적으로 여행인가가 필요하지 않지만 의문이 있을 때는 의학적 조언을 요청해야 하며, 항공사는 의학적인 사유로 항공 여행에 적합하지 않은 승객을 거부할 수 있다. 항공 여행에 의해 영향을 받을 수 있는 대표적인 질환들에 대한 IATA의 여행인가 기준을 〈표 7-4〉에서 살펴볼 수 있다. 기타 혈당조절을 위해 인슐린 주사기의 기내 반입이 필요한 경우, 인공심박동기, 인슐린펌프 등의 의료장비를 체내에 삽입한 승객의 경우, 현재 상태가 안정적이고 관련 증상이나 합병증이 없으면 항공 여행에 제한이 없지만, 공항에서의 보완 검색 통과를 위하여 항공사에 의사소견서를 제출하여야 한다.

〈표 7-4〉 IATA의 탑승기준

진단명	탑승불가	의사의 자문이 필요한 경우	특수예약부서에서 결정할 수 있는 경우	기타
심혈관계 및 기타 순환기계 질환				
협심증	불안정형 협심증 (Unstable Angina)		-약물로 조절됨 -휴식 시 협심증 없음	

심근경색	최근 6일 이내		합병증을 수반하지 않은 경우 7일 경과 (합병증이 있는 경우에는 합병증을 치유한 날로부터 계산함)	복합적 증상을 가진 경우 안정되었을 때
심부전	조절되지 않는 심부전		조절되고 안정된 심부전	경계에 있는 경우 의사 동반
폐부종	해결되지 않음 (Unresolved)		폐부종이 해결됨	심근경색의 기준을 따름
심장 수술	9일 이하	최근 transposition, 심방중격결손 (ASD: Atrial Septal Defect) 심실중격결손 (VSD: Ventricular Septal Defect), 심장이식 등이 있었던 경우	10-21일 (CABG와 판막수술)	심방중격결손 (ASD : Atrial Septal Defect) 심실중격결손 (VSD: Ventricular Septal Defect)
심장 조영술	24시간 미만		24시간 이상	
스텐트를 사용 또는 사용하지 않은 관상동맥 형성술 (Angioplasty)	2일 미만		3일 이상	
하지의 혈전 정맥염	진행중인 경우		해결됨	경구용 항응고제 사용으로 안정됨
DVT/폐 색전증	발생 4일 이내		항응고요법으로 안정적이며 실내 (Room Air)에서 PaO2가 정상	
혈액 질환				
빈혈	만성 질환이 원인이 아니면서 헤모글로빈 8.5g/dl 미만	산소를 공급할 경우 고려할 수 있음	헤모글로빈 8.5g/dl 이상	급성 빈혈의 경우, 마지막 실혈 후 24시간 이상 경과한 후 헤모글로빈 수치를 확인해야 함
겸상 적혈구 빈혈증(Sickle Cell Anemia)	최근 9일 내 Sickling Crisis		10일 이상	항상 산소를 공급해야 함
이상 혈색소증			이상 혈색소증을 제외한 건강상태가 양호한 경우	예) 지중해 빈혈 (Thalassaemia)

호흡기계 질환				
기흉과 혈기흉	완전히 팽창 후 6일 미만		-완전히 팽창한 후 7-14일 경과했으며 의사나 간호사가 동반 -즉시 비행하는 경우는 "Heimlich Type" Drain을 가지고 의사 또는 간호사가 동반	
흉부 수술	13일 미만		회복 시 합병증 없이 14일 이상	예) 폐엽절제술(Lobectomy) 늑막절제술(Pleurectomy), 개흉술(Open Lung Surgery)
폐렴	증상이 있음		-완전히 회복됨 -X선 징후가 지속될 경우에는 증상이 없어야 함	
만성폐색성폐질환(COPD), 폐기종, 폐 섬유증, 흉막 삼출, 혈흉 등	-산소를 사용하는 상태에서도 청색증이 있음 -최근의 악화된 상태가 회복되지 않음	산소를 사용하고 있는 상태에서 PO2<55mmHg이고 안정적	-호흡곤란이나 산소의 추가사용 없이 50m 이상 걸을 수 있음 -최근의 악화된 상태가 완전히 회복됨	비행 중 산소사용이 필요할 수 있음. 일반적으로 50m를 숨차지 않고 걸을 수 있고 산소를 사용하지 않는다면 비행 중 산소사용이 불필요함
중추신경계 질환				
일과성뇌하형발작(TIA: Transient Ischemic Attack)	2일 미만		안정화되면 여행 가능	
뇌졸중(CVA: Cerebrovassular Accident)	4일 이하		-5-10일: 간호사를 동반하며 상태가 안정적 또는 호전되는 경우 -뇌졸중 후 처음 2주 이내에 여행을 할 경우에는 산소를 사용해야 함	합병증을 수반하지 않고 회복된 경우에는 간호사를 동반하지 않아도 됨
대발작(Grand Mal Fit)	24시간 미만		24시간 이상: 전반적으로 잘 조절되고 있는 경우	

두개 수술	9일 이하	각 사례별로 수술에 따라 결정	10일 이상 경과되었고 두개내 공기가 없음	
위장관계 질환				
위장관 출혈	출혈 후 24시간 미만	음주와 관련된 출혈	- 10일 이상 - 1-9일: 지혈이 되었다는 명백한 증거가 있는 경우 - 헤모글로빈은 빈혈 기준을 따름	10일 이내에 비행을 할 경우에는 내시경 또는 치유에 대한 명백한 증거(예: Hb 수치가 계속 증가됨)가 요구됨
중대한 복부 수술	9일 이하	합병증을 수반한 경우에는 10일 이상	합병증을 수반하지 않은 경우: 10일 이상	예) 장절제술, (개복) 자궁적출술, 신장 수술 등
충수절제술	4일 이하		합병증을 수반하지 않은 경우: 5일 이상	
복강경 수술	4일 이하		합병증을 수반하지 않은 경우: 5일 이상	예: 담낭 절제술
복강경 검사	24시간 미만		가스가 흡수된 경우: 24시간 이상	
이비인후과 질환				
중이염과 부비강염	급성 질환 또는 유스타키오관의 기능 상실 동반		귀 막힘이 없음	
중이 수술	9일 이하	중이 등골절제술	10일 이상	
편도선 절제술	6일 이하		7일 이상	
턱이 철사로 묶여는 경우 (Wired Jaw)	동반자 없음		- 동반자가 절단기를 준비함 - 스스로 즉각적으로 철사를 제거할 수 있음	
정신 질환				
급성 정신 질환 (예, 조증, 정신분열증, 약물 복용 등)	불안정한 경우	병원간 이송—7일간 불안정했던 경우	7일간 안정적이었으며 의사 and/or 정신과 간호사 동반	항공 여행으로 인한 스트레스 등을 고려할 때 2명의 동반자가 적절함
만성 정신 질환	비행 중 악화될 수 있는 중대한 위험이 있는 경우			
안과 질환				
안구 관통상	6일 이하		7일 이상	안구 내 모든 가스는 반드시 흡수되었어야 함

안구 내 수술 (Intra-ocular Surgery)	6일 이하		7일 이상	안구 내 모든 가스는 6주 내에 흡수됨. 안과 전문의로부터 항공 여행에 대한 소견서를 받아야 함
백내장 수술	24시간 미만		24시간 이상	
각막 레이저 수술	24시간 미만		24시간 이상	
임신				
합병증을 수반하지 않은 초산부	36주 이상		28주 이상의 경우 주치의 소견서 필요함	
합병증을 수반하지 않은 경산부	32주 이상		28주 이상의 경우 주치의 소견서 필요함	
합병증을 동반한 임신		개별 사례에 따라 결정		
유산(절박유산 또는 완전유산)	출혈을 동반한 경우		안정된 경우에는 출혈이 없고 24시간 이상 통증이 없어야 함	
신생아				
신생아	생후 48시간 미만	인큐베이터 +/-인공호흡기 사례		건강한 아이는 48시간 후부터 비행할 수 있으나 7일 이후를 권고함
외상				
전체 석고 붕대 (2시간 이하의 비행)	상해 후 24시간 미만		- 24시간 이상 - 만약 석고 붕대가 2개의 조각으로 된 것이라면 더 빠른 시간에 탑승 가능 (만약 상처치료는 24시간 이상이 경과되었지만, 석고 붕대를 그 이후에 한 것이라면 이 기준을 적용할 필요 없음)	대퇴/골반 부위의 경우, 빈혈 기준(예: 헤모글로빈 8.5 이상)도 충족해야 함
전체 석고 붕대 (2시간 이상의 비행)	상해 후 48시간 미만		- 48시간 이상 - 만약 석고 붕대가 2개의 조각으로 된 것이라면 더 빠른 시간에 탑승 가능 (만약 상처치료는	대퇴/골반 부위의 경우, 빈혈 기준(예: 헤모글로빈 8.5 이상)도 충족해야 함

			48시간 이상이 경과되었지만, 석고 붕대를 그 이후에 한 것이라면이 기준을 적용할 필요 없음)	
화상	쇼크 상태이거나 광범위한 감염이 있음		상태가 안정적이고 양호함	
인공호흡기		심각한 질병 상태인 경우 항공사의 의료 자문가의 상세한 검토 후 탑승 허가	장기간 안정적으로 인공호흡기만 사용하고 있음	

출처: IATA Medical Manual (2010)

2) 여행인가(Medical Clearance) 절차

항공사는 사업상, 휴가 또는 전문적인 치료를 받기 위한 목적 등으로 항공 여행을 하는 '거동이 불편한 승객'을 돕기 위해 별도의 부서나 직원을 배치하여 서비스를 제공하고 있다. [그림 7-1]은 영국 British Airways 홈페이지에 게시된 안내문이다. 이곳에는 승객의 항공 여행인가를 담당하는 부서에서 매월 650건의 여행인가를 발급하고 있으며, 승객, 주치의 또는 관련 의료인들에게 비행 적합성에 대한 조언을 제공해 준다고 소개하고 있다. 국내 항공사도 회사 홈페이지에 〈의료 도움이 필요한 고객〉으로 분류하여 거동이 불편한 승객을 위해 제공되는 항공사의 특별 서비스와 탑승에 필요한 절차 등을 자세히 안내하고 있다.

Passenger Medical Clearance Unit (PMCU) contact details

If you are flying with us and you have a condition that may affect you in-flight, please contact the PMCU. The PMCU deals with over 650 medical clearance cases every month and will be able to advise you, your doctor or other healthcare professionals about your fitness to fly.

Medical clearance is only considered upon receipt of the medical information (or MEDIF) forms. Please fill in part 1 yourself and ask your doctor to fill in parts 2 and 3.

> Download the MEDIF form parts 1, 2 and 3 (PDF - 650KB)

[그림 7-1] British Airways 항공사의 여행인가에 관한 안내

(1) 항공사에서 사용하는 양식

① 거동이 불편한 승객을 위한 항공사 양식

거동이 불편한 승객을 관리하기 위해 항공사에서 사용하는 양식을 'MEDIF'(Medical Information Form)라 하며 이는 항공 여행을 위해 승객의 건강 상태에 대한 정보를 제공하기 위해 사용된다. 이 양식은 특별한 도움이 필요한 승객을 위한 Part 1과 여행인가가 필요한 승객을 위한 Part 2양식으로 구성되어 있다. 국내 일 항공사에서 사용하고 있는 MEDIF 양식은 다음과 같다.

- 특수 고객 운송신청서(Part 1): 여행사 또는 항공권 판매지점에서 작성하며, 승객의 여정과 필요한 특별한 도움 내용을 기록하도록 되어 있다. 이 질문에 대한 응답 내용에 따라 항공사로부터 여행인가가 필요한지 결정하게 된다([그림 7-2]).
- 항공 여행을 위한 의사소견서(Part 2): 주치의가 작성하며, 승객에 대한 의료 정보와 의사가 권고한 특별한 준비사항 등을 기재한다. 단순히 진단명과 항공 여행에 적합하다고 기입하는 것이 아니라 정확하고 사실적인 정보를 제공하는 것이 중요하다. 또한 항공사 의료부서에서는 비행 중 정확히 어떤 간호가 필요한지 확인하는 것이 매우 중요하다. 이 양식에 기록된 모든 의료 정보는 엄격히 비밀이 보장되어야 한다([그림 7-3]).

② 거동이 불편한 빈번한 항공 여행 승객을 위한 카드

만약 거동이 불편한 승객이 빈번한 항공 여행자이며 최초 여행인가 시 안정적인 상태라고 확인되었다면, 항공사는 빈번한 항공 여행 승객을 위한 카드인 FREMEC(Frequent Travelers Medical Card)를 발급할 수 있다.

이것은 매 여행마다 여행인가를 받아야 하는 번거로움을 피하기 위함이며, FREMEC은 대개 다른 항공사들에서도 통용된다고 알려져 있다. 하지만 얼마나 많은 승객들이 FREMEC을 발급받고 있는지 공개한 자료가 없다.

PART 1 특수 고객 운송 신청서

CTP-002 다음 질문에 대해 '예' 또는 '아니오' 난에 X표시 하여 주시기 바랍니다. **ASIANA AIRLINES**

A 승객 인적 사항 (이름, 성별, 나이, 연락처)

B 여행 계획 및 일정 (여행일, 목적지, 연결 항공기 예약여부) *타 항공기로 연결 시에는 충분한 연결 시간을 고려해야 합니다.

C 병명 또는 현재 상태

D 스트레처 (Stretcher, 들것) 장착이 필요합니까?
- ☐ 아니요
- ☐ 예 (반드시 동반인이 필요합니다. 스트레처 사용 시 추가 비용이 발생 될 수 있습니다)

E 동반인 인적 사항 (이름, 성별, 나이, 연락처, 전문 자격 소지 여부, 승객 여정과 다른 여행 구간) *만일 시각장애우 또는 청각장애우가 훈련된 안내견을 동반하는 경우 그 내용을 서술하여 주십시오.

F 휠체어 사용이 필요합니까?
- ☐ 아니요
- ☐ 예 (F1 문항으로)

F1	본인의 휠체어입니까?	☐ 아니요 ☐ 예 (F2 문항으로)
F2	접을 수 있습니까?	☐ 아니요 (F3 문항으로) ☐ 예 (F3 문항으로)
F3	전동휠체어 입니까?	☐ 아니요 ☐ 예 (F4 문항으로)
F4	수액전지를 이용합니까?	☐ 아니요 ☐ 예 (수액전지를 장착한 휠체어는 수하물로 운송할 수 없으며 항공사에서 요구하는 별도 조건에 부합되는 경우에만 항공기에 탑재가 가능합니다)

G 앰뷸런스가 필요합니까?
- ☐ 아니요
- ☐ 예 (앰뷸런스는 손님께서 준비하여야 하며, 관련 정보를 예약 시 알려주셔야 합니다)

H 공항에서 다른 준비사항이 필요합니까?
- ☐ 아니요
- ☐ 예 (아래의 각 항목에 다음 사항을 포함하여 구체적으로 작성하여 주십시오)

H1	출발 공항에서 준비사항	☐ 아니요 ☐ 예 (구체적인 사항을 기록하여 주십시오)
H2	연결 공항에서 준비사항	☐ 아니요 ☐ 예 (구체적인 사항을 기록하여 주십시오)
H3	도착 공항에서 준비사항	☐ 아니요 ☐ 예 (구체적인 사항을 기록하여 주십시오)
H4	기타 요구사항	☐ 아니요 ☐ 예 (구체적인 사항을 기록하여 주십시오)

K 비행 시 다른 준비사항이 필요합니까?
(특별기내식, 특정좌석, 추가좌석, 산소 등의 특수장비)
- ☐ 아니요
- ☐ 예 (다음의 사항을 포함하여 구체적으로 기록하여 주십시오. (가) 요청 구간, (나) 비용 지불 주체
산소와 같은 특수 장비가 필요할 경우 (PART2 의사소견서) 작성이 필요하며, 추가 비용이 발생될 수 있습니다)

L 승객이 FREQUENT TRAVELLER'S MEDICAL CARD (FREMEC)를 소지하고 있습니까?
- ☐ 아니요
- ☐ 예 (아래 표를 작성하여 주십시오)

FREMEC	FREMEC No	Issued by	Valid until	Sex/Age
Incapacitation				
Limitation				

본인은 항공사에서 본인의 항공운송 적합 여부를 판단하기 위해 요청하는 정보를 ____________ (주치의 성명)께서 제공하는 것을 승낙하며, 이와 관련된 의사의 업무상 비밀유지 의무를 면제하며, 진료 비용은 본인의 부담으로 함에 동의합니다.
본인의 운송요청이 받아들여지는 경우 본인에 대한 항공운송은 항공사의 운송약관 및 규정의 적용을 받으며, 동 약관 및 규정에서 규정한 범위를 초과하는 여하한 책임도 항공사에 묻지 않겠습니다. 또한 항공운송으로 인해 항공기 탑승 시나 탑승 중 혹은 탑승 후에 건강 상 유해한 결과가 발생한다 하더라도 항공사, 항공사 직원, 보조자 및 대리인에게 일체의 책임을 묻지 않겠습니다. 또한 본인의 항공운송과 관련하여 발생된 별도의 지출이나 비용에 대해서 항공사에 변제 할 것을 서약합니다. (대리인에 의해 작성된 경우에는 승객과의 관계를 확인할 수 있는 자료 제출이 필요합니다.)

작성장소	작성일	승객서명 (인)

[그림 7-2] MEDIF양식-특수 고객 운송 신청서

PART2 항공여행을 위한 의사소견서

CTP-002 다음 질문에 대해 '예' 또는 '아니오' 난에 X표시 하여 주시기 바랍니다.

ASIANA AIRLINES

담당의사께서 직접 작성하여 주시기 바랍니다. 이 양식은 PART1과 함께 항공사 의료팀이 병약승객에 대한 항공여행 적합여부를 판단하는데 필요한 정보를 얻기 위한 것입니다. 승객의 의학적 상태가 항공여행에 적합하다고 판단되면 아래의 의학적 정보들은 승객의 안전하고 편안한 후송에 많은 도움이 될 것입니다. 병약승객의 담당의사께서는 아래의 모든 질문에 대하여 빠짐 없이 답하여 주시기 바랍니다.
정자체 또는 타자체로 작성해 주시면 감사하겠습니다.

A 환자의 인적 사항 (이름, 성별, 나이) 홍길동 (남자 / 35세)

B 담당의사의 인적 사항 (이름, 주소, 병원전화번호, 자택전화번호)
이주완 XX병원 02-XXX-XXXX

C 의학적 자료 진단명과 현재의 의학적 상태를 구체적으로 설명해 주십시오. (VITAL SIGNS 포함)

L3-4 Fx. (TA)
BP : 120/80mmhg, HR : 56회/min, BT : 36.7 'C RR : 20회/min
현재 안정적 상태로 스트레처 이용하여 비행가능함

	발병일 2007.1.1 / 진단일 2007.1.1
D 항공 여행에 대한 예후	[V] Good [ ] Moderate [ ] Poor
E 항공후송으로 인한 상태의 악화 가능성	없음
F 전염성 또는 유행성 질병입니까?	[V] 아니요 [ ] 예 (구체적인 사항을 기록하여 주십시오)
G 환자의 상태가 다른 승객에게 불쾌감을 일으킬 수 있습니까? (악취,외모,행동)	[V] 아니요 [ ] 예 (구체적인 사항을 기록하여 주십시오)
H 필요한 경우에 환자는 좌석 등 받침을 바로 세운 상태로 좌석을 이용할 수 있습니까?	[V] 아니요 [ ] 예
I 환자는 다른 사람의 도움이 없이 비행 중 자신을 돌볼 수 있습니까? (식사,화장실 사용 등)	[V] 아니요 (구체적으로 어떤 도움이 필요한지 기록하여 주십시오) [ ] 예
J 만일 동반자가 필요하다면 PART 1, E항에서 보호자가 기술한 동반자 내용에 만족하십니까?	[ ] 아니요 (의료인 동반이 필요합니까? [ ] 의사, [ ] 간호사) [V] 예 의사동반예정
K 비행 중 산소의 사용이 필요합니까? (성인용 일반 산소마스크만 제공 가능합니다)	[ ] 아니요 [V] 예 (사용량 [ ] 2L/min, [ ] 4L/min | 지속하여 사용합니까? [ ] 아니오, [ ] 예)
L 환자 자신이 복용할 수 있는 약물 이 외에 다른 약물 (정맥 또는 근육주사)*, 인공영양*, RESPIRATOR, INCUBATOR등의 특수장비** 가 필요합니까?	L1 공항에서 (지상): [V] 아니요 / [ ] 예 (구체적인 사항을 기록하여 주십시오) L2 비행 중 (기내): [V] 아니요 / [ ] 예 (구체적인 사항을 기록하여 주십시오)
M 환자에게 입원이 필요합니까?	M1 연결지점에서: [V] 아니요 / [ ] 예 (구체적인 사항을 기록하여 주십시오) M2 목적지 도착 후: [ ] 아니요 / [V] 예 (구체적인 사항을 기록하여 주십시오)
N 환자의 안전하고 편안한 후송을 위하여 기타 주의할 사항이 있습니까?	[V] 아니요 [ ] 예 (구체적인 사항을 기록하여 주십시오)

O 주치의께서 계획한 별도의 준비사항이 있다면 무엇입니까?
후송중 추가 손상 예방을 위해 주의 요합니다.

(주) *객실 승무원은 특정승객에 대하여 일반승객의 서비스에 지장을 줄 수 있는 특별한 도움을 줄 수 없으며 교육받은 기본적인 응급처치 외에 주사나 약물투여 같은 의료 행위는 할 수 없습니다.
** 후송에 관련된 특수 장비는 환자측에서 베터리타입으로 준비하여야 합니다. 다만 산소와 간이침대는 항공사에서 준비하되 이에 소요되는 비용은 환자측에서 부담하여야 합니다

작성장소 XX병원	작성일	주치의 서명 이주완 (인)

[그림 7-3] MEDIF양식-항공 여행을 위한 의사소견서

(2) 항공사의 여행인가 절차

각 항공사마다 관련 규정에 맞는 여행인가 절차를 가지고 있다. IATA에서 제시하고 있는 절차 및 국내 항공사의 환자 승객 여행인가 절차기준에 따르면 아래와 같다.

승객 또는 여행사	• 예약을 위해 항공사의 예약부서에 연락한다 • 의료적인 문제가 있음을 예약부서에 고지한다.
예약부서	• 특수 예약부서로 전화를 연결한다.
특수 예약부서	• 예약에 필요한 일반적인 정보를 수집한 후, 승객 또는 여행사측에 보다 자세한 의료정보를 얻기 위해 주치의에게 연락할 것임을 알리고 이 내용을 주치의에게 전달하도록 한다. • 주치의에게 팩스로 MEDIF 또는 항공사 여행인가 양식을 전송하여 주치의가 작성한 후 보내줄 것을 요청한다. 만약 승객이 지불해야 하는 비용이 있다면 양식에 이를 구체적으로 기입한다. • 양식을 회신 받은 후, 정해진 기준을 충족하는 경우에는 여행 인가를 할 수 있다. 그렇지 않은 경우는 의료부서로 전달하여 승인을 받는다.
의료부서	• 여행 인가, 거부 또는 결정을 위해 추가 정보가 필요한 경우에는 주치의와 연락한다 • 의료부서의 결정내용(Medical Authorization)–여행인가 여부, 필요한 특별서비스, 기타 승객의 안전과 비행 안전을 위해 필요한 준비사항 등을 명시–을 관련부서(특수예약, 출발지 공항지점 등)에 전달한다.
특수 예약부서	• 휠체어, 산소, 간이침대 등의 특별한 서비스가 필요한 경우, 이러한 서비스를 담당하는 부서(예: 정비부서, 출발지 공항지점 등)와 확인 한후 최종 탑승결정(Final Authorization)을 관련부서에 전달한다. • 승객이나 여행사에게 결정 사항을 전달한다. • 승객의 기록에는 여행인가를 받았다는 것과 특별한 요구사항들이 있다면 이에 대한 것을 구체적으로 명시해야 한다.
공항지점	• 승객의 탑승에 필요한 공항수속 절차를 확인한다 (국제선의 경우, CIQ). 특히 구급차를 이용하여 공항 활주로에서 탑승해야 하는 승객의 경우, 구급차량 및 운전자에 대한 정보를 확인하여 공항당국에 필요한 사전절차를 밟는다.

항공사의 여행인가 절차에서 각 관련 부서간의 의사소통은 전화, 이메일, 전문 등의 방법을 사용한다. 특히 의료부서의 결정 내용(Medical Authorization), 특수예약부서의 최종 탑승결정(Final Authorization), 출 · 도착 공항지점의 탑승 및 하기에 대한 의사소통은 주로 전문을 통해 이루어지고 있다. 환자 승객의 여정에 여러 항공사를 이용하게 될 경우에는 처음 예약을 받은 항공사의 예약부서에서 관련되는 각 항공사들에 연락을 취한다. 승객의 예약 정보(PNR, Passenger Name Record)에는 관련 공항에서 제공되어야 하는 특별한 준비사항들에 대한 모든 자세한 정보가 포함되어야 한다. 휠체어, 산소, 간이침대를 제외한 모든 의료용품과 병원, 구급차 등의 준비는 승객 또는 주치의가 해야 한다.

〈의료부서에서 발송하는 의학적 의사결정(Medical Authorization) 전문의 예〉

```
1. QD SELCQOZ GMPKKOZ CJUKKOZ SELUCOZ SELOCOZ SELTPOZ
   SELOAOZ SELOBOZ SELODOZ SELOFOZ ICNOSOZ GMPOROZ GMPCDOZ GMPJJOZ GMPGHOZ
   SELMCOZ SELMIOZ ICNNZOZ
2. ICNNZOZ 073803MAR 0206C3
3. RE//RPA WCHC*OXGN PAX//HONG/GILDONG (M/56) MEDA AUTH CN
4. ITN: OZ8981/4MAR GMP/CJU
5. DIGN: LUNG CANCER
6. AA MED ACPTD UNDR ATTDNT ACMPNY
7. BB PREPARE ALL MEDICATION BESIDE PAX
8. CC OA OXGN BOTTLE(4L/MIN, CONTINUOUS)
9. DD PLZ HNDL WZ CARE N BRF C/A B4 FLT
10. **** ATTNT RPA N UC ****
   -WHEN PAX S/U, PLZ CHK CONDITON
    (BREATHE, APPEARANCE, PAIN ETC)
   -PAX NEED OTHER TYPE MASK FOR OXGN SUPPLY, MUST PREPARE
    (NASAL PRONG)
11. B/RGDS NZZ//
```

*실제 전문에는 번호가 없으며 설명을 위해 부여된 것이다.

1. 전문을 받을 부서(QD라고 기입한 후 해당 부서의 코드를 입력한다)
2. 전문을 발송하는 부서와 발송일(마침표를 찍은 후 발송부서 코드와 날짜를 입력한다)
3. 주요 서비스 요청 내용(휠체어, 간이침대 등), 승객의 인적 사항, 의사결정 내용
4. 승객의 여정(편명, 탑승일, 비행 구간)
5. 승객의 주요 건강문제
6. 의학적 의사결정 내용(예: 보호자 동반을 조건으로 탑승 가능)
7. 탑승을 위해 필요한 준비사항
8. 산소통 탑재수량, 산소 공급량 및 유형 등에 대한 정보(예: 1개의 산소통을 탑재하며, 승객에게 분당 4L로 비행 중 계속 공급되어야 한다. OA는 1개, OB는 2개의 산소통을 의미한다).
9. 승객 탑승 및 비행 시 주의사항
10. 환자 승객 담당자 및 객실승무원의 주의사항
11. 전문 발송자의 이름

(3) 특별 서비스

충분한 여유를 두고 사전에 요청하게 되며 다음의 특별 서비스를 항공사로부터 제공받을 수 있다. 서비스의 종류에 따라 추가 요금이 부과되기도 한다. 기내 탑재된 의료장비는 반드시 예상치 못했던 응급 상황에 사용하기 위해 탑재되어야 한다.

a) 특별식이(당뇨식, 저염식, 저콜레스테롤식 등)

b) 휠체어(공항 건물 내 사용, 기내 탑재용)

건강상의 이유나 고령으로 인하여 거동이 불편한 승객에게 휠체어, 전동차, 전동휠체어를 제공하며 탑승수속, 출국수속 등을 도와준다.

c) 특별좌석(화장실 주위 배치 등)

d) 산소

산소와 산소용기는 폭발 및 인화성 물질로 분류되어 기내 휴대품으로 반입이 제한되어 있다. 심한 빈혈, 심혈관계나 호흡기계 질환 등을 가진 승객과 같이 기내에서 산소 공급이 필요한 승객은 항공사에서 제공하는 의료용 산소를 사용하게 된다. 이와 같이 기내에서 산소 공급이 필요한 승객은 비행 전 항공사의 여행인가 절차에 따라 MEDIF(항공 여행을 위한 의사소견서)를 항공사에 제출하여야 한다. 항공사 의무부서는 절차에 따라 승객의 상태를 확인하고 항공 여행 중 필요한 산소 양을 산출하여 관련 부서에 결정 내용(Medical Authorization)을 전송하여 산소 탑재를 준비하도록 한다. 항공사에서 보유하고 있는 의료용 산소량이 제한되어 있기 때문에 승객은 출발 전 충분한 여유를 가지고 예약하도록 한다.

e) 항공간이침대

승객의 건강상태가 앉은 자세(Upright Position)로 여행을 할 수 없는 경우 기내 탑재용 간이침대를 사용해야 한다. 앉은 자세로 여행이 불가한 승객은 일반적으로 의학적 상태가 심각한 경우이기 때문에 항공사에서는 반드시 사전에 여행인가를 받도록 하고 있고 있으며, 원활한 준비를 위해 출발 전 충분한 여유를 두고(대개 최소 출발 72시간 전) 사전 예약을 하도록 안내하고 있다. 또한 간이침대를 사용해야 하는 승객은 반드시 보호자를 동반해야 한다. 간이침대를 설치하기 위해서는 여러 개의 좌석을 사용해야 하기 때문에, 간이침대를 사용하는 승객은 일반석 편도 요금의 6배를 지불해야 한다.

f) 리프팅 서비스

항공간이침대를 사용해야 하는 승객과 같이 항공기 탑승을 위해 계단을 오르내릴 수 없는 경우, 리프팅 차량에 간이침대에 있는 승객을 옮긴 후 차량에 설치되어 있는 리프팅 장치를 이용하여 항공기에 탑승 및 하기하게 된다.

g) 기타 13세 미만의 비동반 소아, 노령으로 지체가 부자유스러운 승객의 탑승과 출국수속을 도와준다.

3. 항공사의 기내 응급 상황 대처

항공사에서는 기내에서 발생할 수 있는 의학적 응급 상황에 대처하기 위하여 구급의료용품(First Aid Kit), 비상의료용구(Medical Response Kits), 훈련된 객실승무원, 지상의 의료진과의 통신, 자동심실제세동기, 원격진료 등을 관할 국가의 법률 및 회사 규정에 따라 제공하고 있다. 이 범위의 응급처치를 벗어나는 상황에 대해서는 항공사는 승객의 의료 담당자가 아니며, 항공사와 승객은 의사와 환자의 관계가 아니라는 것이다. 따라서 항공 여행과 관련된 의학적 이슈에 대한 것은 여행 전에 주치의와 상의해야 한다.

IATA는 항공사는 기내 응급사례 발생 시 어떤 정보들을 기록해야 하는지 규정을 수립해야 하며, 아래의 사항들을 참조하도록 조언한다.

- 사고 보고를 위한 명확하고 표준화된 양식
- 책임 소재를 파악하고 사고 보고 및 사고 관리 과정에 포함시킴
- 일정 기간 동안 발생한 사고 횟수 및 유형
- 조치를 취해야 하는 상황 규명
- 어떤 조치를 취해야 하는지 확인하고 의사소통
- 의료품, 기구 및 훈련 프로그램이 발생하는 사고의 유형에 대비하여 적절한지 확인할 수 있는 절차

1) 기내 의료용품 및 기기 탑재

(1) 구급함과 의료용품

기내에 탑재되는 의료용품이나 약품, 객실승무원에게 제공되어야 하는 응급처치훈련에 대한 국제 기준은 없다.

역사적으로 민간 항공 여행이 도입된 초기에는 객실승무원의 자격으로 간호사가 요구되

었다. 현재 대부분의 항공사들은 객실승무원을 대상으로 초기 훈련과 재훈련 과정을 통해 응급처치훈련을 실시하고 있다. 이는 객실승무원이 응급처치를 위해 기내 구급함을 효과적으로 사용하고, 기내에서 의료적 도움을 제공할 수 있는 자가 구급함을 사용할 경우 도울 수 있어야 하기 때문이다.

기내 탑재 구급함과 관련된 미국의 역사적인 변화를 살펴보면 아래와 같다.

- 1986년: 민항공기에 비상의료용구(Medical Kit)의 탑재 의무화
- 1994년: 의료용 장갑(Protective Gloves) 탑재 의무화
- 1996년: 20-30인승 항공기에 구급의료용품(First Aid Kit) 외에 비상의료용구 탑재 의무화
- 1998년: 미 의회에서 Aviation Medical Assistance Act를 제정하고, 미국 연방항공청(Federal Aviation Administration, 이하 FAA)으로 하여금 승무원 훈련 및 응급 의료용품의 수정을 검토하도록 지시
- 2000년: FAA에서 Notice for Proposed Rulemaking 발행
- 2001년: 2004년까지 모든 항공사는 새로 개정된 법률에 따라 구급의료용품, 비상의료용구, AED 탑재 의무화
- 모든 항공기는 승객 좌석 수에 따라 1에서 4개까지 구급의료용품 탑재
  객실승무원이 탑승하는 모든 항공기에 비상의료용구 탑재
  객실승무원이 탑승하고 유류 하중이 7,500파운드 이상의 항공기에는 AED 탑재

최근 몇 년 동안, 기내 비상 의료품목이 지속적으로 개선되면서 빈번하게 발생하는 질환이나 응급 상황에 대처할 수 있는 약품들이 포함되어 있다. 예를 들어, 진통제, 기관지 확장제, 심장약, 항알러지제, 포도당 등이 이에 해당된다. 명심해야 할 점은 기내 탑재 의료용품은 일상적인 치료의 목적이 아닌 기내 응급 상황에서 사용하기 위한 목적으로 탑재된다는 점이다. 〈표 7-5〉는 캐나다, IATA, Joint Aviation Authorities of Europe의 비상 의료품에 대한 요구기준을 비교한 것이다. 캐나다는 IATA나 JAA에 비해 법적으로 요구되는 기내 비상 의료용품이 적었으며, IATA와 JAA는 자궁수축제, 진경제, 항부정맥제, 항생제를 제외한 나머지 의약품은 양쪽 모두 필수 품목으로 지정하고 있어 유사함을 알 수 있다.

〈표 7-5〉 국제 기준에서 요구되는 비상 의료용품 목록

약 물	캐나다	IATA	JAA (유럽)
에피네피린(희석 농도 1 : 1,000)	○	○	○
항히스타민(주사용)	○	○	○
정맥주사용 포도당(50% 주사용)	○	○	○

니트로글리세린 정제	○	○	○
진통제	-	○	○
항경련제	-	○	○
진토제	-	○	○
기관지 확장제	○	○	○
아트로핀(주사용)	○	○	○
부신피질스테로이드(주사용)	-	○	○
이뇨제(주사용)	-	○	○
자궁수축제	-	○	-
아스피린	○	○	○
경구용 베타수용체 차단제	-	○	○
진경제	-	-	○
항부정맥제	-	-	○
항생제	-	-	○

출처: Valani, R., Cornacchia, M., Kube, D. (2010). Flight diversions due to onboard medical emergencies on an international commercial airline. *Aviation, Space, and Environmental Medicine*, 81, 1037-40.

우리나라의 경우 항공법 시행규칙 제125조 관련 별표 21(개정 2009. 9. 10)에 의거 항공기에 탑재되어야 하는 구급용구를 다음과 같이 규정하고 있다.

> 모든 항공기에는 구급의료용품(First-aid Kit)을 탑재해야 하고, 항공운송사업용 항공기에는 감염예방의료용구(Universal Precaution Kit)와 비상의료용구(Emergency Medical Kit)를 탑재해야 한다. 비상의료용구는 승객 좌석 수 101석 이상의 항공기만 해당하며 1조 이상 탑재해야 한다.

예를 들면 승객 100명이 탑승하는 민간 항공기에는 구급의료용품 1조, 감염예방의료용구 1조가 탑재되어야 하지만, 승객 250명이 탑승하는 항공기에는 구급의료용품 3조, 감염예방의료용구 1조, 비상의료용구 1조가 탑재되어야 한다. 탑승 승객수가 적은 소형 항공기의 경우 대부분 비행시간이 짧은 단거리 구간을 운행하고, 항공기의 규모가 커질수록 승객수도 많지만 장거리 구간을 비행하기 때문에 기내 응급 상황 발생 시 지상의 의료 서비스를 제공받기까지 더 많은 시간이 소요되거나 제한이 있을 수 있기 때문이다.

① 구급의료용품

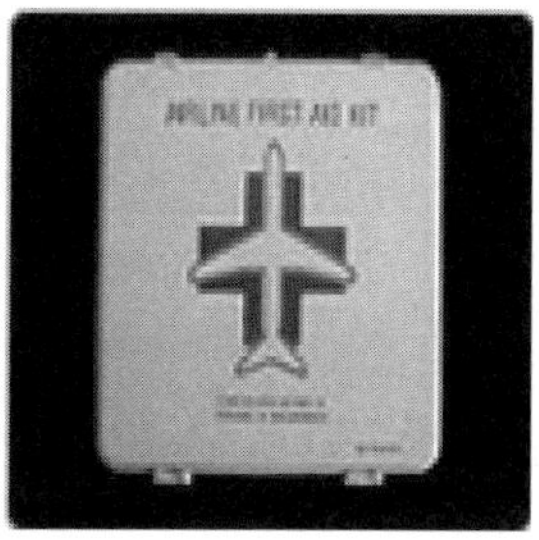

[그림 7-4] 구급의료용품
출처: www.flyasiana.com

승객 좌석 수	구급의료용품의 수
0석부터 100석	1조
101석부터 200석까지	2조
201석부터 300석까지	3조
301석부터 400석까지	4조
401석부터 500석까지	5조
501석 이상	6조

• 구급의료용품에 포함해야 할 최소 품목

-내용물 설명서
-멸균 면봉(10개 이상)
-일회용 밴드
-거즈 붕대
-삼각건, 안전핀
-살균된 거즈
-압박(탄력) 붕대
-소독포
-반창고
-상처 봉합용 테이프
-손 세정제 또는 물수건
-안대 또는 눈을 보호할 수 있는 테이프
-가위
-수술용 접착테이프
-핀셋
-일회용 의료장갑(2개 이상)
-체온계(비수은 체온계)
-인공호흡 마스크
-최신 정보를 반영한 응급처치교범
-구급의료용품 사용 시 보고를 위한 서식
-복용 약품(진통제, 구토억제제, 코 충혈 완화제, 제산제, 항히스타민제),
다만, 자가용 항공기, 항공기사용사업용 항공기 및 여객을 수송하지 않는 항공운송사업용 회전익 항공기의 경우에는 항히스타민제를 갖춰두지 않을 수 있다.

② 감염예방의료용구

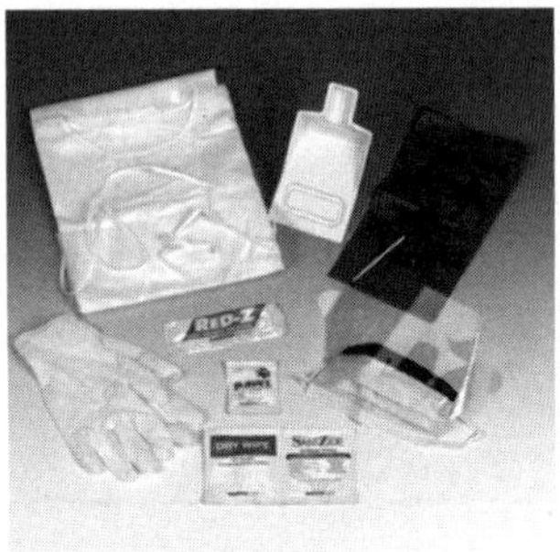

[그림 7-5] 감염예방의료용구

출처: www.flyasiana.com

승객 좌석	구급의료용품의 수
0석부터 250석	1조
251석부터 500석까지	2조
501석 이상	3조

- 감염예방의료용구에 포함해야 할 최소 품목

-액체응고제(파우더)
-살균제
-피부 세척을 위한 수건
-안면/눈 보호대(마스크)
-일회용 의료장갑
-보호용 앞치마(에이프런)
-흡착용 대형 타월
-오물 처리를 위한 주걱(긁을 수 있는 도구 포함)
-오물을 위생적으로 처리할 수 있는 봉투
-사용 설명서

③ 비상의료용구

- 비상의료용구에 포함해야 할 품목
  - 내용물 설명서
  - 청진기
  - 혈압계
  - 인공기도
  - 주사기
  - 주사바늘
  - 정맥주사용 카테터
  - 항균 소독포

- 일회용 의료 장갑
- 주사 바늘 폐기함
- 도뇨관
- 정맥 혈류기(수액세트 [그림7-6] 참조)
- 지혈대
- 스폰지 거즈
- 접착 테이프
- 외과용 마스크
- 기관 카테터(또는 대형 정맥 캐뉼러)
- 탯줄 집게(제대 겸자)
- 체온계(비수은 체온계)
- 기본 인명구조술 지침서
- 인공호흡용 Bag-valve 마스크
- 손전등(펜라이트)과 건전지
- 아드레날린제(희석 농도 1 : 1,000) 또는 에피네프린(희석 농도 1 : 1,000)
- 항히스타민제(주사용)
- 정맥주사용 포도당(50%, 주사용 50ml)
- 니트로글리세린 정제(또는 스프레이)
- 진통제
- 항경련제(주사용)
- 진토제(주사용)
- 기관지 확장제(흡입식)
- 아트로핀
- 부신피질스테로이드(주사제)
- 이뇨제(주사용)
- 자궁수축제
- 주사용 생리식염수(농도 0.9%, 용량 250ml 이상)
- 아스피린(경구용)
- 경구용 베타수용체 차단제

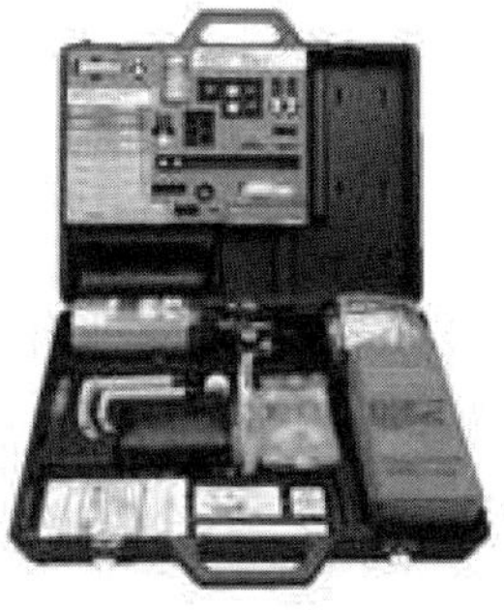

[그림 7-6] 비상의료용구
출처: www.flyasiana.com

항공사는 객실승무원의 기내 응급처치 훈련 과정에서 비행 중 기내에서 심각한 상해나 질병이 발생했을 경우, 다음의 절차를 따라 응급조치를 취하고 기내 탑재 의료용품을 사용하도록 훈련한다.

- 가능한 경우 지상에 있는 의료진과 연락한다.
- 탑승객 가운데 의사나 간호사의 도움을 요청한다.
- 도움을 줄 수 있는 의료인이 없을 경우에는, 기내 구급함에 비치되어 있는 응급처치 절차에 따라 시행한다. 응급처치 매뉴얼은 기내 구급함 내에 탑재되어 있어야 한다.
- 승객을 가능한 편안하게 한다.
- 승객의 상태, 응급처치 매뉴얼 또는 지상의 의료진의 권고에 따라 산소를 제공한다.
- 다음의 정보를 확인하여 기장과 지상의 의료진에게 보고한다.
  -승객 이름, 일반적 상태나 중요한 증상, 간이침대나 휠체어의 필요성, 제공된 약물이나 처치 내용
- 전염성 질환은 기장에게 보고해야 한다.

(2) 자동심실제세동기(AED: Automatic External Defibrillator)

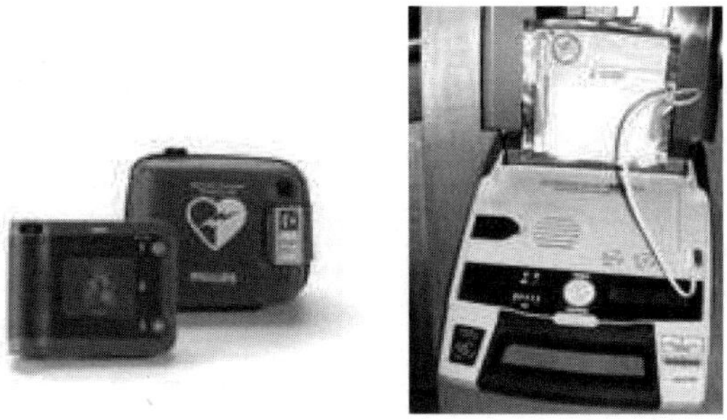

[그림 7-7] 자동심실제세동기

출처: www.flyasiana.com

급성 심장마비는 전 세계적으로 사망의 주요 원인이 되고 있다. AED를 포함하여 조기에 제세동을 하는 것이 병원 밖에서 발생한 심장마비 환자의 생존율을 높이는 것으로 나타났다. 따라서 훈련된 응급 요원이나 제세동기를 갖춘 의료기관으로부터 즉각적인 도움을 받기 어려운 기내 환경은 자동심실제세동기가 필수적이라 할 수 있다. 일반적으로 AED는 심장의 리듬을 분석하여 심실세동 또는 심실빈맥이 있는 경우 제세동 쇼크를 자동적으로 전달한다.

AED가 항공기에 처음 탑재된 것은 1986년 British Caledonian으로 알려져 있다. 이후 1990년 영국의 Virgin Atlantic 항공사에서 탑재하였으며, 1997년 런던발 마이애미행 비행기에서 70세 승객이 6분 동안 4번의 제세동 쇼크를 받은 후 생존하였다. 호주의 Qantas는

1991년에 AED를 도입하였고, 미국 항공사 가운데에서는 1997년 American Airlines이 국제선 구간에 탑재를 시작하였다. American Airlines의 경우 AED 프로그램을 도입한 지 6개월 후 53세의 남자 승객이 항공기 출입문을 닫자마자 심장마비가 발생하였으나, 한 번의 제세동 쇼크로 무사히 생명을 구할 수 있었다고 보고했다. 국내에서는 아시아나항공에서 2000년 4월부터 비상의료용구가 탑재된 중장거리 노선부터 탑재를 시작하였다.

미국 연방항공청은 2001년도 안전지침의 일환으로 2004년도까지 모든 민간 항공기에 자동심실제세동기를 탑재하고 이에 대한 사용 훈련을 의무화하였다. 현재 사용되고 있는 AED는 심전도 모니터를 가진 모델도 있으며 이것은 응급 상황에 대처하는 의료진에게 도움이 될 수 있다. 한 연구에서는 2004년도 5월부터 2009년 3월까지 항공사 자문 서비스에 자가 보고식으로 보고된 미국의 세 개 항공사의 기내에서 발생한 AED의 사용 사례를 분석하였다. 이 기간 동안 총 169건의 AED 사용 사례가 보고되었고 이 가운데 40건이 심장마비였고, 나머지 126건은 모니터링 용도로 사용되었다. 심장마비를 가진 승객 가운데 14명에게 전기 충격이 전달되었고 6명이 생존하였다. 특히 이 가운데 발견 초기에 심실 세동과 심실 빈맥을 가진 승객의 경우 제세동 후 50%가 생존한 것으로 보고되었다. 또한 제세동 쇼크가 전달되지는 않았지만 심각한 상태에 있었던 승객의 경우 유용한 모니터링 기구로 사용될 수 있음을 알 수 있다.

이와 같이 국내외 항공사 모두 관련 법규로 AED의 기내 탑재를 의무화하기 이전부터 승객의 생명을 보호하고 비행 안전을 도모하기 위한 목적으로 많은 비용을 투자하고 승무원을 훈련시키며 AED를 탑재해 왔음을 알 수 있다. 이와 같이 항공사에서 비용과 인력을 투자할 수 있었던 것은 기내 응급사례와 항공이례의 의학적 원인을 지속적으로 조사하고 분석하며 이를 예방하기 위한 객관적이고 과학적인 대책을 모색해 온 항공 의료 전문인들의 역할이 중요했음을 알 수 있다.

2) 지상의 의료진과의 통신 및 원격의료 서비스(Telemedicine)

의사가 모든 비행기에 승객으로 탑승하지도 않으며, 객실승무원은 응급처치에 대한 어느 정도의 훈련을 받지만 전문적인 의료인이 아니다. 그러나 민간 항공기는 우수한 통신장비를 갖추고 있으며, 일부 항공사에서는 지상에서 심전도나 활력 증상을 받아볼 수 있는 설비를 구비하고 있기도 하다. 따라서 일부 항공사들은 기내 응급 상황이 발생했을 경우 기장과 탑승 승무원들에게 의료 자문을 제공할 수 있는 전문 의사가 24시간 지상에서 대기하고 있다. 국내의 대형 항공사도 이와 유사한 서비스를 지원하고 있다. 이와 같은

"Physician-on-call" 프로그램은 기내 응급 상황으로 인한 비상착륙을 감소시키는 것으로 평가받고 있다. 다른 경우에는 조종실과 응급실의 의사를 연결하여 실시간 의학적 자문을 받을 수 있는 서비스를 제공하는 회사와 계약을 체결하여 도움을 받기도 한다. 특히, 기장의 경우 인근 공항으로 비상착륙해야 하는지 결정해야 하기 때문에 신속한 사정이 중요하다. 비상착륙 여부는 기장이 의학적 응급 상황 외에 연료, 기상, 착륙지점의 안전성 및 기타 운항 상의 요소들을 고려하여 최종 결정하게 된다.

A380기종과 같은 신형 대형 항공기가 소개되면서, 기내 응급처치효과에 대한 정보가 더욱 중요하게 되었다. 이와 같은 신형 항공기는 극지방을 통과하는 새로운 항로로 비행하기 때문에 비상착륙에 제한을 받게 된다. 독일 Lufthansa 항공사는 한 연구를 통해 2003년부터 2006년까지 3년 동안 대륙간 비행에서 기내 응급 상황 발생 시 기내 위성전화를 이용하여 지상에 있는 응급센터와 연락하여 도움을 받았던 사례들을 분석하였다. 조사 기간 동안 3,364건의 기내 응급사례가 발생하였으며, 이 가운데 323건의 사례에서 원격의료 서비스를 이용하였다. 지상에 대기하고 있는 응급의학 전문의는 구두로 환자의 상태를 확인한 후 응급처치에 대해 조언하게 된다. 최초 통화 후 환자의 상태가 개선되지 않을 경우, 15분 후 두 번째 전화를 하도록 했다. 환자의 상태를 〈표 7-6〉의 NACA(National Advisory Committee of Aeronautics) 기준에 따라 분류한 결과, 원격의료 서비스를 이용한 사례의 74%가 외래 진료 또는 입원치료가 필요한 상태로 조사되었다.

〈표 7-6〉 NACA 분류기준

(1) 경미한 상해나 질병
(2) 외래 진료가 필요
(3) 입원 치료가 필요
(4) 생명을 위협할 가능성이 있음
(5) 생명을 위협하는 상태
(6) 성공적인 심폐소생술 후 상태
(7) 사망

출처: Weinlich, M., Nieuwkamp, N., Stueben, U., Marzi, I., Walcher, F. (2009). Telemedical assistance for in-flight emergencies on intercontinental commercial aircraft. *Journal of Telemedicines and Telecare*, 15, 409-413.

원격의료 서비스를 이용한 환자의 27%가 신경계 환자로 대부분 뇌졸중이나 발작문제를 가지고 있었다. 비상착륙 사례가 27건이 발생되었는데 이 경우는 환자의 상태가 악화되거나 개선되지 않는 경우였다. 비상착륙을 하지 않았던 사례들에서는 상태가 악화되었던 경우는 없었다. 원격의료 기술이 더욱 발전하여 심전도, 산소 포화도, 실시간 동영상이 제공된다면 자문 의사가 제공할 수 있는 의학적 조언의 신뢰성을 높일 수 있을 것이다. 그러나 일부에서는 추가되는 정보가 의사결정에 큰 변화를 주지는 않을 것으로 전망하기도 한다.

비상착륙에 따른 평균 소요 비용이 미화 3만 달러로 추정되었다. 그러나 대륙간 비행의 경우, Lufthansa 항공사는 미화 7만~23만 달러가 소요된다고 한다. 현행 연구에 따르면, 매년 약 5건은 기장이 비상착륙에 대한 확실한 결정을 가지고 전화를 하게 되는데, 원격의료 서비스를 통한 의학적 조언과 위험에 대한 재 사정을 통해 비행을 계속할 수 있었던 것으로 조사되었다. IATA에 따르면 전화를 이용한 자료 전송은 느리고 특히 극지방을 통과하는 비행에서는 이에 의존하기 어렵기 때문에, 항공기 내 인터넷 서비스 개발에 투자하여 기내 응급 상황 발생 시 중요한 의료 정보를 효과적으로 전송할 수 있도록 해야 한다. 이러한 서비스를 통해 정확한 분석과 비상착륙에 대한 보다 정확한 지침을 제공할 수 있으며 이를 통해 얻어진 수익은 시스템을 위해 재투자될 수 있다.

3) 기내 사망자 관리

1998년 미 의회는 1998년 7월~1999년 7월 동안 미 항공기에서 발생한 기내 사망을 보고하도록 지시했다. 이 결과 총 43명의 사망 사고가 보고되었다. 이는 승객 만 명당 0.3명이 의학적인 사유로 기내에서 사망한 것이다. 호주의 Qantas 항공사는 5.4년 동안 27건의 기내 사망이 발생했다고 보고했으며 이는 승객 만 명당 0.8명에 해당된다. 캐나다 Air Canada사는 1986년부터 1988년까지 3년간 약 38백만 명이 비행했으며, 9명의 기내 사망이 발생했는데 이는 승객 백만 명당 0.2명 비율로 발생한 것이다. 미국의 United Airlines은 1986년부터 1987년 1년간 2명의 기내 사망(승객 백만 명당 0.04명)이 발생한 것으로 보고했다. 또한 IATA에서 보고한 8년간의 기내 사망 비율은 승객 백만 명당 0.3명이었다.

이와 같은 자료에 기초하여 볼 때, 기내 사망은 비교적 드물게 발생하는 것을 알 수 있다. 그러나 탑승 전 선별이 보다 개선되고, 기내 응급처치와 비상착륙의 필요성을 조언해 줄 수 있는 전문적으로 훈련된 의료진의 도움을 받을 수 있다면 기내 사망을 더욱 감소시킬 수 있을 것이다.

기내 사망이 발생했을 경우에는, 객실 승무원이 상황 대처에 주요한 역할을 담당하게 된다. 항공사는 운항승무원과 객실승무원에게 기내 사망이 발생 시 어떤 조치를 취해야 하는지 명확한 지침과 적절한 훈련을 제공해야 한다. 의사만이 공식적인 사망 선언을 할 수 있다. 대부분의 경우, 사망자를 좌석에 두고 담요로 덮어두고, 옆 좌석 승객은 다른 좌석으로 옮기도록 하는 것이 최선이다. 만약 항공사가 사체를 보관할 장소를 지정해 두고 있다면, 객실승무원은 조심스럽게 옮겨야 한다. 예를 들어 기내 휠체어를 사용하여 다른 승객들의 주목을 끌지 않게 이동해야 한다. 사체는 비행 일정에 따라 바로 다음 공항에서 하기하도록 한다. 정부 및 공항 당국과 긴밀한 협조를 통해 지상 직원과 원활한 의사소통이 이루어지도록 해야 한다.

만약 기내에서 심각한 의학적 응급 상황이 발생하여 사망하게 된 경우에는, 승무원들은 동반 승객들을 고려해야 한다. 기장에게 기내 사망을 보고해야 한다. 이러한 사고는 관련 승무원들에게도 오랫동안 영향을 미칠 수 있으므로, 항공사는 사고 후 승무원들이 적절히 지지받을 수 있도록 절차를 수립하는 것이 필요하다.

4) 기내 의료인 승객의 지원

영국, 캐나다, 미국의 법률은 의료인이 승객에 대해 알고 있는 경우를 제외하고는 기내 응급 상황에서 자발적으로 도움을 제공할 의무는 없다. 반대로 호주를 비롯하여 많은 아시아, 유럽, 중동 국가들의 경우 도움을 제공할 것을 요구하고 있기도 하다.

미국의 한 이비인후과 전문의는 비행 중 경험했던 기내 응급 사례를 소개하면서 자신의 경험과 관련 문헌들에 비추어 볼 때 기내 응급 상황 시 도움을 자처하는 것에 주저하지 말라고 한다. 낯선 환경과 응급 상황 그리고 환자를 제대로 처치하지 못할지도 모른다는 두려움 때문에 주저하게 되지만, 조사에 따르면 기내에서 내린 진단과 사후 진단이 79%가 일치하는 것으로 나타났다. 또한 기내에서 응급처치를 받은 환자의 60%가 비행 중 상태가 호전되었다. 기내에서 응급처치를 제공했던 의료인을 대상으로 한 소송도 없었다. 미국의 경우 1998년 US Aviation Medical Assistance Act에 따라 선한 사마리안의 정신으로 도움을 준 의사 및 항공사를 보호하는 법안을 마련하였다. 선한 사마리안 법(Good Samaritan Act)은 기내에서 발생한 응급 상황에 도움을 제공하거나 이를 보조하는 과정에 발생한 손해에 대해 이것이 중대한 과실 또는 고의적 위법으로 발생하지 아니한 경우 개인에게 손해에 대한 책임이 없다는 내용이다.

이 법률은 미국 상공과 미국에 등록된 항공기에서 발생한 기내 사례에 적용된다. 그러나 도움을 받은 승객에게 이에 대한 보상을 요구하거나 받게 된다면, 법적인 위치가 달라지며 소송의 위험이 따를 수 있으므로 주의해야 한다. 국제선의 경우 보다 복잡한 딜레마를 가지게 된다. 대개 출발지 국가에서 사법권을 가지고 있지만, 사고가 발생한 국가나 도움을 제공한 사람의 국가도 사법권을 가질 수 있다.

기내 승무원의 도움 요청에 응하게 되는 의료인은 다음의 응급 절차를 따르는 것이 필요하다. 우선적으로 ABCs에 따라 호흡과 맥박이 있는지 확인한다. 만약 없다면, 심폐소생술을 시행하면서 기내 구급함을 요청하고 객실승무원에게 기장에게 보고하도록 한다. 가족이 있다면 병력을 확인하고, AED를 부착한 후 계속해서 심폐소생술을 시행한다.

이 경우에는 가급적 여유 공간이 있는 비상구 근처나 기내 주방 쪽으로 환자를 옮기는 것이 좋다. 만약 환자가 복도에 있다면, 가급적 환자의 팔을 비상구 쪽으로 향하게 위치하는 것이 좋다. 이 자세가 정맥 주사를 시작하고 흉부 압박을 시행할 수 있는 공간을 제공하기 때문이다. 만약 환자가 의식이 있고 안정적이라면 응급실에서 환자를 사정할 때와 같이 환자의 상태를 평가해야 한다. 병력과 가능한 최대한의 신체사정을 시행하고 그 결과를 기록한다. 환자의 상태를 사정하면서 객실승무원에게 기내 구급함과 필요한 기구들을 가져오도록 요청한다. 환자의 상태가 안정화되면 기장과 환자 상태에 대해 얘기를 나누게 된다. 비상착륙에 대한 기장의 결정에 의료인의 사정 결과와 이에 대한 의견이 많은 영향을 주게 된다. 비상착륙은 항공사에게 많은 비용손실을 가져오지만 승객의 안전과 건강을 위해서는 당연히 따르는 일이다.

아래는 이비인후과 전문의가 경험한 실제 사례를 보고한 것이다.

〈사례〉

2004년 6월 4일, 미국 시카고에서 캐나다 밴쿠버 구간

비행을 시작한 지 몇 시간 후에 승객 가운데 의사를 찾는 기내방송이 나왔다. 내가 응답했더니 승무원은 기내에 있는 승객을 봐줄 수 있는지 문의했다. 승무원은 승객이 내 좌석 쪽으로 올 수 있다며 잠시 후 남자 노인 승객을 부축하여 내 옆자리에 앉혔다.

그 승객에게 나는 의사지만 비행 후 2잔의 와인을 마셨다고 말했다. 그는 괜찮다고 했다.

승객은 68세의 은퇴한 대학교수로 의식이 명료하고 지남력이 있었다. 그는 덥고 땀이 나며 불안하게 느껴진다고 했다. 과거력은 인슐린의존형당뇨가 있으며 아침과 저녁에 인슐린을 투약했다. 흉통, 팔이나 턱의 통증, 숨참, 메스꺼움 증상은 없었다.

과거 두 번의 뇌졸중 또는 TIA가 있었으나 이로 인해 남아 있는 증상은 없었다. 관상동맥질환, 심근경색, 말초혈관질환의 과거력은 없었다. 수술력은 최근 승모판 교체술을 받았다.

맥박은 분당 72회였고 규칙적이었다. 호흡은 분당 18회이며 호흡의 어려움은 없었다. 뇌신경은 정상이었고, 피부는 축축했지만 따뜻했다. 승객은 시카고에 도착 후, 이 비행기에 탑승할 때까지 혈당을 측정하지 않았으며, 저녁용 인슐린을 투약한 이후 식사를 하지 않은 상태였다.

나는 승무원에게 식사와 주스를 제공하도록 권고했으며, 승객은 어려움 없이 식사를 마쳤고 증상이 호전되었다. 비행은 이례 없이 마무리되었고 목적지에 무사히 도착했다.

다음은 기내 응급 상황에 도움을 주게 될 경우 참고할 사항이다.

- 면허증과 같이 자격을 증명할 수 있는 증명서를 준비하고, 학위 또는 훈련에 대한 질문에 응한다.
- 능력 범위 안에서 시행한다.
- 도움이 필요한 승객으로부터 동의를 얻는다. 승객이 의식이나 반응이 없을 때는 동의를 얻은 것으로 간주한다.
- 소송을 두려워하지 않는다. 의사가 증언을 한 사례를 있었지만, 도움을 주었던 의사를 상대로 한 소송은 없었다.
- 기내 응급 상황이 경미하거나 심각하거나 관계없이 항공사의 지상 의료지원부서와 의사소통을 하여 자문을 받도록 한다.
- 비상의료용구를 요청한다. 각 구급함은 내용물에 대한 목록이 부착되어 있으므로 이를 확인한 후, 필요치 않으면 개봉하지 않는다.
- 비상착륙이 필요하다고 판단되면 이를 권고한다. 승객이 흉통, 숨이 참, 초기 치료로 호전되지 않는 심한 복통, 심장 마비, 급성 관상동맥증후군, 심한 호흡곤란, 뇌졸중, 난치성 발작, 심한 흥분, 지속적으로 반응이 없는 경우에는 비상착륙을 고려한다.
- 심폐소생이 효과가 없고 치료를 중단할지라도, 특히 국제선 구간에서는, 절대로 공식적인 사망 선고를 하지 않는다.

출처: Silverman, D., Gendreau, M. (2008). Medical issues associated with commercial flights. *Lancet*, 373, 2067-77.

명심해야 할 것은 기내에서 도움을 주는 의료인의 역할은 운항승무원을 돕는 것이며 상황에 대한 결정권을 갖지 않으며 운항하는 항공기의 기장이 궁극적인 권한을 가지고 있다. 폭력적이고 조절이 되지 않는 승객의 경우 화학적 또는 물리적 방법으로 억제하는 것이 필요할 수 있다. 만약 화학적 방법을 사용할 때에는 승객이 음주 또는 약물 복용의 가능성을 염두에 두고 과도한 진정 작용이나 기타 부작용들에 대해 고려해야 한다.

5) 유행성 질환에 대한 대처

민간 항공기를 통한 인플루엔자의 확산의 위험을 줄이기 위해 IATA는 WHO, ICAO(국제민간항공기구, International Civil Aviation Organization)와 같은 주요 이해 관계자들과 함께 인플루엔자가 전 세계적으로 유행하는 기간 중 항공 산업 운영에 관한 지침을 수립하였다. 이것은 사람들에게 위험성을 알리는 것, 유행지역에서 출발하는 승객에 대한 국가적 선별 절차를 확립하는 것, 기내 소독과 같은 항공사의 대책 등이 포함하고 있다. 그 외 IATA는 유행 기간 중 사용하기 위한 건강증명서(Health Declaration Card)를 개발하였고, WHO, ICAO와 함께 항공기의 비화학적 소독 시스템의 효능, 실행 가능성, 안정성을 평가하기 위한 기준을 개발하기 위한 노력을 계속하고 있다.

제8장 항공후송 간호

1. 일반간호

항공기 기내 환경은 간호사가 일반적으로 업무를 수행하는 병원 및 의료기관과 비교하면 상당히 다르다. 특히, 고도 상승으로 기압 감소, 온도 저하, 습도 저하는 건강문제를 가진 대상자들의 건강 상태를 악화시킬 우려가 있으며 간호를 제공해야 하는 상황에서도 인력 및 시설이 제한되어 있어 건강문제를 가진 대상자를 항공후송 하고자 한다면 철저한 계획과 준비가 필요하다. 간호를 제공하기 위해 간호 과정을 적용하여 문제를 확인하고 간호를 수행하도록 하며 항공후송 전 과정에 수행한 간호를 포함한 모든 업무 내용은 시간대별로 정확하게 기록해야 한다.

1) 활력 증상

활력 증상은 건강 상태를 나타내는 가장 기본적인 지표이므로 비행 전, 비행 중, 비행 후에 반드시 측정되어야 한다. 비행 중에는 비행 전에 비해 8~10mmHg 정도 차이가 있을 수 있다. 건강문제를 가진 대상자의 경우 항공기 내 환경으로 인해 건강 상태가 예측하기 어려운 상황에 놓이기도 하므로 비행 중에는 정기적으로 측정하는 것이 바람직하며 그 밖에도 신경학적인 증상이나 상태 변화를 확인하기 위해 의식수준, 감각 및 운동반사, 동공반사 등을 사정할 수 있다.

2) 투약

건강문제를 가진 대상자의 항공후송 중 투약은 의사 처방에 따라 수행되어야 하며 비행 전 처방을 확인한다. 투약은 반드시 대상자를 확인하고 처방받은 약을 정확한 시간에 정확한 방법으로 정확한 양을 투약하고 기록한다. 다만, 투약이 항공기 이·착륙시간에 실시되어야 한다면 시간을 조정하여 항공기 착륙 전 또는 항공기 하강 전에 안전하게 이루어져야 한다.

(1) 구강투약

약물치료를 받고 있는 대상자는 정신과 문제를 가진 대상자를 제외하고는 자신의 약을 소지하고 스스로 복용할 수 있다. 다만 소화기계 건강문제를 가진고 있다면 항공기 내 환경 변화로 인해 불편감이 있을 수 있어 사전에 이에 대한 정보를 제공해야 한다.

(2) 근육주사

비행 중 근육주사를 실시하는 경우에는 주사 전에 주사기 내 주사액에 공기가 없도록 제거해야 하며 갑자기 항공기가 흔들릴 수 있으므로 주사 부위의 피부조직이 손상되지 않도록 주의해야 한다.

(3) 정맥주사

정맥주사는 항공기가 이·착륙하거나 비행 중에 대기압이나 온도 차로 인해 주입률이 변화될 수 있고 이동 중 수액용기가 손상될 수 있어 각별한 주의가 필요하다.

정맥주사로 투약해야 하는 경우에는 정맥주사용 폴대를 사용하여 수액용기가 안전하게 관리될 수 있도록 하며 수액용기는 일반적으로 병보다는 부드러운 플라스틱이 안전하다. 수액용기의 위치는 대상자의 머리 쪽보다는 발쪽에 두는 것이 바람직하다.

항공기가 이·착륙 또는 비행 중에 고도 변화로 인해 정맥주사가 제대로 투여되지 않고 수액의 주입량이 불규칙하거나 갑작스럽게 많아질 수 있어 주의 깊게 주입속도를 관찰해야 하며 정확한 섭취량과 배설량(I&O)을 측정해야 한다. 또한, 항공기 급하강 시에는 수액용기와 점적통(Dripchamber)이 파손될 우려가 있으며 혈액이 정맥주사 라인으로 역류될 수 있으므로 튜브를 잠그고 주사 부위, 수액용기와 수액세트를 점검해야 한다.

(4) 비위관 삽입

비행 전에 비위관의 개방성과 위치를 확인하기 위해 위 내용물을 흡인해 본다. 고도가 높은 곳에서는 장내 기체가 팽창하므로 공기는 주입하지 않도록 주의하며 비행 전에 장음을 사정한다.

비위관을 삽입한 대상자는 중력에 의해 배액이 되도록 관의 위치를 확인하고 누워서 가야 하는 대상자의 경우에는 머리를 30° 상승시키는 것이 좋다. 비행 중에는 비위관의 개방성을 자주 확인하고 흡인기는 환자 가까이에 배치한다. 비위관을 통한 식이공급은 처방에 따라 실시하고 공급시마다 약간의 물을 추가하여 수화된 상태를 유지하는 것이 좋으며 구토 시 흡인의 가능성이 있으므로 비행 중 비위관을 잠그지 않는다.

2. 질환별 간호

건강문제를 가진 대상자가 항공기를 이용하여 이동할 때 항공기가 지상을 이륙하여 비행을 하면서 변화된 환경으로 인하여 다양한 임상적 문제가 유발되어 질병 상태가 심각해지거나 생명이 위중하게 될 수도 있다. 건강문제를 가진 대상자에게는 항공기 탑승 전후와 탑승 중에 건강한 사람들에 비해 특별한 간호가 요구되므로 각 질환별로 변화하는 환경에 따라 요구되는 간호에 대해서 숙지하여야 한다.

1) 심혈관계 및 순환기계 질환

심혈관계 건강문제를 가진 대상자는 항공기를 이용하여 이동을 하게 될 때 항공기의 고도가 상승함에 따라 산소 분압 감소에 다른 일련의 대사성 변화가 있을 수 있다. 심장운동의 증가와 심근에 필요한 혈류요구량 증가에 따라 관상동맥 질환이 있는 경우에는 혈관이 단단하고 좁아져 있으므로 이를 감당하기 어려워 합병증의 위험이 증가하기도 한다. 이 경우에는 비강 카테터 또는 산소마스크를 이용하여 산소를 흡인하도록 해야 하며 활동을 최소화하도록 한다.

류머티즘성 심장 질환을 가진 대상자의 일부는 열이 있는 경우 호흡곤란, 빈호흡, 경부 부위의 정맥확장, 하지의 부종과 복수, 흉부 부글부글 끓는 소리, 탁한 분홍색의 객담, 심한 불안과 오한을 호소하며 심부전이 일어날 수도 있다. 또한, 만성 류머티즘성 심장 질환은 심장판막의 반흔에 의해 판막이 좁아져 심장 내 혈류장애나 역류가 나타날 수 있다. 따라서 비행 시 적당하고 충분한 산소를 공급하면서 합병증의 증상이나 징후를 세심하게 관찰한다.

급성 흉통을 호소하는 대상자는 활력 증상을 5분 내지 15분마다 측정하고 증상을 지속적으로 관찰하여 부정맥이나 쇼크를 예방하도록 한다. 만약 협심증이 의심되는 경우에는 니트로글리세린(Nitroglycerine)을 복용하도록 하여 증상을 완화시킬 수 있으나 부작용으로 저혈압을 유발할 수 있으므로 저혈압이 있는 대상자에게는 사용해서는 안 된다. 심근경색이 의심되는 경우에는 예방적으로 산소를 공급하고 모르핀(Morphine)으로 흉통을 치료한다.

심혈관계 건강문제를 가진 대상자에게 비행 중 안정감을 느낄 수 있도록 좌석을 배치하고 파울러체위(Fowler's Position) 자세를 유지하여 호흡이 쉽도록 하고 담요를 이용하여 체온을 유지하도록 한다. 지속적인 관찰을 통해 관련 증상과 기본적인 건강 상태를 수시로 확인한다.

2) 혈액 질환

대표적인 혈액 질환은 빈혈과 백혈구 질환이 있다. 빈혈이란 혈액 내 헤모글로빈의 저하로 발생하는 질환으로 그 원인에 따라 적혈구를 생성하는 골수의 부전으로 인한 재생 불량성 빈혈과 감염 혹은 자가면역 과정의 적혈구의 파괴로 인한 용혈성 빈혈, 기형적 형태를 가짐으로써 그 기능을 다하지 못하는 겸상적 혈구 질환 등이 포함된다. 반면 백혈구 질환은 비정상 백혈구로 인해 감염에 대한 저항성이 급격히 감소되어 이차적인 문제를 야기하게 된다.

혈액 질환을 가진 대상자는 비행 시 산소 부분압의 감소로 인해 흉통과 심부전 발생 및 심계항진을 초래할 수 있다. 감소된 산소 분압을 보충하기 위해 산소를 투여하고 피로와 저산소증 및 추위를 예방하기 위해 담요를 준비하며, 두통과 감소된 혈액량을 보충하기 위해 수분공급을 격려한다. 헤모글로빈과 헤마토크릿 수치가 낮은 대상자나 투석환자, 화학요법치료를 받는 환자는 액체산소를 공급하는 것이 좋다.

3) 호흡기계 질환

호흡기계 질환을 가진 대상자가 항공기를 이용하는 경우 비행과 관련하여 산소의 부분압 감소로 인해 저산소증이 유발될 수 있으며 압력감소로 인해 폐기종의 기포가 터져 자연기흉이 발생할 수 있으며 위장관계의 가스팽창으로 횡경막 상승이 나타날 수 있다. 또한, 습기감소로 인해 섬모운동의 효과성이 감소될 수 있어 장기간의 습기감소는 호흡기계 문제를 악화시킬 우려가 있다.

호흡기계 질환을 가진 대상자를 항공후송을 위한 간호를 수행함에 있어서 일반적으로 다음과 같은 사항을 충분히 고려하는 것이 좋다. 첫째, 대상자는 감염으로부터 보호되어야 하므로 이를 고려하여 좌석을 배치한다. 둘째, 추운 장소는 피하고 탈수방지를 위해 가습을 유지하며 수액을 주입한다. 셋째, 폐의 청결을 유지하기 위해 체위변경, 기침, 심호흡을 자주 시키고 분비물을 배출할 수 있도록 돕는다. 넷째, 공기가 건조하고 산소압력이 낮은 곳에서는 과소환기(Hypoventilation)를 유발할 수 있으므로 호흡수와 호흡양상을 자주 확인한다. 다섯째, 수축기 혈압이 20mmHg 상승하거나 맥박이 20~30회/분 증가하면 저산소증을 의미하므로 호흡수와 호흡양상을 확인하고 불안감에 대한 간호를 실시한다.

호흡기계 질환을 가진 대상자 중 특수 장치를 한 경우 다음과 같은 사항을 고려하여 간호해야 한다. 첫째, 흉곽배액을 하는 대상자는 항공후송을 하는 동안 흉곽 튜브는 왼쪽에 두며 유리병을 사용해서는 안 되며 연결은 잘 되었는지 막힌 곳은 없는지를 확인한다. 주기적으로 섭취량과 배설량(I&O)을 확인하고 배출양이 현저히 감소한 경우 원인을 파악해야 한다. 또한, 비행 중 흡인 여부도 확인하고 흉곽튜브가 흉곽배액병보다 아래에 놓이지 않도록 주의한다. 둘째, 기관절개술이나 기관 내 삽관을 한 경우에 흡인은 오래 지속하지 않는 것이 좋으며 비행 전에 기관절개 튜브 상태를 확인한다. 그리고 기관내관의 커프 풍선(Balloon)도 공기 대신 무균식염수로 채운다.

4) 신경계 질환

고도에 따른 산소 분압의 감소는 신경계 질환을 가진 대상자에게 국소빈혈을 초래하거나 이로 인한 뇌부종을 유발하기도 하고 뇌부종은 뇌내압을 상승시켜 호흡률을 감소시킨다. 호흡의 감소로 뇌의 CO_2는 증가되고 이는 다시 뇌내압을 상승시킨다. 그러므로 머리와 척추에 손상을 입은 대상자에게는 허혈성 저산소증이 나타날 수 있으며 혈액손실까지 동반된다면 헤모글로빈 수치도 감소하게 된다. 이러한 경우 대상자를 간호할 때에는 비행 전이나 비행 중에도 수시로 기도상태를 사정하고 과다호흡이 있는 경우에는 산소를 공급해야 한다. 기압 변화로 인해 두개골 내 공기가 갇히게 될 수 있고, 온도상승에 따른 열성 스트레스로 인하여 뇌손상이 있을 수도 있다. 습도의 감소는 탈수를 가져오게 할 수도 있고 이로 인해 심박률 증가와 이에 따른 보상작용으로 신체는 더 많은 산소를 요구하게 된다. 또한, 대상자는 항공기내의 소음과 진동에 민감하게 반응할 수 있다.

신경계 질환을 가진 대상자는 다른 건강문제를 가진 대상자와 마찬가지로 제7장에서 기술하고 있는 항공후송 지침에 의해 항공후송 가능 여부를 판단하게 되겠지만 대표적인 신경계 질환인 두부손상, 척추손상, 경련, 뇌막염에 대한 간호를 살펴보면 다음과 같다.

척추손상의 형태에 따라 분류하면 손상 부위와 그 이하 부위의 영구적 마비를 가져오는 절단(Transection)과 부분적 손상으로 처음에는 마비가 오나 점차 모든 기능의 회복이 가능한 압박성 손상, 감각, 방광과 장기능, 땀샘, 피부 등의 장애를 동반하는 운동성 손상, 그리고 손상부위가 높을수록 그 이하의 신체의 기능이 상실되는 사지마비가 있다. 척추손상 대상자의 최우선 간호목적은 더 이상의 손상을 막고 불구를 예방하며 원래 기능으로 최대한 회복을 꾀하는 것이므로 부동시키는 것이 우선적이다. 부동을 위해 콜린 견인 장치 나토 견인 장치, Stryker Frame 등을 사용할 수 있다. Stryker Frame을 사용할 때는 자세를 빠르게 변화시키지 않도록 하고 탑승이나 하강 시 가능한 환자가 수평을 유지하도록 하는 것이 중요하다. 이동 시 대상자의 척추의 안정성을 유지하도록 하며 신경학적 상태를 악화시키는 요인을 피하도록 기도유지를 통해 산소를 보충하고 폐 상태를 유지하며 감각이 없고 위치 변화에 둔해져 욕창이 발생할 수 있으므로 2시간마다 체위변경을 실시하여 피부 통합성을 유지하도록 한다. 또한, 요추, 흉추손상으로 체온조절의 장애가 있을 수 있으므로 체온유지와 척수성 쇼크와 저혈량성 쇼크에 대한 예방이 요구된다.

경련이 발생하는 원인은 간질, 두부손상, 뇌종양, 열성 질환, 약물 또는 알코올의 금단증상, 약물 부작용 등 여러 가지가 있다. 경련이 있는 대상자의 활력 증상을 주기적으로 확인하고 진동과 유해한 자극으로부터 보호하며 산소와 흡인기 가까운 곳에 좌석을 배치한다. 비행 중 경련이 시작되면 대상자의 손상 부위를 최소화하도록 보호하고 자극원을 최대한 제거해 준다.

뇌막염을 가진 대상자는 비행 중 갑자기 증상이 나타날 수 있으므로 원칙적으로 후송하지 않는다. 뇌막염의 증상으로 발열, 오한, 돌발적 심한 두통, 과민증, 구토, 섬망과 경련이 나타날 수 있다. 성인의 경우 경부 강직으로 머리를 전면으로 굴절시키기 곤란하고 의식이 있으면 동통을 호소하며 의식이 없으면 수의적 운동에 대해 강직현상을 보인다. 그리고 유아나 소아의 경우에는 의식의 혼미, 불안정, 식욕부진, 경한 체온상승을 보이기도 한다. 비행과 같이 위험요소에 노출된 경우, 질환의 급성기에 경련발작이 나타날 수 있는데 호흡을 보조해 주어야 하며 투약이 필요하기도 하다.

5) 근골격계 질환

정형외과 및 근골격계에 문제를 가진 대상자는 비행 전에 손상 부위를 세밀하게 검사해야 하며 반대편 사지와 비교 관찰해야 한다. 외상이 있는 경우 움직이기 전에 적절하고 효과적인 방법으로 부목을 대야 하며 관절은 적당한 운동을 할 수 있도록 고정해야 한다.

골절 또는 외상으로 인한 통증을 감소시키기 위해 마취성 진통제를 사용하였다면 비행 시 산소 분압 감소로 인해 호흡률을 감소시킬 수 있고 외상 부위 출혈로 인한 빈혈이 발생할 수 있으며 저산소증이 동반될 수 있다. 또한, 시간이 지남에 따라 수분이 감소되어 피부 건조증과 석고 밑의 소양감이 증가될 수도 있으며 온도 변화로 인해 석고붕대 아래에서 발한이 일어날 수도 있다.

비행 중 석고붕대 또는 부목(Splint)을 한 부위를 수시로 관찰하고 통증, 저린 감, 무감각이 생겼을 때는 원인을 찾아야 한다. 만일 대상자가 국소 통증을 호소한다면 괴사를 의심할 수 있고 무감각증인 경우에는 표피신경이 눌리거나 순환장애가 있음을 의심할 수 있다. 이 경우에는 부목이나 붕대를 약간 풀어주는 것이 좋다. 석고붕대를 적용한 경우 부종 발생 빈도가 높으므로 손상 부위를 상승시켜 부종을 최소화하도록 관리해야 하며 연조직의 팽창을 줄이고 몸 전체에 석고붕대를 한 경우에는 가스팽창을 줄이도록 해야 한다.

절단 부위가 있는 대상자를 후송해야 하는 경우 절단 부위의 재이식술이 예상되므로 절단부위의 간호에도 각별히 주의해야 한다. 절단 부위는 생리식염수로 깨끗이 세척하고 생리식염수 또는 링거액으로 적신 거즈로 싸서 얼음조각이 있는 상자 안에 보관하여 후송하게 된다. 절단 부위는 차갑게 보관하면 약 18시간 정도 생존 가능하지만 보통의 경우에는 약 4~6시간 생존한다.

항공후송 도중 정형외과적 응급 상황이 발생하면 대상자를 머리에서 발가락까지 근골격계 손상을 사정하고 적절하게 부동시킨다. 출혈 부위는 통제하고 상처 부위를 세척한 후 드레싱을 하되 상처는 밀폐하지 않아야 한다. 이때 파상풍에 대한 예방조치가 이루어져야 하며 예방적으로 광범위 항생제를 사용한다.

6) 위장관계 질환

위장관계 질환을 가진 대상자의 항공후송을 위해서 비행 전에 다음과 같은 사항을 고려하여 간호수행을 해야 한다. 위장관계 문제는 관련 질환에 대한 과거력을 자세히 확인해야 하는데 특히, 위장관 출혈의 경험이 있었던 대상자는 재출혈의 위험성이 높아 주의를 요하는 상황이므로 위장관 출혈의 과거력에 대한 조사가 선행되어야 한다. 또한, 약물복용 여부와 특별식이의 섭취 여부를 확인하고 고탄수화물 및 탄산수의 섭취는 제한하도록 한다. 그리고 외과적 치료를 받은 대상자라면 이에 대한 사정이 필요하며 특히 수술종류, 경과 기간 및 상태를 반드시 확인한다.

이 절에서 대상자의 항공기 탑승 시 주의를 요하는 대표적인 위장관계 질환인 소화성 궤양, 위장관 출혈, 만성 위출혈, 비위관 삽입, 인공항문 형성술(Colostomy)을 중심으로 후송간호에 대해 살펴보고자 한다.

(1) 소화성 궤양

위산 분비량을 감소시키거나 위벽을 보호하는 약물을 사용하면서 식이요법을 병행해야 한다. 비행 중에 대상자는 충분한 휴식을 취하도록 하며 스트레스를 최소화할 수 있도록 돕는다. 외과적 치료를 받은 경우에는 규정과 지침에 준하여 탑승 여부를 결정하고 봉합부위 관찰과 비위관 삽입 등과 같이 특수한 관이나 장치를 가지고 있는 대상자는 이에 대한 관리가 필요하다.

(2) 위장관 출혈

대상자에게 위장관 출혈이 발생하고 오심 또는 구토가 없을 때는 트렌델렌버그체위(Trendelenburg Position)를 취하는 것이 좋다. 정맥주사 부위를 2개 확보하고 하트만수액(Hartman Solution)을 빨리 주입시키며 금식하도록 하며 활력 증상을 수시로 관찰하여 변화를 살핀다.

(3) 만성 위출혈

대상자가 만성 위출혈 상태라면 약물자동주입기(Infusion Pump)를 이용하여 지속적으로 수액을 주입하면서 후송하는 것이 좋다. 그러나 지속적인 수액주입이 이루어지면 흡인의 위험이 있을 수 있으므로 이를 예방하기 위해 오심과 구토를 주의 깊게 관찰한다. 오심과 구토 증상이 나타나면 수액의 주입을 중지시키고 중력에 의한 흡수를 증진시키기 위해 상체를 올린다.

(4) 인공항문 형성술(Colostomy)

인공항문을 가진 대상자는 비행 전 대상자가 자가간호를 수행할 수 있도록 사전 교육이 실시되어야 한다. 비행 전에 Bag의 내용물을 비우게 하고 비행 중에 발생되는 연동운동의 증가에 대하여 정보를 제공한다. 비행 중에는 인공항문(Stoma)에서 나온 가스의 팽창을 막기 위해 장루주머니에 구멍을 내고 복부팽만의 징후와 증상에 대하여 지속적으로 관찰한다. 증상을 경감시키기 위한 간호로 체위변경 또는 보행하도록 교육하고 인공항문 방향으로 복부마사지를 실시하여 가스가 축적되는 것을 경감시키며 이를 위해 인공항문 안으로 카테타를 삽입해 준다. 비행 중에는 세척을 금지하고 장폐색에 대해 치료한다.

위장관계 질환을 가진 대상자를 항공후송하면서 응급 상황으로 궤양천공이 발생할 수 있는데 복벽 촉진 시 상복부와 우측 상복부에 심한 동통을 호소하고 동통 부위를 움직이면 지속적으로 복부 동통이 유발되며, 횡경막 자극에 의해 어깨부위로의 이동성 동통이 있거나 복부근육 촉진 시 강직 증상이 나타난다. 또한, 맥박 수가 증가하고 혈액량의 감소로 저혈압 및 쇼크가 생길 수 있다. 궤양천공이 확실시 되면 위 내용물 제거를 위해 관을 삽입하여 계속적으로 흡인하고, 혈액량 및 탈수로 인한 쇼크를 예방하기 위해 혈관 내로 수분 및 전해질을 보충하여 주며 변형된 트렌델렌버그(Modified Trendelenburg) 체위를 취하게 한다. 이때 진통제 사용은 정확한 진단을 위해 금지된다.

7) 화상 및 피부계 질환

피부손상의 대표적 질환은 화상이다. 화상의 경우에는 화상 정도에 따라 항공기 기내에서 응급 상황이 발생할 가능성이 증가하므로 비행 전에 대상자의 상태를 보다 자세하게 파악해야 한다. 특히, 응급 상황에서 기관부종을 유의해야 하기 때문에 먼저 기도개방성을 확인하고 환자가 요관을 보유했다면 시간당 요량을 측정하여 탈수 여부를 관찰해야 하며 요관의 안정성을 확인해야 한다. 비위장관 역시 중력이나 인위적 흡인에 의한 시간당 배출량을 측정하고 개방성을 관찰해야 한다.

체표면적의 20% 이상 화상을 입은 대상자는 대부분 정맥주사, 비위관과 요관을 유지하고 있다. 항공후송이 시작되면 수시로 호흡수와 호흡양상을 측정하고 의식 상태 변화나 청색증 등을 확인하고 필요시 기도확보와 산소공급을 한다. 정맥주사를 통한 수액요법은 혈액의 점도를 감소시키고 혈액량을 증가시켜 복합되는 부종 없이 혈장량과 심박출량을 유지시킬 수 있다. 수액요법을 실시하는 경우, 투여된 양과 투여된 시간 그리고 시간당 요량을 확인해야 한다. 화상환자에게 비위관이 삽입된 경우 이는 고도에 따라 발생하는 장내 기체가 중력에 의해 배출되는 것을 돕기도 한다. 또한, 화상으로 인해 발생할 수 있는 마비성 장폐색이나 급성 위팽만, 구토, 질식과 같은 합병증을 최소화할 수 있다. 그러므로 비위관은 잠그지 않고 유지시켜야 한다.

화상으로 인하여 체온조절 기능이 상실되어 저체온의 가능성이 높으므로 기내 온도를 높게 유지시키는 것이 바람직하다.

8) 이비인후과 질환

심한 급성상기도염, 급성중이염, 유양돌기염이 있는 대상자는 비행 전에 비행시간 및 기내 환경을 고려하여 항공후송의 가능성을 신중하게 판단해야 한다. 특히, 토인비기법(Toynbee Maneuver) 또는 발살바(Valsalva)능력을 사정하고 이도차단의 증상과 징후를 관찰하여야 한다. 비행 중에는 환자에게 이도차단 예방을 위해 유아는 젖병을 사용하여 삼키기, 하품하기, 껌 씹기, 턱 움직이기, 토인비기법, 발살바 등의 교육을 제공한다. 심한 고혈압환자, 심장질환, 부정맥, 급성 머리손상, 동맥류, 안구손상 또는 수술, 녹내장, 코 손상 또는 수술한 대상자는 토인비기법 또는 발살바를 하면 안 되는 경우이므로 예방적으로 혈관수축제를 투여하여 도움을 받는다.

비출혈은 비행 중 발생할 수 있는 흔한 증상으로 외상, 직접적인 손상골절, 비 내 이물질 등이 주원인이 되며 다른 국소적 원인으로 비염, 부비강염, 알러지성 비염 등에 의한 것일 수 있다. 비출혈을 예방하기 위해서 비행 중 적절한 수증기의 공급이 이루어지도록 하고 비행 중 비출혈이 있으면 대상자의 코를 잡고 10분 동안 머리를 앞으로 숙이게 하고 목 뒷면과 비중격에 화학적 얼음팩을 적용한다. 반대로 후면의 비출혈인 경우라면 배액을 시킨 후 콧구멍을 막아주고 활력증상을 측정해야 하며 250cc 이상 혈액 상실 시 쇼크방지를 위한 정맥주사가 이루어져야 한다.

부비동은 비행 시 기압의 변화로 인한 가스의 팽창과 압축에 의해 하강 시 동성차단(Sinus Block)이 발생할 수 있으므로 감기, 알러지, 급·만성 부비동염이 있는 대상자는 동성차단의 증상과 징후가 나타나는지 잘 관찰해야 한다. 동성차단이 있는 경우에는 토인비기법 이나 발살바는 효과적이지 않으며 오히려 통증을 증가시킬 수 있다.

9) 안과 질환

안과 질환을 가진 대상자를 이동시켜야 할 고려할 사항은 최근에 안과수술 또는 안구손상이 있었던 경우나 전방에 혈액이 차 있는 대상자는 경우 들것을 이용하여 이동하는 것이 좋으며 그 외는 걸어서 이동하는 것이 가능하다. 또한, 좌석을 배치할 때에는 타고 내리기가 쉽도록 통로 가까이에 배치하며 정상적인 눈이 통로 쪽으로 가도록 하며 승무원에 의해 관찰이 용이한 곳에 배치한다. 그러나 비상구 옆은 피하는 것이 좋다.

눈은 액체로 채워진 기관으로 정상적으로는 기압에 따른 팽창에 영향을 받지 않으나 안구손상 시에는 공기가 안구내로 들어갈 수 있으므로 객실 내 고도는 4,000피트를 초과해서는 안 된다. 만일 이를 초과하게 되면 반드시 산소를 공급해 주어야 한다. 망막은 신체기관 중 가장 많은 산소량을 요구하는 기관이므로 활동성 맥락막 질환이나 망막의 질환 혹은 산소결핍으로부터 오는 손상을 막기 위해서 산소가 공급되어야 한다.

안구손상이 있거나 안과수술을 한 대상자는 비행 중 동통을 호소할 수 있는데 수시로 동통 양상을 사정하고 안구에 압력이 가해지는 것을 예방하기 위해 양안을 모두 덮어주며 심리적 불안감을 낮출 수 있도록 도와주어야 한다.

콘택트렌즈 사용자, 혼수상태 또는 안구수술을 한 대상자의 경우 항공기의 기내 환경은 습도가 낮아 눈의 과도한 건조를 초래할 수 있다. 깨어 있거나 예민한 사람에게는 인공눈물을 사용하고 동통이 심한 경우에는 진통제를 사용하며 콘택트렌즈는 사용하지 않는 것이 바람직하다. 의식소실 또는 과다 진정된 대상자의 경우에는 양안을 뜬 상태로 두지 말고 메틸셀룰로즈 안약(Methylcellulose Drop)을 점안하거나 연고를 각막에 도포하여 X-ray 필름으로 만들어진 안대로 눈을 덮어준다. 안대를 한 대상자의 경우 안대로 덮인 눈을 관찰하여 각막결찰을 예방하고 무균적으로 연고와 점적액을 투여한다.

안과 질환을 가진 대상자는 비행 중 동통, 시각의 흔들림, 출혈, 부종, 동공의 변화, 안구돌출과 같은 응급 상황이 발생할 수 있어 지속적으로 관찰해야 하며 응급처치를 위해 안대, 생리식염수 등 안과 질환 치료 관련 물품이 충분히 준비되어야 한다.

10) 정신 질환

정신 질환을 가진 대상자에게 건강문제의 심각성 정도에 따라 다르게 반응하겠지만 비행 중의 피로, 소음, 진동 등은 모두 충격요인으로 자극원으로 받아들여질 수 있다.

대상자의 항공기 탑승의 가능 여부는 대상자의 현재 상태와 규정과 지침 등에 의해 결정되겠지만 탑승을 하게 되는 경우에는 항공기 탑승 전 대상자의 상태를 재확인하고 상태에 따라 좌석 상태 및 소지품들을 면밀하게 점검해야 한다. 비행 중에 지속적인 관찰이 필요하며 비행 중 환경 변화로 인한 자극원에 대하여 충분히 설명하여 불안을 최소화한다. 불안반응을 보이는 대상자가 있다면 대상자 스스로 자신의 불안을 표현하고 대처할 수 있도록 돕기 위해 적절히 이야기를 시키는 것이 좋다. 이때, 판단력을 필요로 하는 내용은 피하고 짧고 단순한 문장으로 이야기하는 것이 좋으며 현실을 올바르게 판단하게 하여야 한다.

대상자에게 처방된 약이 있으면 처방에 따라 투약하고 부작용 등을 관찰해야 한다. 대부분의 정신과 약물들은 간에 무리를 주고 혈액에 영향을 줄 수 있으며 경우에 따라 비행 중 저혈압을 유발시킬 가능성이 있으므로 주의해야 한다.

11) 기타

(1) 당뇨병

당뇨병이란 신체가 인슐린 결핍 또는 부족으로 인해 포도당을 에너지원으로 적절히 이용할 수 없는 질환이다. 당뇨병을 앓고 있는 대상자를 항공후송 할 때에는 발병 시기, 약물치료 여부 등에 대한 사정이 이루어져야 한다. 약물을 투여할 경우 처방에 따라 약물을 투약할 수 있도록 한다. 또한, 기내 당뇨식이 준비되었는지 확인한다.

산소 분압의 저하는 당뇨병이 있는 경우 망막비후를 가져올 수 있고 시야장애가 나타나기도 한다. 이러한 증상이 나타나면 산소를 공급해 준다. 습도가 저하되면 당뇨병을 가진 대상자는 당뇨성 탈수로 인해 케톤산증 탈수가 나타날 수 있으므로 이러한 경우 수액을 공급해 준다. 기온이 낮아지면 혈액순환이 저하되므로 이때에는 발을 따뜻하게 유지시키는 것이 바람직하다.

당뇨병을 가진 대상자에게 비행 중 급성으로 당뇨성 케토산증이 나타나기도 하는데 당뇨성 케토산증은 포도당 양이 많고 인슐린이 적을 때 발생한다. 이러한 상황이 발생하면 인슐린을 정맥주사하고 생리 식염수 또는 5% 포도당을 정맥으로 투여하는 것이 고려되며 산소를 공급하고 활력증후를 수시로 확인한다.

또한, 인슐린을 과량으로 투여한 경우, 인슐린 쇼크가 발생할 수 있는데 의식이 있는 경우에는 당분을 공급하고 의식이 없는 경우는 활력증후를 관찰하면서 정맥주사로 당을 주입한다. 그러나 지속적인 저혈당증은 심한 뇌손상 및 사망을 초래할 수 있으므로 주의해야 한다.

(2) 비행멀미

비행멀미를 경험한 대상자들은 무감각, 두통, 창백, 발한, 오심, 구토, 심한 신체적 정신적 피로 등의 증상을 호소하게 된다. 이들이 경험하는 비행멀미는 구조적으로 영향을 주어

진행 중인 질병이나 미로자극에 대한 민감성으로 인해 생길 수 있으며 저산소증, 공포, 정신적 스트레스, 저혈당증의 반응, 공복 등의 증상을 경험할 수 있다.

과거 비행멀미 경험이 있거나 경험할 가능성이 있는 대상자는 진동이나 자극이 적은 항공기의 앞좌석을 마련해 주고 편안한 자세를 취할 수 있도록 고려하여 비행멀미를 예방할 수 있으며 예방차원에서 약을 복용할 수도 있다.

이러한 예방조치에도 불구하고 비행멀미를 하게 되면 증상에 따른 간호를 제공한다. 비행멀미를 경험하는 대부분은 심리적 요인이 크게 작용하므로 항공기 탑승으로 인한 불안감이나 불충분한 지식이 직접적인 원인이 될 수 있으므로 대상자에게 항공기 환경에 대해 충분히 설명하고 대상자를 심리적으로 안정시키고 편안한 자세를 취하도록 하며 산소를 공급하고 머리의 움직임은 제한하는 것이 바람직하다.

(3) 치과 질환

악골 안면부에 골절을 입은 대상자인 경우에는 골절된 형태와 손상된 뼈의 종류에 따라 고정이 이루어져야 하며 치료 형태에 따라 개별 간호가 요구된다. 안면부 손상을 가진 대상자의 경우에는 연구개 조직의 부종이나 혈액, 분비물 등에 의해 기도가 막혀 호흡기 폐쇄증이 나타날 수 있다. 이러한 경우에는 반복위(Semi-prone Position)를 실시하여 기도를 확보하게 하고 기관절개술을 시행한 후 후송할 수도 있다.

심각한 치과 질환이 있어 턱을 고정한 경우 새로운 호흡 방법에 익숙하지 않아 지속적으로 호흡양상을 관찰할 필요가 있으며 비행 중 위장관 장애나 오심 등이 유발될 우려가 있으니 음식물 섭취를 제한하는 것이 좋다.

(4) 임신

항공기의 고도에 따라 기내 환경은 산소 분압, 기압과 습도가 변화하고 소음과 진동이 발생한다. 이러한 환경 변화는 비행 중 다양하게 신체에 영향을 미친다. 특히, 임부에게 이러한 환경 변화로 인한 스트레스는 임부뿐만 아니라 태아에게도 영향을 미치게 되므로 항공기 탑승에 신중을 기해야 한다.

산소 분압의 감소는 황경막운동의 감소와 심장부하량을 증가시켜 태반으로 가는 산소의 농도를 낮게 하여 태아에게 저산소증을 초래할 수 있으며 기압의 변화로 가스팽창으로 인한 통증, 자궁의 불안정과 폐 확장을 위한 공간 감소 등이 나타날 수 있고 습도 감소로 탈수 증상이 나타나 조기진통을 유발시킬 수 있다. 또한, 소음과 진동은 자간전증과 자간 환자에게 발작을 악화시킬 우려가 있다.

원칙적으로 36주 이상인 임부는 항공기 탑승을 할 수 없으나 특별한 사유가 있는 경우에는 의료인 동반 등의 조건부 탑승이 허가될 것이다. 분만일이 가까운 임부를 항공 후송해야 하는 경우에는 인큐베이터와 응급분만을 위한 물품과 기기가 준비되어야 한다.

제9장 재난대비사고대응 시스템

재난은 날씨 등의 자연현상의 변화 또는 인위적 사고로 인한 인명이나 재산의 피해를 말한다. 최근 항공운송 서비스 영역은 전 세계적으로 인적·물적 교류가 급격히 증가하고 있어 예상하지 못한 재난으로 인해 혼란에 야기된다면 인적·물적 피해의 규모와 정도가 전에 비해 심각할 것으로 예상된다. 특히, 항공기 사고 또는 공항 인근지역의 사고로 인해 비상사태가 발생한다면 대규모 인명피해를 수반하게 되어 의료적 처치가 매우 중요하다.

그러므로 이러한 재난에 대하여 의료 영역을 포함한 대응계획을 수립하여 예상하지 못한 사고 발생 시 인명과 재산의 손실을 최소화하고 해당 영역을 신속하게 정상화하도록 해야 한다. 이 장에서는 항공기 사고와 관련한 재난의 대응계획, 환자분류, 사후관리 등에 대하여 기술하고자 한다.

1. 재난대응계획

대부분의 공공 서비스 영역은 재난에 대비하여 사고대응 시스템을 구축하여 운영하고 있다. 이에 대한 국제민간항공기구는 공항비상계획메뉴얼을 수립하여 각국의 공항과 항공사를 비롯한 유관 기관이 비상계획에 참여할 것을 권고하고 있다.

우리나라의 김포국제공항, 인천국제공항, 제주국제공항 등 대부분의 공항은 국제민간항공기구의 권고안을 수용하여 각각 공항비상계획(Airport Emergency Plan)을 수립하여 공항비상사태에 준비하고 있다. 각 공항들의 공항비상계획은 아래의 국내 · 외 규범 및 법령에 근거하여 제정되었다(〈표 9-1〉).

〈표 9-1〉 공항비상계획의 국내 · 외 규범 및 법령

〈국제규범〉
- 국제민간항공조약 부속서 13(항공기 사고조사)
- 국제민간항공조약 부속서 14(비행장) 제9장
- 국제민간항공기구 공항업무매뉴얼 제5편 기동불능 항공기의 처리
- 국제민간항공기구 공항업무매뉴얼 제7편 공항비상계획
- 국제민간항공기구 공항업무매뉴얼 제8편 공항운영업무

〈국내법령〉
- 항공법 시행규칙 제243조
- 재난 및 안전관리기본법
- 국가테러활동지침
- 공항안전운영기준(국토해양부 고시)
- 항공기사고 위기대응 실무매뉴얼(국토해양부 훈령)
- 항공철도사고조사위원회운영규정(항공철도사고조사위원회 훈령 제1호)
- 국가항공보안 우발계획(국토해양부)

이 절에서는 2009년 국토해양부가 국제민간항공기구에서 발간한 공항비상계획메뉴얼 제7편 내용을 참조하여 작성한 공항비상계획업무매뉴얼의 내용을 중심으로 항공기 또는 공항과 관련된 재난의 대응계획을 기술하고자 한다.

공항비상계획에 포함되고 고려되어야 할 기관은 다음과 같다(〈표 9-2〉).

〈표 9-2〉 공항비상계획 포함 기관

- 항공관제기관
- 구조 및 소방기관
- 경찰 및 보안기관
- 공항당국
- 의료기관
- 병원
- 민방위대
- 상호지원기관
- 군대
- 항구순찰 및 해안경비대
- 성직자
- 홍보사무소

- 항공기운영자
- 정부기관
- 통신업무기관
- 공항상주업체
- 교통기관(유상, 바다와 공중)
- 구조조정센터
- 세관
- 정신건강기관
- 공공시설
- 우체국
- 동물병원기관
- 검시관, 자원봉사기구, 국제구조기관

공항비상계획에는 상당히 많은 수의 유관 기관들과 다양한 직종, 많은 수의 요원들이 사태수습을 위해 다양한 활동을 하게 된다. 이때에 지휘 체계를 갖추고 이에 따라 일사분란하게 움직이지 않으며 사태수습이 오히려 혼란을 가중시킬 수 있다. 그러므로 비상계획에는 지휘 체계를 포함하고 권한과 책임을 명시하며 권한을 위임하는 것 등에 대해서도 사전에 연습을 통해 훈련을 해야 실제 상황에서 혼란 없이 각자의 맡은바 임무와 책임을 완수할 수 있을 것이다. [그림 9-1]에서 의료조정자는 사고의 모든 의료 측면에 대한 책임을 지고 현장책임자에게 직접 보고한다. 의료조정자의 우선 기능은 부상자를 치료하는 의료팀의 참가자로서가 아닌 관리자의 기능을 수행해야 하며 의료조정자를 쉽게 구별할 수 있도록 흰색 안전모를 쓰고 붉은색 글씨로 의료조정자라고 쓰인 조끼나 코트를 입도록 한다.

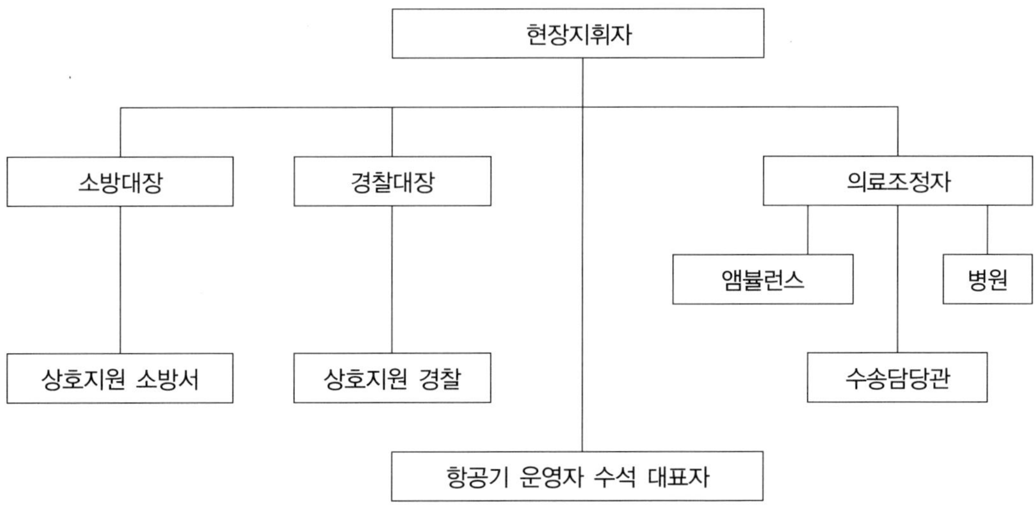

[그림 9-1] 공항비상계획 지휘 체계

출처: 국토해양부(2009). 공항비상계획업무매뉴얼, 국토해양부예규 제42호, p.53.

2. 대량 환자 발생과 환자 분류(Triage)

재난 발생은 대부분 다수 또는 대량의 인명피해를 동반하므로 부상자들에 대해 사전에 계획되고 훈련된 의료팀에 의한 신속한 의료처치가 제공되어야 한다. 부상자에게 제공되는 의료처치 또는 의료 서비스의 목적은 가능한 부상자들의 부상 정도를 안정시키며 필요한 즉각적 처치를 하고 적절한 의료시설로 이송하여 가능한 많은 인명을 구하는 데에 있다.

그러므로 재난이 발생한 현장에서 의료팀이 하는 활동 중 가장 중요한 것은 부상자의 부상 정도에 따라 우선순위를 결정하고 이에 따라 적절한 의료처치 또는 의료 서비스를 제공하는 것이다. 부상자 분류에 대해서 국토해양부예규 제42호 공항비상계획업부매뉴얼에서는 〈표 9-3〉과 같이 기술하고 있다. 부상자는 'I등급: 즉시 치료, II등급: 차후 치료, III등급: 경미한 치료, IV등급: 사망'으로 구분하고 각 등급별로 표준화된 인식표를 붙인다. 표준화된 인식표는 색깔과 기호, 모양 등을 포함하여 다국적 언어를 사용하는 상황에서도 치료와 이송이 신속하게 이루어질 수 있도록 돕는다.

〈표 9-3〉 부상자 분류등급과 인식표

등급	부상형태	인식표
I등급: 즉시 치료	- 대형 출혈 - 심각한 질식 - 가슴과 목-턱뼈 등 안면부 부상 - 혼수상태의 두개골 이상과 급작스런 쇼크 - 복합골절 - 심한 화상(30% 이상) - 충돌부상 - 기타 형태의 쇼크 - 척추부상	- 빨간색 - 로마숫자 I - 토끼기호
II등급: 차후 치료	- 질식이 없는 흉부외상 - 팔다리의 폐쇄골절 - 부분 화상(30% 이하) - 혼수상태나 쇼크가 없는 두개골 외상 - 부드러운 부분의 부상	- 노란색 - 로마숫자 II - 거북이기호
3등급: 경미한 치료	- 단지 경미한 치료만을 요하는 부상	- 녹색 - 로마숫자 III, X - 앰뷸런스 기호
4등급: 사망	- 사망자	- 검정색

출처: 국토해양부(2009). 공항비상계획업무매뉴얼, 국토해양부예규 제42호 제9장을 재구성함.

부상자 치료의 가장 우선순위는 I등급(즉시 치료)에 있고 그 밖의 부상자는 I등급(즉시치료) 부상자들이 안정을 취한 후로 미룰 수 있다. II등급(차후 치료) 부상자라 하더라도 최소한의 현장 치료 후에 수송해야 하며 III등급(경미한 치료)은 경미한 치료만 요구되므로 다른 급한 진행 상황에 방해되지 않도록 대기지역으로 수송하도록 한다. I등급(즉시 치료)과 II등급(차후 치료) 부상자의 안정과 치료를 위해서 앰뷸런스나 의료장비를 갖춘 텐트 등을 치료를 위한 시설로 활용하고 필요시 의료기관으로 후송하게 된다.

IV등급(사망)의 경우 현장증거를 잘 보존하는 것이 매우 중요하다. 이에 관해서는 법의학 팀과 기타 전문가들의 공조로 진행되어야 한다.

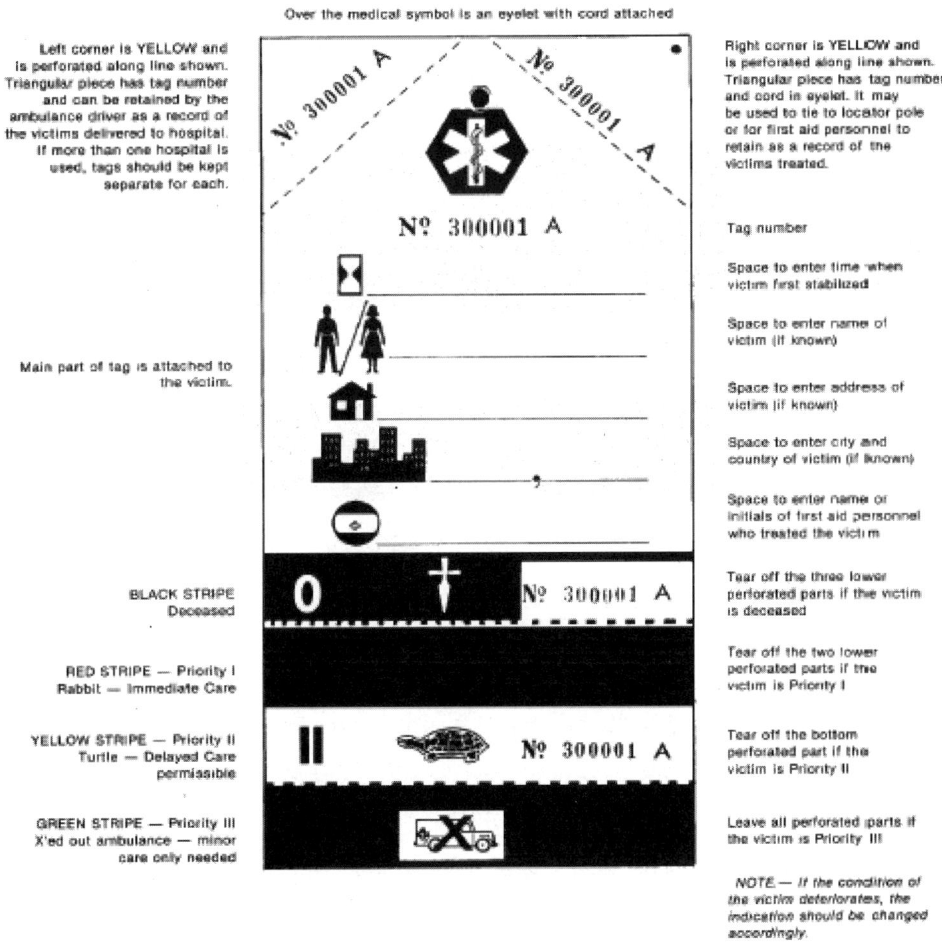

[그림 9-2] 부상자 인식표(앞면)

출처: 국토해양부(2009). 공항비상계획업무매뉴얼, 국토해양부예규 제42호, p.127.

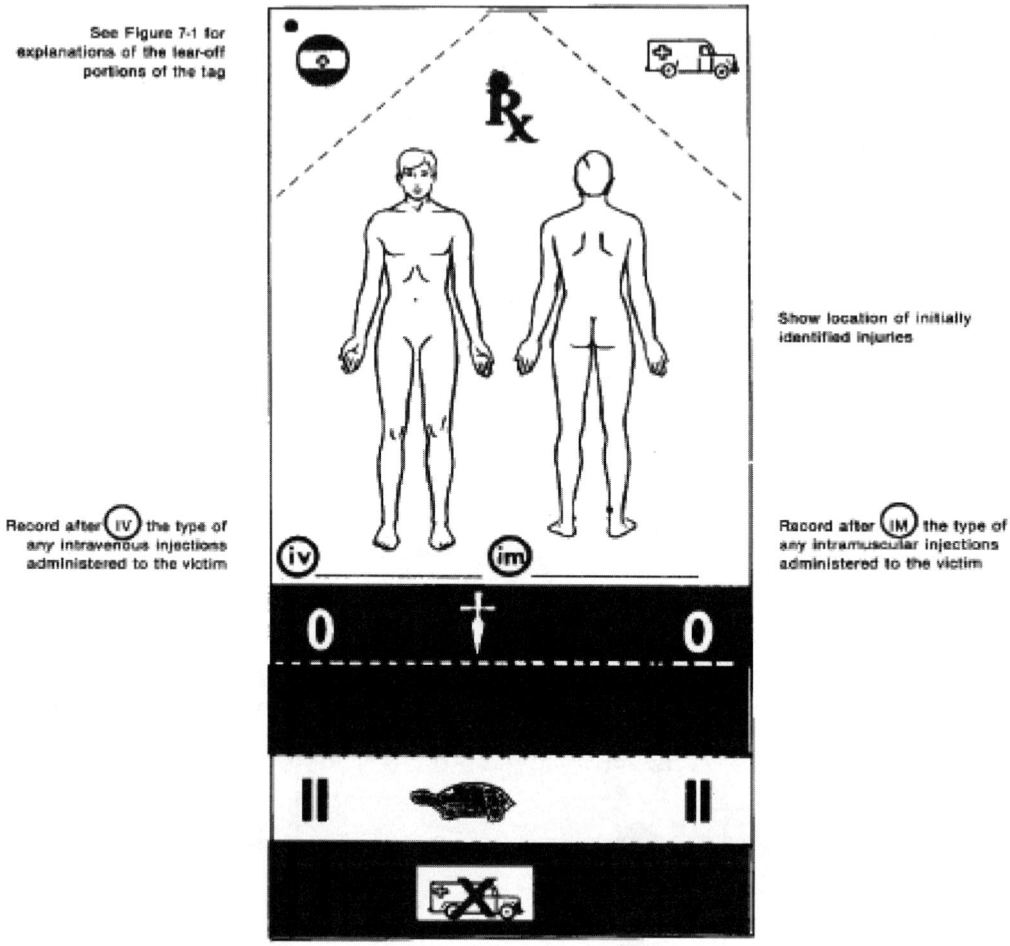

[그림 9-3] 부상자 인식표(뒷면)

출처: 국토해양부(2009). 공항비상계획업무매뉴얼, 국토해양부예규 제42호, p.128.

국토해양부(2009)는 항공기 사고로부터 수집한 통계자료에 따르면 항공기 탑승객의 약 75% 정도가 생존부상자로 예측된다고 보고하고 있다. 이에 따라 부상자의 등급을 예측하면 I 등급(즉시 치료)이 20%, II등급(차후 치료)이 30%, III등급(경미한 치료)이 50%에 이를 것으로 추정하고 있으며 이를 탑승객수를 대비하여 산출해 보면 〈표 9-4〉와 같다. 이를 기준으로 유관 기관에서는 필요한 인적 · 물적 자원을 확보하고 대비해야 한다.

〈표 9-4〉 공항에서의 항공기 사고 시 부상자의 최대 숫자 예측

항공기 탑승객	부상자수	부상자의 20% 즉시 치료 I 등급	부상자의 30% 지연 치료 II 등급	부사자의 50% 경미한 치료 III 등급
500	375	75	113	187
450	338	68	101	169
400	300	60	90	150
350	263	53	79	131
300	225	45	68	112
250	188	38	56	94
200	150	30	45	75
150	113	23	34	56
100	75	15	23	37
50	38	8	11	19

이 수치는 공항이나 그 주변에서 발생하는 항공기 사고 시 생존 부상자의 최대수는 항공기 탑승객의 약 75%정도 된다는 가정 하에 기초를 두고 있다.

출처: 국토해양부(2009). 공항비상계획업무매뉴얼, 국토해양부예규 제42호, p.100.

분류된 부상자들은 생명을 유지하기 위해 필요한 즉각적인 최소한의 현장치료 후 적절한 장소에서 치료를 받을 수 있도록 옮겨져야 한다. 국토해양부(2009). 공항비상계획업무매뉴얼에 따르면 부상자는 모집지역(Collection Area), 분류지역(Triage Area), 치료지역(Care Area), 수송지역(Transportation Area) 등 4개 지역으로 나누어 배치함으로써 신속하고 원활한 대응이 가능하도록 해야 한다고 한다([그림 9-4]).

첫째, 모집지역에서는 재난 현장의 항공기와 주변으로부터 심각한 부상자들의 초기 모집을 수행하는 지역으로 사고형태와 사고지역의 주변 환경에 따라 설치의 필요성이 결정된다. 둘째, 분류지역에서는 화재나 연기에 노출되는 것을 피하기 위해 사고지점에서 맞바람이 부는 쪽으로 최소 90m 정도 떨어진 곳에 설치한다. 셋째, 치료지역에서는 부상등급에 따라 3개 지역—등급: 즉시 치료, II등급: 차후 치료, III등급: 경미한 치료—으로 구분되어야 한다. 치료지역에서는 우선순위 구분을 위해 색상표를 사용할 수 있다. 수송지역에서는 부상자에 대한 기록과 급파, 생존자의 후송이 이루어지는 장소로 치료지역과 출구도로 사이에 위치하는 것이 바람직하다.

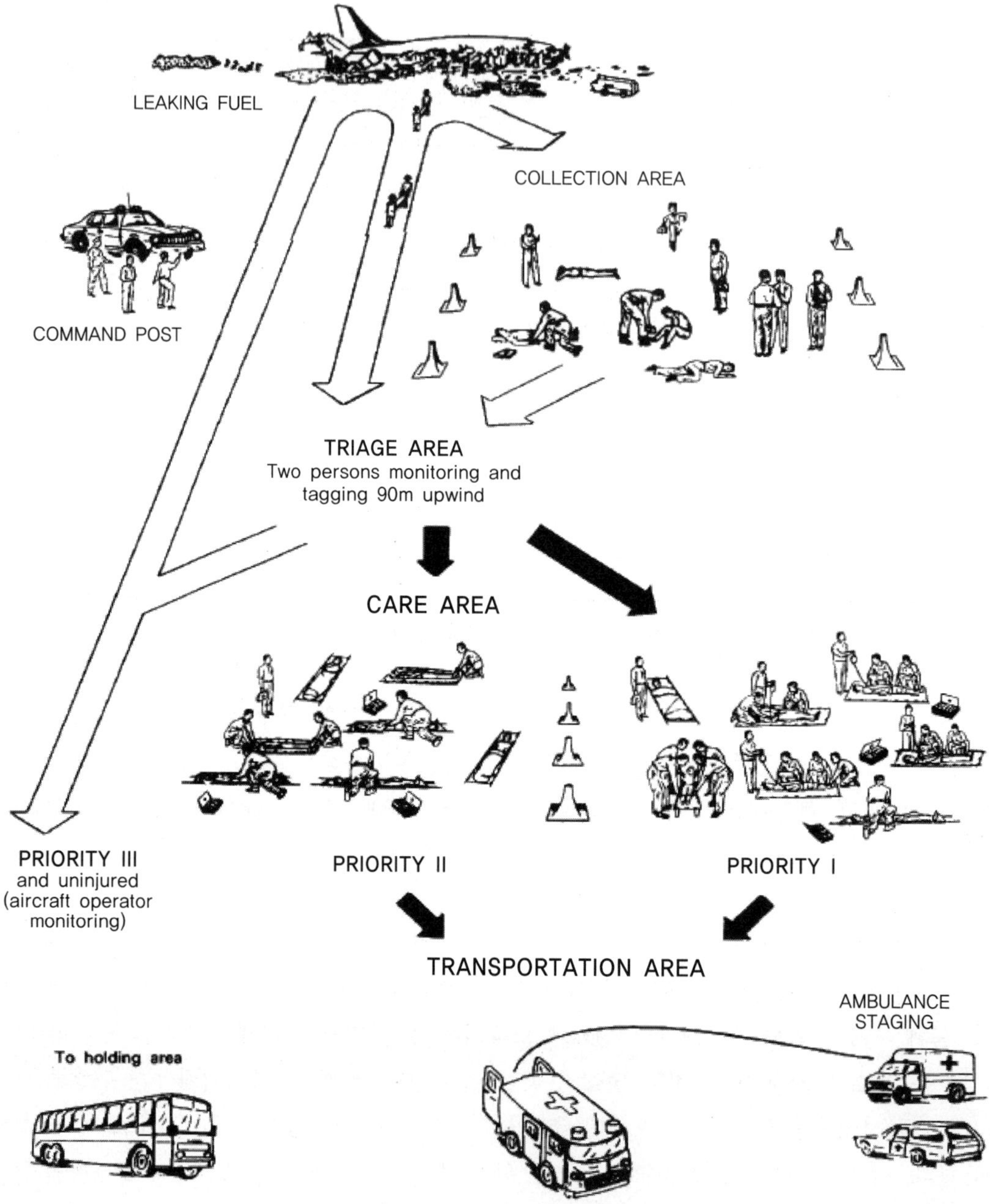

[그림 9-4] 부상자의 분류지역

출처: 국토해양부(2009). 공항비상계획업무매뉴얼, 국토해양부예규 제42호, p.67.

3. 사후관리

긴박한 상황이 어느 정도 정리가 되면 미래 비상사태에 대한 대응력을 향상시키기 위해 비상사태에 참여한 모든 기관은 활동한 모든 요원들로부터 구두 및 서면보고서를 받아서 전체 대응운영에 대하여 총괄적 보고서를 작성하고 전 과정을 검토하여 결과에 따라 필요한 조치를 취해야 한다. 즉 비상계획의 개선사항이 요구된다면 이를 전면 개정할 수 있어야 한다. 이를 위해서는 관련 기관의 현장 참여자들이 사전에 현장 대응 활동에 대한 훈련뿐 아니라 기록과 보고, 평가에 대한 훈련도 체계적으로 받아야 할 것이다.

참고문헌

1. 국내 문헌

계원철 (감수), 1992, 『비행과 인체』, 한국항공의학협회.
공군본부, 2010, 『우주의 이해』.
공군항공의료원, 2002, 『항공간호교본』.
공군항공의학적성훈련원, 1998, 「항공간호교범」.
교육인적자원부, 2007, 「항공기 일반」.
교통안전공단, 2002, 「객실승무원 건강관리」.
국토해양부, 2009, 「공항비상계획업무매뉴얼」.
기쿠치 신이치 (지음), 신재혁 (옮김), 2009, 『요통진료클리닉』, 신흥메드싸이언스.
김경숙, 2008, 『최신항공서비스론』, 백산출판사.
김상섭 · 정기영, 2006, 「고고도 비행조종사들의 업무량과 직무스트레스, 피로도에 대한 연구」, 『항공우주의료원 학술지』 53(1).
김정현 · 박항배 · 백광세 · 이용호, 1997, 『항공우주의학개론』, 한빛.
대한산업의학회, 2002, 『산업의학진료의 실제』, 계축문화사.
대한이비인후과학회 편, 2009, 『이비인후과학－두경부외과학』, 일조각.
대한척추신경외과학회, 2008, 『척추학』, 군자출판사.
두산동아 사서편집국, 『두산백과사전』, 두산동아.
박상원 · 박종훈, 2010, 『알기 쉽게 이해하는 정형외과학』, 대한의학서적.
박인주 · 김화진, 2010, 『항공기식음료개론』, 새로미.
박혜정, 2010, 『항공객실업무』, 백산출판사.
송미진 · 이재상 · 김유창 · 윤훈용, 2007, 「항공기 정비 근로자의 직무 스트레스에 관한 연구」, 『대한인간공학회 학술대회논문집』.
신순식 · 정현호, 2000, 「걸프전 미군 의무지원의 고찰과 교훈분석」, 『의무요람』.
신지애, 2010, 「응급의료항공기 운항에 있어서의 항공 간호 업무분석」, 울산대학교 대학원 석사학위논문.
심효섭, 2006, 「우주비행과 면역」, 『항공우주의료원 학술지』 53(1).
아시아나항공, 2010, 「객실승무원 업무교범」.
______, 2011, 「항공여행을 위한 의사소견서」.
양희옥, 2010, 『항공객실 서비스 실무』, 누양사.
연합뉴스, 2007년 5월 23일자, "항공기와 동침하는 사람들, 항공기정비사".
우정희, 1998, 「항공 간호 초급과정 소개」, 『항공우주의학』 8(4).
______, 2003, 「공군 비행단 간호장교의 역할 정립을 위한 조사연구」, 『항공우주의학』 13(1), 1-72.

이병선, 2008, 『항공기 객실서비스 실무』, 백산출판사.
이병인, 1976, 「우주인과 의학」, 『항공의학』 24(25).
이영희 · 조주은, 2010, 『항공기 객실서비스 실무』, 연경문화사.
이용일 · 이선미 · 김재석, 2010, 『항공운임발권과 BSP실무』, 새로미.
이종남, 2010, 『항공운송실무』, 백산출판사.
이향정 · 고선희 · 오선미, 2009, 『최신항공업무론』, 새로미.
정기영, 2006, 「인공중력: 항공우주의학적 측면」, 『항공우주의료원 학술지』 53(1).
조의영 · 이용호, 2000, 「항공 간호 발달사」, 『항공우주의학』 10(1).
한국산업안전보건공단, 2007, 「사업장의 근골격계 질환 예방을 위한 의학적 조치에 관한 지침」.
한국항공진흥협회, 2008, 『항공연감』.
한현미, 2003, 「민항공 객실승무원을 위한 요통예방 프로그램 개발」, 연세대학교 대학원 간호학과 박사학위논문.
한현미 · 채덕희 · 김정현, 2000, 「A 항공사의 기내응급환자 발생분석」, 『항공우주의학회지』 10(3).

「산업안전보건법」 및 노동부 고시.
「운항기술기준」.
아시아나항공 기내식.
인천공항공사 공항이용 안내, 운항정보.
「항공법」 및 「항공법 시행규칙」
「항공신체검사 업무규정」.

2. 해외 문헌

AFMS (Air Force Medical Service), 2000, Concept of Operations for the Critical Care Air Transport (CCAT) Team.
Alves, P. M., Freitas, J. J., Mathias, H. A., Motta, A. E. A., Silva, R. A., Maria, M., Almeida, S. F., Stapleton E., Timerman, S. & Ramires, J. A., 2001, "Use of automated external defibrillators in a Brazilian Airline-A 1-year experience," *Arq Bras Cardiol*, 76, 310-314.
ASIANA English Dictionary.
Austin, Tony K., 2002, "Aeromedical evacuation—the first 100 years," *ADF Health*, 3, 43-46.
BG Mailey, Sharon K., 1999, "Flight nursing," *NSNA/IMPRINT*, (Jan), 54-55, http://www.nsna.org
British Airways, 2011, Medical Information, Retrieved from http://www.britishairways.com/travel/healthmedinfo/public/en_gb
Brown, A. M., Rittenberger, J. C., Ammon, C. M., Harrignton, S. & Francis, X. G., 2010, "In-flight automated external defibrillator use and consultation patterns," *Prehospital Emergency Care*, 14, 235-239.

Civil Aerospace Medical Institute: Aerospace Physiology, FAA.

Dark, Shirley J., 1986, "Medically Disqualified Airline Pilots," Washington, D.C.: U.S. Federal Aviation Administration, Office of Aviation Medicine, No. FAA-Am-86-7.

Davis, Jeffrey R., Stepanek, Jan, et al, 2008, *Fundamentals of Aerospace Medicine*, 4th Edition, PA: Lippincott Williams & Wilkins.

DeHart, R. L., 2003, "Health issues of air travel," *Annual Review of Public Health*, 24, 133-51.

Delaune, E. F., Lucas, R. H. & Illig, P., 2003, "In-flight medical events and aircraft diversions: one airline's experience," *Aviation, Space, and Environmental Medicine*, 74, 62-68.

Downey, Lelie E. & Dark, Shirley J., 1992, "Survey Reveals Age and Pathology Trends For Medically Disqualified Airline Pilots," *Flight Safety Digest* (Sep).

IATA (International Air Transport Association), 2010, *Medical Manual*, 2nd Edition, Montreal: Canada.

Iwase, S., 2005, "Effectiveness of centrifuge-induced artificial gravity with ergometric exercise as a countermeasure during simulated microgravity exposure in humans," *Acta Astronaut*, (Jul-Oct), 57(2-8).

Iwase, S., Fu, Q., Narita, K., Morimoto, E., Takada, H. & Mano, T., 2002, "Effects of graded load of artificial gravity on cardiovascular functions in humans," *Environ Med*, (Dec), 46(1-2).

Jagoda, A. & Pietrzak, M., 1997, "Medical emergencies in commercial air travel," *Emergency Medicine Clinics of North America*, 15.

Martin, Terence, 2006, *Aeromedical Transportation: A Clinical Guide*, Ashgate Publishing.

Pombal, R., Peixoto, H., Lima, A. & Jorge, A., 2005, "Permanet medical disqualification in airline cabin crew: causes in 136 cases, 1993-2002," *Aviation, Space, and Environmental Medicine*, 76(Oct).

Rayman, R. B., Zanick, D. & Korsgard, T., 2004, "Resources for inflight medical care," *Aviation, Space, and Environmental Medicine*, 75.

Sarnecky, Mary T., 1999, *A History of the U.S. Army Nurse Corps*, Pennsylvania, PA: University of Pennsylvania Press.

Silverman, D. & Gendreau, M., 2008, "Medical issues associated with commercial flights," *Lancet*, 373.

Smith, L. N., 2008, "An otolaryngologist's experience with in-flight commercial airline medical emergencies: three case reports and literature review," *American Journal of Otolaryngology*, 29.

Valani, R., Cornacchia, M. & Kube, D., 2010, "Flight diversions due to onboard medical emergencies on an international commercial airline," *Aviation, Space, and Environmental Medicine*, 81.

Virginia Military Institute, George C. Marshall Foundation, American Military Institute, Society for Military History (U.S.), 2000, *The Journal of Military History*, 64.

Weinlich, M., Nieuwkamp, N., Stueben, U., Marzi, I. & Walcher, F., 2009, "Telemedical assistance for in-flight emergencies on intercontinental commercial aircraft," *Journal of Telemedicines and Telecare*, 15.
World Health Organization, 2010, International Travel and Health.

3. 인터넷 자료

건강샘 http://www.healthkorea.net
국가법령정보센터 http://www.law.go.kr/main.html
네이버 http://www.naver.com
대한이비인후과학회 http://www.korl.or.kr
세계보건기구 hhtp://www.who.int
아시아나항공 http://www.flyasiana.com
위키피디아 http://www.wikipedia.com
인천국제공항 http://www.airport.kr
제주일보 http://www.jejunews.com
질병관리본부 www.cdc.go.kr
한국공항공사 http://www.airport.co.kr
한국산업안전보건공단 www.kosha.or.kr
Aerospace Medical Association (AsMA) http://www.asma.org
NASA http://www.nasa.org/ ("Astronaut requirements and training")

부록

부록 1. 공항 및 도시코드

서울(SEL)은 예전에 도시와 공항코드를 'SEL'로 함께 썼지만 인천국제공항이 생긴 후 인천국제공항(ICN)과 김포공항(GMP)을 분리해서 사용하고 있고, 'SEL'은 도시코드로만 남게 되었다.

국가	도시명(IATA코드)	공항명(IATA코드)
네덜란드	암스테르담(AMS)	스키폴(AMS)
네팔	카트만두(KTM)	트리부후반(KTM)
노르웨이	오슬로	오슬로(OSL)
뉴칼레도니아	누메아(NOU)	La Tontouta Internation (NOU)
뉴질랜드	오클랜드(AKL)	오클랜드국제(AKL)
대만	가오슝(KHH)	가오슝국제(KHH)
대만	타이베이(TPE)	타이완 타오유완 국제(TPE)
덴마크	코펜하겐(CPH)	코펜하겐/캐스럽(CPH)
덴마크	코펜하겐(CPH)	로즈카일데(RKE)
독일	뮌헨(MUC)	뮌헨국제(MUC)
독일	쾰른(CGN)	쾰른 본(CGN)
독일	프랑크푸르트(FRA)	프랑크푸르트국제(FRA)
러시아	야쿠츠크(YKS)	야쿠츠크(YKS)
러시아	모스크바(MOW)	세르메체보국제(SVO)
러시아	노보시비르스크(OVB)	노보시비르스크(OVB)
러시아	블라디보스토크(VVO)	블라디보스토크국제(VVO)
러시아	상트페테르부르크 (LED)	풀코보(LED)
러시아	이르쿠츠크(IKT)	이르쿠츠크국제(IKT)
러시아	하바로프스크(KHV)	노비(KHV)
레바논	베이루트(BEY)	베이루트국제(BEY)
룩셈부르크	룩셈부르크(LUX)	룩셈부르크국제(LUX)
말레이시아	쿠알라룸푸르(KUL)	쿠알라룸푸르국제(KUL)
말레이시아	코타키나발루(BKI)	코타키나발루국제(BKI)
말레이시아	페낭(PEN)	페낭국제(PEN)
몽골	울란바토르(ULN)	Buyant Ukhaa(ULN)
미국	뉴욕(NYC)	존 F. 케네디(JFK)
미국	뉴욕(NYC)	라구아디아국제(LGA)
미국	애틀랜타(ATL)	애틀랜타(ATL)
미국	시카고(CHI)	오헤어(ORD)

미국	워싱턴D.C(WAS)	로널드레이건내셔널(DCA)
미국	워싱턴D.C(WAS)	워싱턴덜레스(IAD)
미국	괌(GUM)	Antonio Borja Won pot국제(GUM)
미국	마이애미(MIA)	마이애미국제(MIA)
미국	멤피스(MEM)	멤피스국제(MEM)
미국	사이판(SPN)	사이판국제(SPN)
미국	시애틀(SEA)	시애틀타코마국제(SEA)
미국	앵커리지(ANC)	앵커리지국제(ANC)
미국	인디애나폴리스(IND)	인디애나폴리스국제(IND)
미국	필라델피아(PHL)	필라델피아국제(PHL)
미국	호놀룰루(HNL)	호놀룰루국제(HNL)
미국	라스베이거스(LAS)	Mccarran국제(LAS)
미국	로스앤젤레스(LAX)	로스앤젤레스국제(LAX)
미국	샌프란시스코(SFO)	샌프란시스코국제(SFO)
미국	휴스턴(HOU)	하비(HOU)
미얀마	양곤(RGN)	밍갈라돈(RGN)
바레인	바레인(BAH)	바레인국제(BAH)
방글라데시	다카(DAC)	Zia국제(DAC)
베네수엘라	카라카스(CCS)	MAIQUETIA국제(CCS)
베트남	하노이(HAN)	노이바이(HAN)
베트남	호찌민(SGN)	탄손낫(SGN)
벨기에	브뤼셀(BRU)	브뤼셀네셔널(BRU)
벨기에	브뤼셀(CRL)	챨레로이(CRL)
불가리아	소피아(SOF)	소피아(SOF)
브라질	상파울루(GRU)	Guarulhos국제(GRU)
브루나이	반다르스리브가완(BWN)	브루나이국제(BWN)
스리랑카	콜롬보(CMB)	Bandaranaike국제(CMB)
스웨덴	고테버그(GOT)	Landvetter(GOT)
스웨덴	스톡홀름(STO)	스톡홀름(STO)
스위스	바젤(BSL)	바젤(BSL)
스위스	취리히(ZRH)	취리히국제(ZRH)
스페인	마드리드(MAD)	바라쟈스(MAD)
싱가포르	싱가포르(SIN)	창이(SIN)
아랍에미리트	아부다비(AUH)	아부다비국제(AUH)
아랍에미리트	두바이(DXB)	두바이국제(DXB)
아르헨티나	부에노스아이레스(BUE)	부에노스아이레스(BUE)
아일랜드	더블린(DUB)	더블린국제(DUB)

아제르바이잔	바쿠(GYD)	바무(GYD)
영국	런던(LON)	히드로(LHR)
영국	런던(LON)	개트윅(LGW)
오스트레일리아	브리즈번(BNE)	브리즈번(BNE)
오스트레일리아	멜버른(MEL)	툴라마린(MEL)
오스트레일리아	시드니(SYD)	킹스포트 스미스(SYD)
오스트리아비엔나	비엔나(VIE)	비엔나국제(VIE)
우즈베키스탄	타슈켄트(TAS)	유즈니(TAS)
이란	테헤란(THR)	Mehrabad국제(THR)
이스라엘	텔아비브(TLV)	벤 구리온국제(TLV)
이집트	카이로(CAI)	카이로국제(CAI)
이탈리아	밀라노(MXP)	말펜사(MXP)
이탈리아	로마(ROM)	피우미치노(FCO. 레오나르도 다빈치)
인도	첸나이(MAA)	첸나이국제(MAA)
인도	델리(DEL)	인디라간디국제(DEL)
인도	뭄바이(BOM)	차트라파티 시바지국제(BOM)
인도네시아	덴파사르(DPS)	응우라 라이(DPS)
인도네시아	자카르타(CGK)	소엑카르노 하타(CGK)
일본	히로시마(HIJ)	히로시마국제(HIJ)
일본	가고시마(KOJ)	가고시마(KOJ)
일본	나고야(NGO)	주부 Centrair국제(NGO)
일본	후쿠시마(FKS)	후쿠시마(FKS)
일본	도쿄(TYO)	나리타(NRT)
일본	도쿄(TYO)	하네다(HND)
일본	오사카(OSA)	이타미(ITM)
일본	오사카(OSA)	간사이(KIX)
일본	고마쓰(KMQ)	고마쓰(KMQ)
일본	구마모토(KMJ)	구마모토(KMJ)
일본	구시로(KUH)	구시로(KUH)
일본	나가사키(NGS)	나가사키(NGS)
일본	니가타(KIJ)	니가타(KIJ)
일본	다카마쓰(TAK)	다카마쓰(TAK)
일본	도야마(TOY)	도야마(TOY)
일본	마쓰야마(MYJ)	마쓰야마(MYJ)
일본	삿포로(SPK)	지토세(CTS)
일본	아오모리(AOJ)	아오모리(AOJ)
일본	오이타(OIT)	오이타(OIT)

일본	오카야마(OKJ)	오카야마(OKJ)
일본	오키나와(OKA)	나하(OKA)
일본	요나고(YGJ)	요나고(YGJ)
일본	하코다테(HKD)	하코다테(HKD)
일본	후쿠오카(FUK)	후쿠오카(FUK)
일본	미야자키(KMI)	미야자키(KMI)
일본	센다이(SDJ)	센다이(SDJ)
일본	아사히카와(AKJ)	아사히카와(AKJ)
일본	아키타(AXT)	아키타(AXT)
중국	창춘(CGQ)	창춘(CGQ)
중국	하얼빈(HRB)	하얼빈국제(HRB)
중국	스자좡(SJW)	Daguocun(SJW)
중국	광저우(CAN)	바이윤(CAN)
중국	다롄(DLC)	다롄국제(DLC)
중국	창사(CSX)	창사항저우국제(CSX)
중국	톈진(TSN)	톈진빈하이국제(TSN)
중국	청두(CTU)	청두국제(CTU)
중국	쿤밍(KMG)	쿤밍국제(KMG)
중국	우루무치(URC)	우루무치디와푸국제(URC)
중국	구이린(KWL)	구이린국제(KWL)
중국	무단장(MDG)	무단장(MDG)
중국	베이징(BJS)	베이징캐피탈(PEK)
중국	샤먼(XMN)	샤먼국제(XMN)
중국	선양(SHE)	선양국제(SHE)
중국	선전(SZX)	선전국제(SZX)
중국	시안(SIA)	서안(SIA)
중국	산야(SYX)	산야국제(SYX)
중국	옌청(YNZ)	옌청(YNZ)
중국	옌타이(YNT)	Laishan(YNT)
중국	웨이하이(WEH)	웨이하이(WEH)
중국	정저우(CGO)	정저우국제(CGO)
중국	지난(TNA)	지난(TNA)
중국	충칭(CKG)	충칭국제(CKG)
중국	홍콩(HKG)	홍콩국제(HKG)
중국	칭다오(TAO)	칭다오국제(TAO)
중국	항저우(HGH)	항저우국제(HGH)
중국	상하이(SHA)	홍차오(SHA)

중국	상하이(SHA)	푸동(PVG)
중국	난징(NKG)	난징국제(NKG)
중국	마카오(MFM)	마카오국제(MFM)
중국	옌지(YNJ)	옌지(YNJ)
체코	프라하(PRG)	Ruzyne(PRG)
카자흐스탄	아스타나(TSE)	아스타나국제(TSE)
카자흐스탄	알마티(ALA)	알마티(ALA)
카타르	도하(DOH)	도하국제(DOH)
캄보디아	시엠립(REP)	앙코르(REP)
캄보디아	프놈펜(PNH)	포첸통(PNH)
캐나다	밴쿠버(YVR)	밴쿠버국제(YVR)
캐나다	토론토(YYZ)	피어슨 국제(YYZ)
캐나다	캘거리(YYC)	캘거리국제(YYC)
쿠웨이트	쿠웨이트(KWI)	쿠웨이트국제(KWI)
키르기즈스탄	비슈케크(FRU)	마나스국제(FRU)
태국	방콕(BKK)	방콕국제(BKK)
태국	푸껫(HKT)	푸켓국제(HKT)
태국	치앙마이(CNX)	치앙마이국제(CNX)
터키	이스탄불(IST)	아타투르크(IST)
투르크메니스탄	아쉬카밧(ASB)	아쉬카밧(ASB)
팔라우	코로르(ROR)	아이라이(ROR)
포르투갈	리스본(LIS)	리즈보아(LIS)
폴란드	바르샤바(WAW)	바르샤바프레드릭쇼팽(WAW)
프랑스	파리(PAR)	샤를 드골(CDG)
프랑스	파리(PAR)	오를리(ORY)
피지	나디(NAN)	나디국제(NAN)
핀란드	헬싱키(HEL)	헬싱키반타(HEL)
필리핀	세부(CEB)	막탄국제(CEB)
필리핀	수빅 만(SFS)	수빅 만국제(SFS)
필리핀	클라크필드(CRK)	클라크필드(CRK)
필리핀	마닐라(MNL)	니노이 아퀴노국제(MNL)
필리핀	칼리보(KLO)	칼리보(KLO)
한국	제주(CJU)	제주(CJU)
한국	부산(PUS)	부산(PUS)
한국	서울(SEL)	김포(GMP)
한국	대구(TAE)	대구(TAE)

부록 2. 항공사코드

전 세계의 모든 항공사는 자사를 나타내는 두 자리(2Letter)로 된 약어를 보유한다. 약어는 IATA로부터 부여받는데 약어 설정 시 항공사 의견을 존중하지만 기존 약어와 중복되면 다른 약어를 부여한다.

(1) 주요 항공사

항공사	코드		국가	
	IATA	ICAO		
가루다인도네시아항공 (Garuda Indonesia)	GA	GIA	인도네시아	인천국제공항 취항 항공사
대한항공 (Korea Air)	KE	KAL	한국	
델타항공 (Delta Air Lines)	DL	DAL	미국	
루프트한자항공 (Lufthansa)	LH	DLH	독일	
마이덱스에어라인 (Midex Airlines)	MG	MIX	아랍에미리트	
만다린항공 (Mandarin Airlines)	AE	MDA	대만	
말레이시아항공 (Malaysia Airlines)	MH	MAS	말레이시아	
몽골항공 (Mongolian Airlines)	OM	MGL	몽골	
베트남항공 (Vietnam Airlines)	VN	HVN	베트남	
블라디보스톡항공 (Vladivostok Airlines)	XF	VLK	러시아	
비즈니스에어 (Business Air)	8B	BCC	태국	
사할린항공 (SAT AIRLINES)	HZ	SHU	러시아	
산동항공 (Shandong Airlines)	SC	CDG	중국	
상하이항공 (Shanghai Airlines)	FM	CSH	중국	
세부퍼시픽항공 (Cebu Pacific Air)	5J	CEB	필리핀	
심천항공 (Shenzhen Airlines)	ZH	CSZ	중국	
싱가포르항공 (Singapore Airlines)	SQ	SIA	싱가포르	

아리안카고익스프레스 (Aryan Cargo Express)	YE	ACQ	인도	
아시아나항공 (Asiana Airlines)	OZ	AAR	한국	
양쯔강익스프레스항공 (Yangtze River Express)	Y8	YZR	중국	
에미레이트항공 (Emirates)	EK	UAE	아랍에미리트	
에바항공 (Eva Air)	BR	EVA	대만	
에어마카오 (Air Macau)	NX	AMU	중국	
에어캐나다 (Air Canada)	AC	ACA	캐나다	
에어프랑스 (Air France)	AF	AFR	프랑스	
에어로로직 (AeroLogic)	3S	3SX	독일	
에어로플로트항공(러시아항공) (Aeroflot-Russian Int.Airlines)	SU	AFL	러시아	
에어브리지카고에어라인 (AirBridge Cargo Airlines)	RU	ABW	러시아	
에어아스타나 (Air Astana)	KC	KZR	카자흐스탄	인천국제공항 취항 항공사
에어아시아엑스 (AirAsia X)	D7	XAX	말레이시아	
에어인디아 (Air India)	AI	AIC	인도	
에어칼린 (Aircalin)	SB	ACI	뉴칼레도니아	
에티하드항공 (ETIHAD AIRWAYS)	EY	ETD	아랍에미리트	
우즈벡항공 (Uzbekistan Airways)	HY	UZB	우즈베키스탄	
유나이티드항공 (United Airlines)	UA	UAL	미국	
유피에스항공 (UPS)	5X	UPS	미국	
이스타항공 (EASTAR JET)	ZE	ESR	한국	
일본항공 (Japan Airlines)	JL	JAL	일본	
일본화물항공 (Nippon Cargo Airlines)	KZ	NCA	일본	
전일본공수 (ALL Nippon Airways)	NH	ANA	일본	

제스트항공 (Zest Airways)	Z2	RIT	필리핀	
제이드카고 (Jade Cargo International)	JI	JAE	중국	
제주항공 (JEJUAIR)	7C	JJA	한국	
중국국제항공 (Air China)	CA	CCA	중국	
중국남방항공 (China Southern Airlines)	CZ	CSN	중국	
중국동방항공 (China Eastern Airlines)	MU	CES	중국	
중국하문항공 (China Xiamen Airlines)	MF	CXA	중국	
중국화운항공 (China Cargo Airlines)	CK	CKK	중국	
중화항공 (China Airlines)	CI	CAL	대만	
진에어 (JIN AIR)	LJ	JNA	한국	
카고룩스항공 (Cargolux Airlines Int. SA)	CV	CLX	룩셈부르크	인천국제공항 취항 항공사
카타르항공 (Qatar Airways)	QR	QTR	카타르	
캐세이퍼시픽항공 (Cathy Pacific Airways)	CX	CPA	중국	
케엘엠네덜란드항공 (KLM Royal Dutch Airways)	KL	KLM	네덜란드	
타이항공 (Thai Airways International)	TG	THA	태국	
터키항공 (Turkish Airlines)	TK	THY	터키	
페더럴익스프레스 (Federal Express)	FX	FDX	미국	
폴라에어카고 (Polar Air Cargo)	PO	PAC	미국	
핀에어 (FINNAIR)	AY	FIN	핀란드	
필리핀항공 (Philippine Airlines)	PR	PAL	필리핀	
하와이안항공 (Hawaiian Airlines)	HA	HAL	미국	
에어부산 (AIR BUSAN)	BX	ABL	한국	국적기 공동 운항 항공사
알리타리아 (Alitalia-Linee Aeree Italiane)	AZ	AZA	이탈리아	

아메리칸항공 (American Airlines)	AA	AAL	미국	
오스트리아항공 (Austrian Airlines)	OS	AUA	오스트리아	

IATA: IATA에서 설정하여 세계의 항공사들이 공유한다. 영문자 두 음절로 구성되어 있고 예약, 일정, 항공권에 사용한다.

ICAO: 1987년에 세 글자로 된 코드를 지정했는데 IATA에 의해 채택되었다. 그러나 IATA는 여전히 두 글자 코드를 사용하고 있다.

(2) 대한민국 항공사 CODE(정기항공사)

항공사	IATA	ICAO
아시아나항공	OZ	AAR
대한항공	KE	KAL
제주항공	7C	JJA
에어부산	BX	ABL
진에어	LJ	JNA
이스타항공	ZE	ESR
티웨이항공	TW	TWA

부록 3. 항공약어

(1) 항공약어를 사용하는 이유

- 항공 업무에 필요한 단어를 약어로 사용함으로써 신속한 업무처리
- 전 세계 항공사가 동일한 약어를 사용하여 통일된 의미 전달
- 경비절감

(2) 음성알파벳

* 예약 및 운송 업무 시 영문자의 명확한 의사소통을 위해 ICAO가 권장하는 음성알파벳 사용

letter	Phonetic-Alphabet	letter	Phonetic-Alphabet
A	ALPHA	N	NOVEMBER
B	BRAVO	O	OSCAR
C	CHARLIE	P	PAPA
D	DELTA	Q	QUEBEC
E	ECHO	R	ROMEO
F	FOXTROT	S	SIERRA
G	GOLF	T	TANGO
H	HOTEL	U	UNIFORM
I	INDIA	V	VICTOR
J	JULIET	W	WHISKEY
K	KILO	X	X-RAY
L	LIMA	Y	YANKEE
M	MIKE	Z	ZULU

출처: ICAO Annex 10,Vol II

(3) 주요 항공약어 및 용어 설명

약어	설명	약어	설명
ABT	About	ADRS	Address
ABV	Above	ADV	Advise
A/C	Aircraft	AHL	Advise If Hold
ACK	Acknowledge	AGT	Agent

AGR	Agree	CG	Center of Gravity
AGRMT	Agreement	CFG	Configration
AMNT	Amount	CFM	Confirm
AMT	Amount	CGO	Cargo
ATC	Air Traffic Control	CHD	Child
APO	Airport Office	CHK	Check
APT	Airport	CHN	Change
ARNG	Arrange	CHTR	Charter
ARNK	Arrival Unknown	C.I.Q.	Customs, Immigration and Quarantine
ARVL	Arrival	CIP	Commercially Important People
ASAP	As Soon As Possible	CNXL	Cancel
ASSN	Association	COMAIL	Company Mail
ASST	Assistance	CTC	Contact
ATB	Automated Ticket & Boarding Pass	CTL(CROL)	Control
ATD	Actual Time of Departure	CUS	Customs
ATT(ATTN)	Attention	DBC	Denied Boarding Compensation
AUTH	Authorization	DE	Deportee
AVA(AVBL)	Available	DEP	Depart
AVG	Average	DEPO	Deposit
BAL	Balance	DGR	Dangerous Good Regulations
BAG	Baggage	DLY	Delay
BEC(BCZ)	Because	DISC	Discount
BHND	Behind	DOC	Document
BKG	Booking	DOM	Domestic
BLDG	Building	DUPE	Duplicate
BLW	Below	DMG	Demage
BSCT	Bassinet	DIV	Divide
BTN	Between	DLV	Deliver
BTW	By the Way	EA	Each(EC)
BULK	Bulky Baggage	ENG	Engine
CBBG	Cabin Baggage	ERR	Error
C/A	Cabin Attendant(=Cabin Crew)	ETA	Estimated Time of Arrival
CAPT	Captain	ETD	Estimated Time of Departure
C/C	Credit Card, Case Closed	EUR	Europe
CC	Carbon Copy	EXST	Extra Seat

FH	Flight Hours	MAX	Maximum
FM	From(FR)	MAINT	Maintenance
FLT	Flight	MCO	Miscellaneous Charge Order
FRE	Freight	MED	Medical
F/O	First Officer	MEDA	Medical Assistance Required
FOC	Free of Charge	MFST	Manifest
FRAV	First Available	MGR	Manager
FREQ	Frequency	MKT	Market
GEN	General	MOML	Moslem Meal
GMT	Greenwich Mean Time	MSG	Message
GV	Give	MTG	Meeting
GSA	General Sales Agent	NBR	Number
GOSH	Go Show	NEC	Necessary
GOV	Government	NEG	Negative
GRP	Group	NIL	None, Nothing
HEV	Heavy	NML	Normal
HI	High	NN	Need
HQ	Headqurаters	NOSH	No Show
HR	Hour	NOSUB	No Subject to Load
HTL	Hotel	NRC	No Record
i.e.	id est(Latin)	NTBA	Name to Be Advised
INAD	Inadmissible PSGR	NTL	National
INCL	Include	OBD	On Board
INDV	Individual	OFC	Office
INF	Infant	OFLD	Offload
INFO	Inform(IFM)	OSI	Other Service Information
INTL	International	OW	One-way
IPSM	International Passenger Svc Manual	PAX, PSGRR	Passenger
IRRG	Irregular	PKG	Package
ITNRY	Itinerary	PLS, PLZ	Please
INV	Invoice	PLT	Pallet
LTR	Letter	PNL	Passenger Name List
L/F	Load Factor	PNR	Passenger Name Record
L/B	Left Behind	P/P	Passport
LL	Lost and Found	PTA	Prepaid Ticket Advise
MAAS	Meet and Assist	PTY	Party

PWCT	PSGR Will Contact	SUBJ	Subject
RCV	Receive	SUBLO	Subject to Load
RCFM	Reconfirm	SVC	Service
RCPT	Receipt	SYS	System
RE	Regarding	TCP	The Complete Party
RGDS	Regards (best) Regards	THRU	Through
RPT	Repeat	TKT	Ticket
RPRT	Report	TUR	Tour
RSVN	Reservation	TRVL	Travel
RPA	Restricted Passenger Advice	TWOV	Transit without Visa
REV	Revenue	TKS	Thanks
RMRK	Remark	TTL	Total
RQST	Request	U	YOU
RWY	Runway	ULD	Unit Load Devices
SITA	Société Internationale de Télécommunications Aéronautiques SITA	UM	Unaccompanied Minor
		U/G	Up-grade
SKD	Schedule	UTC	Universal Coordinated Time
SOP	Standard Operating Procedure	WT	Weight
SPCL	Special	W/B	Weight and Balance
SPEC	Specification	WL	Will
SRY	Sorry	WZ	with
STN	Station	YR	Year
STPC	Layover at Carrier's Cost	ZD	Zero defects
STVR	Stopover		

(4) 항공사 업무 관련 기본 용어 및 의미(또는 영어 표현)

약어	용어설명
AAPA	(Association of Asia Pacific Airlines) 아시아·태평양 항공사협회
APEC	(Asia-Pacific Economic Cooperation Conference) 아시아 태평양 경제협력체
ASEAN	(Association of South-East Asian Nations) 동남아시아국가연합
ASEM	(Asia-Europe Meeting) 아시아유럽정상회의
ATW	Air Transport World
Advanced Seat Selection	사전좌석예약

AED	(Automated External Defibrillator) 자동심실제세동기
AME	(Aviation Medical Examiner) 항공전문의사
APIS	(Advanced Passenger Information System) 사전입국심사 시스템
ATC Holding	(Air Traffic Control Holding) 공항의 혼잡 또는 기타 이유로 관제탑의 지시에 따라 항공기가 지상에서 대기하거나 공중에서 선회하는 것
Basic Airport Ticketing	공항발권
Baggage Claim Tag	위탁 수하물의 식별을 위해 항공사가 발행하는 수하물 증명서
Block Time	항공기가 움직이기 시작(Push Back)해서부터 다음 목적지까지 착륙하여 정지(Engine Shut Down)할 때까지의 시간
Bridge	항공기와 공항청사와의 연결통로
Codeshare	공동 운항(좌석 공유)
CAPA	Centre for Asia Pacific Aviation (항공 관련 정보기관)
Catering	기내식, 기내에서 소모되는 물품(기내식, 음료 등)을 공급하는 업무로서 항공사 자체가 기내식공장을 운영하거나 Catering 전문회사에 위탁하여 공급받기도 한다.
Carry-on Baggage	휴대용 수하물
Charter Flight	공식적으로 하도록 되어 있는 정기편 항공운송과 달리 운항구간, 운항시기, 운항스케줄이 부정기적인 항공운송을 말한다.
C.I.Q	(Customs, Immigration, Quarantine) 세관, 출입국, 검역의 첫 글자로 정부기관에 의한 출입국 절차를 심사하는 것을 말한다.
Civil Aviation	민간항공
Cockpit Crew	조종사
Diversion(Divert)	목적지의 기상불량이나 기타 사유로 인해 다른 공항에 착륙하는 것
Economic Class Syndrome	일반석증후군
Embargo	항공사가 일정 기간 특정여객 및 화물에 대해 운송을 제한하거나 거절하는 것
EASA	European Aviation Safety Agency(유럽항공안전국)
E-Tix / ETK / ET	Electronic Tickets(전자항공권)
Embarkation / Disembarkation	출입국신고서, 해외여행자가 출입국 시에 의무적으로 기입해서 제출해야 하는 양식이다. 국가에 따라서 신고서의 크기, 양식 등이 서로 다를 수 있으며 공항에서 탑승수속 시나 도착 전 기내에서 받을 수 있다.
Jet A-1	항공유의 등급기호로서 IATA 표준연료를 의미
FAR	Federal Aviation Regulation(미연방항공법)

Fraud Ticket	위조항공권
Fuel Surcharge	유류할증료
FAA	Federal Aviation Administration(미연방항공청)
Free Baggage Allowance	무료 수하물 허용량
Freighter	승객수송을 위한 여객기가 아닌 상품 또는 화물을 수송하는 항공기
Galley	항공기 주방. 승객에게 식사나 음식물을 서비스하기 위해 음식물류와 소모품 등을 보관하고 조리하는 기내 공간
G/D	(General declaration) 항공기입출항신고서. 항공기 출항허가를 받기 위해 관계기관에 제출하는 서류로서 항공편의 일반적 사항, 승무원 명단, 비행 시 특기사항이 기록되어 있다.
Ground Time	항공기가 Ramp-in 해서 Ramp-out 하기까지의 지상 체류 기간
GTR	(Government Transportation Request) 공무로 해외여행하는 공무원 및 이에 준하는 사람들에 대한 서비스로서 국가적인 차원에서 국적기 보호, 육성, 정부예산절감, 외화유출방지 등의 효과가 있다.
Hangar	격납고, 항공기 정비를 위한 건물
ICAO Annex	국제민간항공부속서
In Bound	해외에서 국내로 들어오는 수요
In-flight Security Personnel	기내보안요원
Intermediate Point	경유지, 항공기가 운송 상황이나 기술상의 목적으로 정기적으로 지정된 중간지점. 경유지에서 승객은 자사나 타 항공사의 연결편으로 옮겨 타거나 Stopover할 수 있다.
ITCA	International Travel Catering Association(국제기내식협회)
Jumpseat	승무원좌석
Local Time	현지시간, 항공여행의 도착지(국가, 도시 등)인 현지의 시간
M/A	(Meat & Assist Service) VIP · CIP 또는 도움이 필요한 승객에 대한 공항에서의 영접 및 지원
MEL	(Minimum Equipment List) 항공기 내에 반드시 있어야 하는 최소 필수 장비목록(만약 장비를 갖추지 못하면 항공기가 이륙할 수 없음)
National (Flag) Carrier	국영항공사
Open Skies	항공자유화
On-board Services	기내 서비스
On-board Wheelchair	기내용 휠체어
Open Ticket	보통 돌아오는 날짜를 구체적으로 정하지 않고 예약한 항공권을 의미한다.

	6개월, 1년 등 장기 해외여행일 경우 돌아오는 정확한 날짜를 지정하기 힘들고 변경하기 힘들기 때문에 돌아오는 날짜를 임의로 지정해서 우선 예약하고 현지에서 동일한 항공권으로 오픈 기간에 한해서 승객이 변경 예약하여 탑승할 수 있다.
Out Bound	국내에서 해외로 나가는 수요
Overbooking	탑승 가능한 좌석수보다 예약자 수가 많은 경우를 말하는데, 이와 같은 현상이 나타나는 이유는 항공사가 예약승객이 공항에 나타나지 않는 경우를 대비하여 일정 비율의 승객에 대해 실제 판매 가능한 좌석수보다 초과하여 예약을 받기 때문이다.
Overhead Bin	기내 탑승 시 휴대 수하물을 보관하는 선반
PFC	Passenger Facility Charge(공항이용료)
P.I.C	(Pilot-In Command) 기장
Perdium	해외 체재 시 받는 비용
Ramp	항공기 계류장
Reginal Carrier (Commuter Carrier)	지역항공사
RTK	Revenue Ton Kilometer(실제로 판매된 매출수송력)
Skytrax	스카이트랙스(영국의 국제항공 서비스 품질 관련 조사기관)
Seeing Eye Dog	맹인견
Stop-over	중간기착, 장거리노선의 경우 비행기의 급유와 승무원 교대, 기체 점검으로 등으로 약 1시간 정도 중간 기착지에 머무른다(국내선-4시간 / 국제선-24시간 이상). 보통 공항에서 체류하는 시간을 기준으로 24시간 이내면 Transit이고 그 이상이면 Stop-over로 분류되며 Stop-over의 경우 공항이 있는 도시에서 시내관광을 할 수 있는 장점이 있다.
Transfer	환승, 여정상의 어느 지점에서 24시간 내에 다른 비행편이나 타 항공사의 비행편으로 갈아타는 것
Transit	통과, 중간기착지에서 비행기에 탄 채로 대기하는 경우(추가탑승 시)와 잠깐 내렸다가 다시 타는 경우(승무원 교체, 급유, 급수, 기내식 탑재, 정비 등)가 있는데 내려야 하는 경우 반드시 'Transit'출구로 나가야 하며 일정 시간이 지난 후(주로 1~2시간 내) 같은 비행기에 다시 탄다. 기다릴 때 주로 공항대합실에서 휴식을 취하며 출발시간을 놓치지 않도록 주의해야 한다.
Tarriff(Customs Duties)	관세. 국가간 교역에서 정부가 부과하는 세금
Triangle Shuttle System among Gimpo, Hongquiao and Haneda	한중일 셔틀화(김포, 홍차오, 하네다)

Turbulence	기류 변화에 의한 비행기의 흔들림이나 동요
UPK	(Universal Precaution Kit) 환자의 체액이나 혈액, 분비물 등을 직접 접촉하지 않도록 하기 위해 소독되어 물품 세트, 장갑, 마스크, 가운 등이 들어 있다.
VWA	(Visa Waiver Agreement) 양국간 관광, 사업, 업무 등 단기목적으로 여행 시 협정체결국가에 비자 없이 입국이 가능하도록 한 협정
VWPP	(Visa Waiver Pilot Program) 미국 입국규정에 의거 VWPP 협정을 맺은 국가의 국민이 협정가입 항공사를 이용하여 미국 입국 시 비자 없이 입국 가능하도록 한 단기비자 면제 협정
VWP	Visa Waiver Program

부록 4. 기내 특별식이

특별식: 건강 종교 등의 사유로 고객이 예약 시 특별히 주문하여 탑재, 서비스되는 기내식으로 반드시 사전 주문 하에 서비스된다.

	약어	메뉴	설명
종교식	MOML	회교도식(Moslem Meal)	- 회교율법에 따라 준비된 음식만 사용 - 돼지고기 및 알코올류를 사용하지 않음
	HNML	힌두식(Hindu Meal)	- 비채식 인도식 식사 - 쇠고기와 돼지고기를 사용하지 않고 힌두교의 관례, 힌두의 식사법, 믿음에 따라 준비된 음식 - 양고기, 가금류, 해산물, 생선류 사용
	KSML	유대교식(Kosher Meal)	- 유대교 율법에 따라 고유의 전통의식을 치른 후 만들어진 완제품음식 - 모든 식기는 일회용품으로 사용 - 서비스 전 고객에게 Box Sealing 상태를 보여 주고 허가를 맡은 후 서비스
야채식	VGML	(Vegan Vegetarian Meal)	- 모든 동물성 식품 사용하지 않는 엄격한 서양식 채소요리 (육류뿐 아니라 유제품, 달걀, 꿀 등을 사용하지 않음)
	VLML	(Vegetarian Lacto-Ovo Meal)	육류, 생선 등은 사용하지 않으며 계란, 유제품은 허용
	AVML	아시아 힌두식 채식 (Asian, Hindu Vegetarian Meal)	유제품을 포함하되 모든 육류와 계란을 사용하지 않음
	VJML	자이나교도식 채식 (Vegetarian Jain Meal)	- 인도식의 자이나교 관례를 따라 과일과 채소, 두부 등을 사용한 음식 - 계란, 유제품 및 모든 동물성 식품, 뿌리식품 사용하지 않는 엄격한 인도식 채식
	VOML	동양식 채식(Vegetarian Oriental Meal)	육류, 가금류, 달걀, 뿌리 또는 구근 채소 및 유제품을 사용하지 않는 엄격한 동양식 채식
식사조절식		연식(Bland Meal)	- 소화가 쉽고 위장 자극이 적은 식사 - 소화기 질환이나 위계통 수술 후 먹을 수 있는 가벼운 식사 - 저지방 음식과 부드러운 양념 사용

	DBML	당뇨식(Diabetic Meal)	- 당뇨, 포도당 알러지 있는 분을 위한 식사 - 완전 소맥분의 빵, 곡물, 신선한 과일, 채소를 사용하여 조리 - 설탕과 꿀을 포함한 음식은 사용하지 않음
	LFML	저지방/콜레스테롤식 (Low Fat Meal)	- 심장병이나 지방간 등의 질환이 있으신 분을 위한 식사 - 신선한 채소, 과일, 시리얼 등 고섬유질 제품 사용하고 찌거나 삶는 조리법 이용 - 1일 지방섭취량 제한
	LCML	저열량식 (Low Calorie Meal)	- 비만, 체중과다인 분을 위한 식사 - 저지방고기, 유제품, 고섬유질 음식 사용
	LSML	저염식 (Low Sodium Meal)	- 고혈압, 간 질환, 신장병 환자를 위한 식사 - 소금, 고기육수, 가공스프, 케첩 등의 향신료를 피하고 신선한 과일, 채소, 저염 음식재료를 사용하여 조리
	NLML	유당 제한식 (No Lactose Meal)	- 유당 알레르기 있는 사람을 위한 식사 - 두유, 코코넛우유 사용하고 신선한 과일, 채소, 고기, 가금류 사용
	GFML	글루텐제한식 (Gluten-free Meal)	- 글루텐에 대한 장 질환이 있거나 밀(소맥분)에 대해 알러지가 있는 사람을 위한 식사 - 글루텐이 함유된 밀, 호밀, 보리, 귀리, 맥아 사용하지 않음 - 밀이 아닌 감자, 쌀, 콩 등에서 만들어진 전분을 사용
	LPML	저단백식 (Low Protein Meal)	1일 단백질 섭취량 40g으로 제한하는 식사
	HFML	고섬유식이 (High Fiber Meal)	1일 20~25g의 식이를 포함한 식사 - 생과일, 콩, 시리얼 제공
	PRML	저퓨린식이 (Low Purine Meal)	퓨린 함량이 높은 육즙, 등푸른 생선 제한
유아 및 아동식	영아식(Infant Meal)		12개월 미만, 아기용 액상 분유 및 주스 제공
	유아식(Baby Meal)		12~24개월의 유아, 아기용 주스 또는 Puree 상태로 제조된 이유식
	아동식(Child Meal)		만 2~12세 미만의 소아 및 어린이용 식사

부록 5. 국제항공기구

국제기구	IATA	ICAO
명칭	국제항공운송협회 (International Air Transport Association)	국제민간항공기구 (International Civil Aviation Organization)
설립	1945년 4월	1947년 4월
소재지	캐나다 몬트리올, 제네바, 싱가포르	캐나다 몬트리올
조직	연례총회/이사회/상설위원회/운송회의	총회/이사회/사무국
회원주체	정기 항공회사	국가
규모	252개 항공사(2006년 기준) * ICAO가맹국의 국적을 가진 항공사만이 IATA회원이 된다	189개국(2007년 기준)
목적	- 항공권의 약관, 규격, 발권 절차 규정 - 항공사간 과다 경쟁 방지를 위한 운임협정과 서비스 내용 정함 - 기술 분야의 협력 내지 통신약호 통일 - 출입국 절차 간소화 업무 관장	- 국제민간항공의 안전과 발전을 보장 - 평화를 위한 항공기 설계와 운송기술 장려 - 국제민간항공의 항공로, 공항, 항공시설 발전 촉진 - 불합리한 경쟁으로 발생하는 경제적 낭비 방지 - 체약국간의 공정한 기회 보장 및 차별대우 금지 - 국제항공상의 비행 안전 증진
업무	- 국제항공요금 결정 - IATA 규정 제정 - 국제선 항공권 판매대금 및 항공화물 운임 정산 항공기 양식 통일	- ICAO 부속서에 반영할 국제표준과 권고사항 채택 - 정기·부정기 항공운송에 관한 국제협정, 국제항공운송의 간편화, 과세정책, 운임규제 - 항공기 사고조사 및 방지 관련한 기술지원 - 국제민간항공에 대한 불법적 방해에 관한 문제
가입상태	대한항공 1989년 정회원 아시아나항공 2002년 정회원	1952년 12월 한국 가입
기타	순수민간 국제협력기구, ICAO협의기구	* 유엔산하기구
홈페이지	www.iata.or.kr	www.icao.int

부록 6. 항공관련 기관 및 단체

분류	명칭	site
국가기관	항공안전본부	casa.go.kr
	서울지방항공청	sraa.go.kr
	부산지방항공청	prao.moct.go.kr
	항공교통센터	acc.moct.go.kr
	항공도시철도사고조사위원회	araib.go.kr
	항행표준관리센터	fio.go.kr
	인천국제공항공사	iiac.co.kr
	한국공항공사	airport.co.kr
	한국관광공사	knto.or.kr
단체	교통안전공단	kotsa.or.kr
	한국항공진흥협회	airtransport.or.kr
	한국항공우주산업진흥협회	aerospace.or.kr
	한국항공기술협회	user.chol.com
	항공안전관리시스템	sms.casa.go.kr
	항공정보포탈시스템	airpotal.co.kr
국제기구	유럽민간항공위원회	ecac-ceac.org
	남미민간항공위원회	clacsec.lima.icac.int
	민간항공국연합	jaa.nl
	국제항공안전조사기구	isasi.org
	아태지역항공사협회	aaparlines.org
	유럽항공사협회	aea.be
	세계공항협회	aci.aero
	국제공항운영자협회	iaae.org
	국제항공연맹	fai.org
	국제운송안전협회	itsasafety.org

부록 7. 항공 여행 관련 참고사이트

필요 정보	관련 사이트	홈페이지
인천국제공항 이용	인천국제공항 홈페이지	airport.kr
국내공항 이용	한국공항공사 홈페이지	airport.co.kr
여권 발급	외교통상부 홈페이지	mofat.go.kr
출입국 정보	출입국 외국인 정책본부 홈페이지	immigration.go.kr
세관	관세청 홈페이지	customs.go.kr
검역	국립수의과학검역원	nvrqs.go.kr
병역신고	병무청 홈페이지	mma.go.kr
해외안전여행	외교통상부 해외안전여행 홈페이지	0404.go.kr

지은이 소개

강경화 RN, PhD.

현) 한림대학교 간호학부 부교수

전) 한림대학교 의료관광인재양성센터 임상간호사팀 팀장, 대한간호과학회 기획법제위원, (주)대한항공 항공보건의료원 간호사

한현미 RN, PhD.

현) 아시아나항공(주) 환경・고객부분 상무, 한림대학교 의료관광인재양성센터 겸임교수, 산업안전보건교육원 겸임교수 및 미래교육전략자문위원회 위원, 국가지속가능발전위원회 위원, 대한상공회의소 녹색성장・환경・기후위원회 부위원장

백숙교 RN, MSC.

현) 공군본부 인사참모부 의무처 중령

전) 항공우주의료원 간호부장, 공군전투비행단 항공의무대대 간호실장

채덕희 RN, MSC, COHN-S(Certified Occupational Health Nurse Specialist)

전) 아시아나(주) 의료서비스팀 차장, Occupational Health Nurse(General Electric Security in California)

박일미 RN, MPH, Exercise Test Technologist of ACSM(The American College of Sports Medicine)

현) 아시아나항공(주) 의료서비스팀 팀장, 산업전문간호사

권은주 RN, BSN, ARDMS(The American Registry of Diagnostic Medical Sonographer)

현) 아시아나항공(주) 의료서비스팀 차장, CRM(Crew Resource Management) 교관

이은숙 RN, BSN

전) 아시아나항공(주) 의료서비스팀 차장

항공간호
Aviation Health Nursing

초판 발행 2011년 3월 29일

지은이 강경화 · 한현미 · 백숙교 · 채덕희 · 박일미 · 권은주 · 이은숙
펴낸이 고화숙
펴낸곳 도서출판 소화
등록 제13-412호
주소 서울시 영등포구 영등포동 7가 94-97
전화 02-2677-5890
팩스 02-2636-6393
홈페이지 www.sowha.com

ISBN 978-89-8410-409-9 93510

값 19,000원